经腹超声诊断
胃肠道疾病图解

 卷1 食管胃结合部腺癌与进展期胃癌

主编◎王子干
主审◎隋秀芳

U0241145

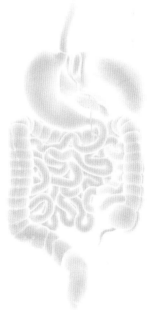

北京师范大学出版集团
BEIJING NORMAL UNIVERSITY PUBLISHING GROUP
安徽大学出版社

图书在版编目(CIP)数据

经腹超声诊断胃肠道疾病图解.卷1,食管胃结合部腺癌与进展期胃癌/王子干主编.—合肥:安徽大学出版社,2020.12
ISBN 978-7-5664-2170-8

Ⅰ.①经… Ⅱ.①王… Ⅲ.①胃肠病－超声波诊断－图解 ②胃癌－超声波诊断－图解 Ⅳ.①R573.04－64 ②R735.204－64

中国版本图书馆 CIP 数据核字(2020)第 252149 号

经腹超声诊断胃肠道疾病图解
(卷1 食管胃结合部腺癌与进展期胃癌)

王子干 主编

出版发行：北京师范大学出版集团
　　　　　安 徽 大 学 出 版 社
　　　　　(安徽省合肥市肥西路 3 号 邮编 230039)
　　　　　www.bnupg.com.cn
　　　　　www.ahupress.com.cn
印　　刷：安徽昶颉包装印务有限责任公司
经　　销：全国新华书店
开　　本：184mm×260mm
印　　张：19.5
字　　数：397 千字
版　　次：2020 年 12 月第 1 版
印　　次：2020 年 12 月第 1 次印刷
定　　价：136.00 元
ISBN 978-7-5664-2170-8

策划编辑：刘中飞　武溪溪　陈玉婷　　　　装帧设计：孟献辉
责任编辑：陈玉婷　武溪溪　　　　　　　　美术编辑：李　军
责任校对：张明举　　　　　　　　　　　　责任印制：赵明炎

本书编委会

主编　王子干

编者　王子干　许春梅　罗　洲　陈雷明

　　　　张　楠　张淼淼　周　峰　王新合

　　　　钟继明　苏夏夏　秦文娟　周鲁英

　　　　冯秀云　陈钦业　李　飞　张　迪

　　　　贾国法　单　红

前　言

将经腹超声检查应用于诊断胃肠道疾病在我国已有 30 余年历史。目前，常规胃充盈法(饮水或饮用胃肠超声助显剂等)超声检查已被广泛应用于诊断与鉴别诊断各种食管胃结合部及胃部疾病，如失弛缓症、食管裂孔疝、食管胃结合部腺癌、胃癌、胃间叶源性肿瘤、胃淋巴瘤、肥厚性幽门狭窄和胃溃疡等，在基层医院显示出更高的普及率。

笔者从事腹部超声诊断工作多年，一直致力于拓宽胃肠道疾病的超声诊断视野，丰富超声诊断内涵，扩展超声诊断的外延，日常工作中十分重视高质量图像的采集、细节的分析以及病例资料的追踪收集。这也成就了本书的几大特色：病例超声征象的切面图展示全面，细节显示清晰且有的放矢，图像的识别、解释及分析到位。对笔者而言，这既是向各位同道所作的经腹超声诊断胃肠道疾病的工作总结和专题汇报，也是将无创超声应用于诊断胃肠道疾病并获得临床认可的系列成果的回顾性分析。希望本书的出版可以增加腹部超声诊断工作者诊断胃肠道疾病的信心，为当前进一步实现超声诊断的精细化和规范化提供良好的示范作用。

本书精选 100 个典型病例、500 多张图片，充分展示饮水胃充盈法经腹超声在食管胃结合部腺癌与进展期胃癌诊断中的临床应用情况。目前，临床对食管胃结合部腺癌与胃癌的术前诊断及病理分期主要依靠胃镜、上消化道 X 线钡剂造影、超声(经腹超声或超声内镜)、螺旋 CT 或 PET-CT 等多种检查手段。实践证明，饮水胃充盈法经腹超声检查具有简便易行、灵活直观、无创无辐射等特点，可作为食管胃结合部腺癌与进展期胃癌的常规影像学检查手段。尤其对于胃镜检查不能耐受的群体，饮水胃充盈法经腹超声可广泛应用于术前诊断及治疗之后随访复诊等环节。

本书成稿过程中得到了中国科学技术大学附属第一医院(安徽省立医院)超声医学科隋秀芳教授的悉心指导和帮助，在此表示衷心感谢！

本书的编写及病例的采集虽历时长久，但由于笔者水平有限，谬误之处在所难免，欢迎各位专家和读者给了批评和指正。

王子干

2020 年 9 月

目　录

下篇　进展期胃癌

上篇　食管胃结合部腺癌

　　食管胃结合部（esophagogastric junction，EGJ）是指管状食管与囊状胃结合处所在虚拟解剖交界线，其位置固定，位于肝左叶之后，经腹超声以肝为透声窗，采用纵、横、斜切面扫查，在空腹或饮水状态下，多数可获取清晰图像。食管胃结合部腺癌（adenocarcinoma of esophagogastric junction，AEG）是指肿瘤中心处于 EGJ 上、下 5 cm 区间以内并跨越或接触 EGJ 的腺癌。无创性经腹超声对进展期 AEG 的定位、定性诊断具有较高的准确率，平均可达 90%，在临床应用上显示了良好的前景。

　　经腹超声诊断 AEG 主要包括以下内容：定性诊断、大体病理形态判断（Borrmann 分型）、病变起源判断（Siewert 分型）、扩散和转移的判断。

第 1 章
AEG 的临床概述

一、EGJ 的解剖构成

食管胃结合部(EGJ)解剖与组织构成较复杂,解剖学将其定义为食管腹段穿越膈肌食管裂孔与胃贲门相连接的区域,主要由食管腹段和贲门部两个部分组成。由于食管腹段较细窄,贲门部较宽大,且两者结合区管壁较顺滑,因此形成上窄下宽的"喇叭口"形态,如图 1—1(a)所示。EGJ 整体位于第 10～11 胸椎水平,偏于中线左侧2.5 cm 处,长度为 3.0～3.5 cm,位置固定,前方和右侧被肝左叶遮盖,右后方与腹主动脉和脊柱毗邻,周缘由横膈脚和中弧形韧带(食管裂孔的边界)包绕,如图 1—1(b)所示。

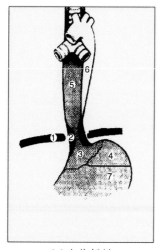 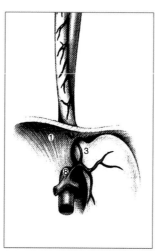 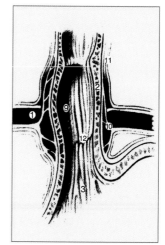

(a)大体解剖　　　　　(b)周围器官及血供示意图　　　　　(c)剖面示意图

1—膈肌;2—食管下括约肌;3—贲门;4—胃底;5—食管胸段;6—胸主动脉;7—胃体;

8—腹主动脉及膈肌裂孔;9—食管腹段黏膜;10—膈食管韧带;11—胸膜;

12—鳞、柱状细胞交界处(齿状线)。

图 1—1　食管胃结合部解剖示意图

该图引自文献[1]:DEBAS H T. 消化外科学 病理生理与治疗 [M]. 韦军民,译. 北京:人民卫生出版社,2007:1—2.

1.食管腹段

食管腹段是食管下段括约肌的最末端部分，与第10胸椎平齐，上端与膈肌裂孔持平，下方止于齿状线，向左下前方续至胃的贲门，长度为1～2.5 cm，正常情况下因存在食管下括约肌而呈圆锥状关闭。

2.胃贲门部

胃贲门部分为贲门口和贲门周围部，与第11胸椎在同一平面，由上端的贲门口和其周围的胃部构成，前方被肝左叶遮盖。

(1)贲门口。贲门口系胃的入口，是整个胃最为固定的部分，其上缘借齿状线（Z线）与食管腹段分界。Z线在外科学中被认为既是胃大弯和胃小弯起点的标志，又是食管黏膜复层鳞状上皮和胃黏膜单层柱状上皮分界的标志，如图1-1(c)所示。贲门口右侧缘下接胃小弯，走向较平直；左侧缘斜向走行（与水平线约呈15°角），与胃大弯的起始段形成锐角，称为贲门切迹或His角、食管胃底角。此切迹对应区域的胃壁向内腔面突起成一皱襞，起阻闭作用，被认为是防止胃内容物向食管反流的解剖学因素之一。当胃腔扩大时，此皱襞更趋明显。另外，胃底内的空气将胃底内侧壁推向食管，亦对此皱襞的瓣膜样活动起到促进作用。贲门切迹是识别贲门口的重要解剖学标志，在影像学检查时具有重要参考意义。在滑动性食管裂孔疝病例中，此切迹消失。

(2)贲门周围部。贲门周围部系指贲门周围的胃部。由于贲门口下端与胃的其他部分无肉眼可见的界限，因此通过人为的方法设定了一个大致范围，即以贲门为中心向邻近胃区延伸的长度。目前，国内外对于贲门周围部的范围尚未达成共识。我国将以贲门为中心、半径为2 cm的圆形区域定义为贲门周围部。日本学者将食管下段及胃上端2 cm之内的区域定义为贲门部。2010年，美国癌症联合委员会（American Joint Committee on Cancer，AJCC）在第7版癌症分期手册中将贲门定义为胃近端5.0 cm的区域[2]。贲门含有可分泌碱性黏液的贲门腺，该处发生的恶性肿瘤多为腺癌。

3.EGJ 的分界线

严格意见上讲，食管腹段上端、胃贲门下端与其连接结构间并无肉眼可见的分界，只能通过组织学方法确定。因此，关于何为EGJ的分界线，病理学、内镜检查、X线上消化道造影等领域有不同的认识：病理学中以食管黏膜复层鳞状上皮和胃黏膜单层柱状上皮为分界标志，如图1-1c所示；内镜检查以食管下段纵行栅栏状血管末梢（粉红色的食管黏膜）与橘红色的胃黏膜皱襞的近侧缘形成的齿状线（Z线）为分界标志；X线上消化道造影则将食管下段最为狭窄的部位视为食管腹段与胃贲门的分界。正常和异常情况下，内镜与气钡双重对比造影发现的Z线（在膈肌裂孔处或其水平以下，若高于膈肌裂孔2 cm以上则为异常）均不被切面超声、计算机断层扫描（computed tomography，CT）和磁共振成像（magnetic resonance imaging，MRI）显示，因此难以作为影像学检查的通用标志使用。2000 年,世界卫生组织(World Health Orgnization,WHO)在《消化系统肿瘤病理学和遗传学》中将食管胃交界(oesophago-gastric,OG)定义为食管并入胃的解剖学区域,将横跨食管和胃交界处的腺癌称为食管胃交界腺癌[3],但并没有明确指定何谓 EGJ 的分界线。

为了达成规范统一的认识,我国学者在参考 AJCC 与国际抗癌联盟(Union for International Cancer Control,UICC)共同制定的第 8 版胃癌 TNM 分期系统(详见本书第 11 章中"胃癌的临床病理分期")的基础上,形成了《食管胃结合部腺癌外科治疗中国专家共识(2018 版)》[4],将 EGJ 的分界定义为管状食管与囊状胃之间结合处所在的虚拟解剖交界线,即食管胃交界区域为解剖交界,客观上是指食管纵行黏膜皱襞与放射状胃黏膜皱襞的交界(贲门的上界、腹膜反折、食管下括约肌的下缘),而不是组织学上的鳞柱状上皮的交界(Z 线)。Z 线的位置具有不确定性,可因炎性病变、胃食管反流而明显上移。

由 EGJ 解剖特点决定,经腹超声检查时,因受骨骼和气体的干扰较少,且其前方的肝左叶又为之提供了一个良好的透声窗,绝大多数可获得较为清晰的大体图像。正常 EGJ 的切面超声显示率在 95% 以上[5],仅少数人受过度肥胖、肝左叶短小等因素影响,难以显示或显像效果不满意。进展期 EGJ 腺癌的超声显示率可达 100%[6],但由于食管腹段上端、胃贲门下端与其连接结构间无确切的影像学分界标志,因此,切面超声、CT、MRI 等检查对 EGJ 位置的确定难免带有主观性。

二、AEG 的定义与 Siewert 分型

EGJ 在解剖学上处于食管与胃的交界部位,在组织学上是食管黏膜复层鳞状上皮和胃黏膜单层柱状上皮的交界点。所以,发生于 EGJ 的恶性肿瘤常或多或少累及食管下段,部分可能同时累及胃体上段或(和)胃底;原发于食管远端及贲门下方近端胃的恶性肿瘤亦常浸润 EGJ。因此,很长时间以来,临床上习惯将食管胃交界处腺癌泛称为贲门癌(gastric cardia adenocarcinoma,GCA)[7]。

EGJ 解剖部位的特殊性以及组织结构的复杂性导致了国内外学者在认识和理解上的差异。就目前而言,贲门部及 EGJ 的精确定位(正常贲门部的界限及何谓交界部)仍存在较大争议。解剖学家、生理学家、病理学家和内镜专家对此均有不同的解释[8],亦因此对发生于 EGJ 的肿瘤产生了多种认识:大多数学者认为 EGJ 肿瘤是原发性胃癌累及贲门及远端食管所致,故称之为 GCA 并将其划入胃癌的范畴。少数学者认为 EGJ 肿瘤属于食管下段癌累及贲门或 EGJ 腺癌,从而把所有 EGJ 肿瘤统称为食管癌。还有部分学者认为与远端胃癌相比,胃贲门部腺癌有不同的病理和临床特点,应作为独立的实体加以认识。Misumi 等[9]将病灶中心位于食管胃黏膜交界线上方 1 cm 至下方 2 cm 区域内的癌定义为 GCA。我国则将原发于或主要占据食管胃黏膜交界线上、下 2 cm 区域内的癌定义为 GCA。

　　鉴于认识上的多样化,国际胃癌协会(International Gastric Cancer Association,IGCA)与国际食管疾病协会(The International Society for Diseases of the Esophagus,ISDE)于1998年接受德国医生Siewert与Stein的建议,将解剖学上贲门远端和近端各5 cm范围内,食管和胃结合部发生的腺癌定义为食管胃结合部腺癌(AEG)[10],并将其分为3种类型,临床上称为Siewert分型,如图1-2所示。其中,Siewert Ⅰ型起源于远端食管;Siewert Ⅱ型起源于贲门黏膜或短节段肠上皮化生(存在争议);Siewert Ⅲ型原发于胃。Siewert分型单纯按照肿瘤中心的解剖位置进行,通常以纵向胃黏膜皱襞的近端作为镜下贲门(零点)的有效参考指标。若肿瘤中心位于其上方且与之相距1～5 cm,则为Siewert Ⅰ型;若肿瘤中心位于其上方1 cm至下方2 cm范围内,则为Siewert Ⅱ型;若肿瘤中心位于其下方且与之相距2～5 cm,则为Siewert Ⅲ型。在肿瘤分期上,要求Siewert Ⅰ型分期参照食管癌的标准进行,Siewert Ⅱ型和Ⅲ型分期参照胃癌的标准进行。Siewert分型是目前普遍使用的AEG分型方式。有研究认为,该分型有助于进一步研究该区域腺癌的发病机制、病理生理学行为和选择最佳的手术治疗方案,对手术路径的设计有较好的指导价值[4,7]。自1998年起,之后的数年间,有关AEG的定义仍在不停地修订。

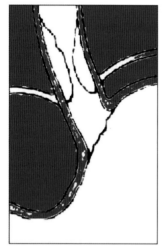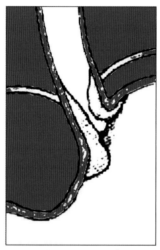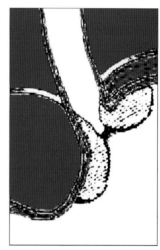

(a)Siewert Ⅰ型　　　　　　　(b)Siewert Ⅱ型　　　　　　　(c)Siewert Ⅲ型

图1-2　食管胃结合部腺癌发生部位及大体形态示意图(Siewert分型)

该图引自文献[11]:GINSBERG G G,KOCHMAN M L,NORTON I,et al. 临床胃肠内镜学 [M]. 林三仁,译. 北京:北京大学医学出版社,2008:385.

　　由食管远端与胃贲门部特殊的解剖位置及组织结构决定,发生于EGJ的癌派生了各种具体名称,既包括狭义的GCA(原发于贲门黏膜上皮的腺癌),也包括广义的GCA(原发于食管远端、胃底或胃体上段的癌侵及贲门)。诸多与病区相关联的名称[12],如食管-贲门癌、食管-贲门-胃底/胃体癌或胃底-贲门癌、胃体-贲门癌或胃底/胃体-贲门-食管癌等,被广泛应用于我国临床。

从临床病理角度分析,这些名称在一定程度上反映了 EGJ 肿瘤的发生部位与累及范围,具有一定的科学性。但随着近年研究的深入,特别是重新定义 EGJ 概念之后,发现"贲门癌"的提法含混不清,而且常常容易造成误导,因而不再建议使用[4]。2000 年,WHO 在 *Classification of Tumors of the Digestive System* 中明确将发生于远端食管鳞状上皮和贲门腺上皮移行区的癌命名为食管胃交界腺癌,并提出其应区别于下段食管癌和近端胃癌,不主张沿用有误导作用的"GCA"。2010 年,新版 *Classification of Tumors of the Digestive System* 重申了上述定义,并提出其 TNM 分期标准依据肿瘤主体位置分别沿用食管腺癌和胃腺癌的标准。

在参考已有研究的基础上,我国发布《食管胃结合部腺癌外科治疗中国专家共识(2018 版)》,对 AEG 进行了明确的定义:肿瘤中心处于食管-胃交界上下 5 cm 区间以内的腺癌,并跨越或接触食管胃结合部(EGJ),即为 AEG。该共识同时对 Siewert 分型进行了更加明确细致的描述(图 1-3)。

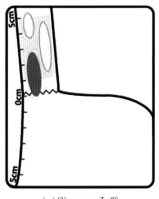 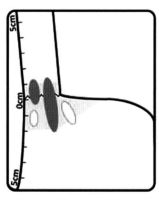 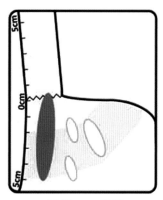

(a)Siewert Ⅰ型　　　　　　　　(b)Siewert Ⅱ型　　　　　　　　(c)Siewert Ⅲ型

图中蓝色为 AEG,白色为非 AEG。

图 1-3　食管胃结合部腺癌的 Siewert 分型示意图

该图引自文献[4]:国际食管疾病学会中国分会(CSDE)食管胃结合部疾病跨界联盟,中国医师协会内镜医师分会腹腔镜外科专业委员会,中国医师协会外科医师分会上消化道外科医师专业委员会,等.食管胃结合部腺癌外科治疗中国专家共识(2018 年版)[J].中华胃肠外科杂志,2018,21(9):961-975.

Siewert Ⅰ型:肿瘤中心位于 EGJ 以上 1~5 cm 并向下生长累及 EGJ,多为发生于远端食管的腺癌,通常起源于远端食管的特异性肠上皮化生区(Barrett 食管),能够从下方浸润 EGJ。

Siewert Ⅱ型:肿瘤中心位于 EGJ 以上 1 cm 至 EGJ 以下 2 cm 并累及 EGJ,发生于食管胃结合部的贲门黏膜或短节段肠上皮化生,系直接起源于 EGJ 的癌,此为真正意义上的贲门癌。

Siewert Ⅲ型:肿瘤中心位于 EGJ 以下 2~5 cm 并向上生长累及 EGJ,为起源于 EGJ 下方的胃癌,往上侵犯 EGJ 或食管的下端。

该共识对 AEG 的定义囊括了过去许多被称为胃贲门癌的肿瘤,有关 Siewert 各型 AEG 的分期如图 1-3 所示。若肿瘤整体位于解剖交界线以上,未累及 EGJ,则为食管癌;若肿瘤整体位于解剖交界线以下,未累及 EGJ,则为胃癌,可根据瘤体的长径诊断为胃上部癌或胃体癌。需要特别强调的是,上述两类未累及 EGJ 的情况均不能诊断为 AEG。鉴于 AEG 的中文术语目前用法多样,规范化程度较低,该共识建议使用"食管"而非"食道",使用"结合部"而非"交界部""接合处"或"连接处"等。

三、AEG 的流行病学、主要病理及临床特点

1.AEG 的流行病学特点

传统意义上的 GCA 在我国发生率甚高,是较常见的消化系统肿瘤之一,占食管癌的 30%~50%,占胃癌的 10%[5,13]。因缺乏早期诊断指标,多数患者就诊时已是进展期[14]。在进展期胃癌中,约 40%累及贲门[15]。近年,新定义下的 AEG 临床专题研究在我国不断增多。有报道指出,AEG 的发病率呈现明显上升趋势。国内一项单中心胃癌及食管下段癌外科病例的联合登记研究发现,在 1988—2012 年期间,AEG 的构成比由 22.3%增长至 35.7%,与西方 20 世纪后叶的变化趋势相似,其中早期构成比例始终低于 20%[4]。

另有研究认为,东西方 AEG 的发病率及 Siewert 型别比例有差异。德国、美国、意大利等西方国家 AEG 呈逐年递增趋势,且 Siewert 3 种类型的发病率无明显差别。日本、韩国、中国台湾等地区近年来 AEG 发病率增加不明显,且 Siewert Ⅰ型比例显著低于西方[3,16]。白纪刚等[17]报道 203 例 AEG,发现其中 Siewert 3 种类型所占比例与西方国家显著不同,与日本也不尽一致。杨宏等[18]报道 471 例 AEG,其中 Siewert Ⅰ型为 22 例(占 4.7%),Siewert Ⅱ型为 237 例(占 50.3%),Siewert Ⅲ型为 212 例(占 45.0%)。

随着我国经济社会的发展,人们生活水平的提高,一些早期 AEG 在胃镜检查时即被及时发现和诊断,出经腹超声发现的进展期 AEG 在临床上已越来越少见。

大量研究表明,AEG 与食管腺癌的发生主要与胃食管反流有关[19],食管鳞癌的发生主要与不良生活习惯如饮酒、吸烟等有关。据文献报道,Siewert Ⅰ型癌患者常有食管裂孔疝和胃食管反流病史,绝大多数患者合并食管下段特异性肠上皮化生(该组织可发生进行性异型增生,已被视为癌前病变),其原发肿瘤的大体形态仍保持管状食管肿瘤的特征,一般分为外生型(蕈伞型)、内生型(溃疡型)和弥漫浸润型。这些类型可重叠出现[20],与 AEG 大体病理分型有异。在 Siewert Ⅱ型和Ⅲ型癌患者中,肠上皮化生较为少见,可能与肥胖及高糖高脂摄入有关。在组织学分级方面,低分化癌在这两型中较多见,而且 Siewert Ⅲ型较Ⅱ型分化程度低[18]。

2.AEG 的病理学特点

(1)EGJ 肿瘤的常见病理组织学类型包括腺癌、腺鳞癌和神经内分泌癌。

腺癌:EGJ 发生的癌多数为腺癌,组织学类型包括乳头状腺癌、管状腺癌、黏液腺癌和印戒细胞癌。其中,乳头状腺癌和管状腺癌较常见。发生于 EGJ 的印戒细胞癌较远端胃印戒细胞癌少见。

腺鳞癌:在 EGJ 的发生率仅次于腺癌,由腺癌和鳞状细胞癌混合组成。

神经内分泌癌:多为大细胞神经内分泌癌,小细胞癌罕见,也可发生混合性腺神经内分泌癌或单纯性高级别神经内分泌癌。刘舒颖[21]报道 107 例 EGJ 肿瘤患者,活检病理学诊断显示,腺癌为 90 例(占 84.1%),印戒细胞癌为 11 例(占 10.3%),鳞癌为 6 例(占 5.6%)。

(2)AEG 依据病理形态与侵及管壁的深度分为早期癌和进展期癌(中晚期癌)。

早期癌:仅侵及黏膜或(和)黏膜下层,未侵犯肌层,无区域淋巴结转移,包括原位癌、黏膜癌和黏膜下癌;其大体改变轻微,按病变特点可分为隆起型、隐伏型和凹陷型,病灶一般小于 2 cm。

进展期癌:不仅侵及黏膜层、黏膜下层,而且侵及肌层乃至浆膜层,重者累及邻近结构或发生远处转移。其大体改变明显,根据病理巨检结果通常分为蕈伞型和溃疡型、浸润型和混合型。以此为基础,超声声像图一般分为肿块型、局限溃疡型、浸润溃疡型和浸润型。进展期 AEG 可发生淋巴结转移、血行转移及种植转移,通过浆膜直接扩散到肝胃韧带,侵犯食管、横膈、主动脉和胰腺等邻近结构。

3.AEG 的临床特点

AEG 的好发年龄为 40~70 岁,男性多于女性,男女比例为 8:1[22]。杨琳等[3]报道的 319 例中,男性 270 例,女性 49 例,男女比例约 5.5:1;年龄 31~105 岁,平均年龄 69 岁,中位年龄 65 岁。按照 10 岁为一组进行分段,其中 40 岁以下 2 例(0.6%),40~49 岁 5 例(1.6%),50~59 岁 44 例(13.8%),60~69 岁 109 例(34.2%),70~79 岁 115 例(36.1%),80~89 岁 41 例(12.9%),90 岁以上 3 例(0.9%)。其中,60~80 岁的患者占总数的 70%。杨宏等[18]报道的 471 例中,男性 399 例,女性 72 例,男女比例约 5.5:1,年龄为 26~85 岁,中位年龄 63 岁。笔者曾遇到 2 例 30 岁以下女性 AEG 患者发生卵巢转移。

早期 AEG 一般无明显症状。患者有时仅感消化不良或纳差,常不引起注意。AEG 发展到进展期时,患者常表现为明显的吞咽不适或进行性吞咽困难,此外,尚可有胸骨后疼痛、上腹部疼痛、消瘦、贫血或上消化道出血等症状。对胃大部切除术后 5 年以上者,若突然出现此类症状,应高度警惕残胃 AEG 的可能性。晚期 AEG 多有转移性表现,如腹水、黄疸、左锁骨上淋巴结肿大等。

四、AEG 的临床分期[3,4]

AEG 患者的生存率与治疗时的准确分期有很大关系。由于 AEG 位于体内两个重要体腔的交叉处,淋巴引流有两个不同方向,近心方向向纵隔引流,远心方向则向腹腔淋巴结引流，使得 AEG 临床病理分期比较复杂。Siewert Ⅰ型 AEG 除向腹膜转移外，更易于向纵隔淋巴结转移；而 Siewert Ⅲ型 AEG 更倾向于向腹腔淋巴结转移。

2009 版 AJCC/UICC 癌症分期手册中，学术界已经就 AEG 的归属与分期达成一致，即 AEG 不设立单独的 TNM 分期，肿瘤完全位于 EGJ 区域以上者按食管下段腺癌 TNM 分期，肿瘤双向侵犯 EGJ 区域者按食管下段腺癌 TNM 分期，肿瘤完全位于 EGJ 区域以下者按胃癌 TNM 分期。AJCC/UICC 第 7 版胃癌 TNM 分期系统将所有进展期 AEG 分为 T2（浸润肌层）、T3（浸润浆膜和浆膜下脂肪）、T4（浸透管壁全层并侵犯邻近组织和器官）；N0（无淋巴结转移）、N1（1～2 个淋巴结转移）、N2（3～6 个淋巴结转移）、N3（7 个或 7 个以上淋巴结转移）。另外，第 7 版胃癌 TNM 分期系统对食管胃结合部肿瘤组织病理的确认作出了明确界定，特别强调了侵犯食管胃结合部的肿瘤应作特殊观察和记录，内容包括肿瘤在食管部和胃部的比例、胃部和食管部肿瘤各自的最大尺度、肿瘤中心的解剖部位，试图以此评估肿瘤起源的确切位置[20]。在病理学上，如果瘤体超过 50% 侵犯食管，则应按食管肿瘤（鳞状癌、小细胞癌和未分化癌）进行分类；如瘤体超过 50% 侵犯胃，则应按胃肿瘤（腺癌、印戒细胞癌）进行分类[23]。

经过多学科的共同研究，AEG 治疗决策早已形成了基于精确临床分期的诊断和治疗模式。在第 7 版胃癌 TNM 分期系统的基础上，AJCC 和 UICC 于 2016 年 10 月共同制定了第 8 版胃癌 TNM 分期系统，对 AEG 的分期进行了较大幅度修订（图 1—4）：肿瘤中心位于 EGJ 以下 2 cm（含 2 cm）近侧并侵犯 EGJ，按照食管癌进行分期；若肿瘤中心位于 EGJ 以下 2 cm 以远并侵犯 EGJ，则参照胃癌分期系统。该规定被称为"2 cm 原则"，已于 2018 年 1 月起在国际范围内开始执行。

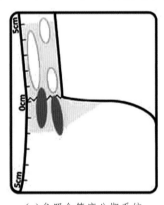 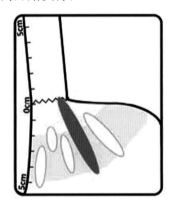

(a)参照食管癌分期系统　　　　　　　(b)参照胃癌分期系统

图中蓝色为 AEG，白色为非 AEG。

图 1—4　AJCC/UICC 第 8 版分期系统中食管胃结合部腺癌分类示意图

该图引自文献[4]：国际食管疾病学会中国分会（CSDE）食管胃结合部疾病跨界联盟，中国医师协会内镜医师分会腹腔镜外科专业委员会，中国医师协会外科医师分会上消化道外科医师专业委员会，等.食管胃结合部腺癌外科治疗中国专家共识（2018 年版）[J].中华胃肠外科杂志，2018，21（9）：961—975.

五、AEG 的术前诊断手段

目前，AEG 的术前诊断手段有上消化道 X 线钡剂造影、胃镜及荧光技术、经腹超声、CT、MRI、超声内镜和正电子发射体层成像（positron emission tomography，PET）等。现阶段临床主要采用胃镜和 CT 检查[24-26]。气钡双重对比造影在病灶显示方面具有独特的优势，亦被视为 AEG 常用的检查方法。经腹超声的应用相对较少。

临床实践证明，经腹超声有廉价、快速、安全、可重复等优势[5,6,13,27]，可为 AEG 的术前诊断提供客观有效的信息。国家卫生健康委员会发布的《胃癌诊疗规范（2018年版）》指出，超声检查具有简便易行、灵活直观、无创无辐射等特点，可作为胃癌患者的常规影像学检查手段[28]。笔者认为，饮水胃充盈法经腹超声检查对 AEG 的诊断具有重要作用。

目前，经腹超声对 AEG 的诊断包括 4 个方面：①定性判断，即首先确定 AEG 的可能性。②病理形态判断，主要采用经典的 Borrmann 分型（详见本书第 4 章）。③起源类型判断，主要采用 Siewert 分型。④侵犯程度及转移的判断，可借此估计外科手术切除病灶的可能性。

六、AEG 的治疗方式及预后

对于确诊的进展期 AEG 患者，当前治疗手段有新辅助治疗、手术治疗和减状治疗。其中，手术治疗仍是首选的治疗方式[14,29]。

AEG 的手术治疗包括原发肿瘤切除、淋巴结清扫和消化道重建，以及对某些预期可根治的肿瘤实施的联合脏器切除术[4]。手术路径有多种，究竟选择何种路径尚无统一的标准和规定，很大程度上依据外科医生的习惯而定。《食管胃结合部腺癌外科治疗中国专家共识（2018 版）》建议常规采用的部分手术路径包括右胸路径（适用于 Siewert Ⅰ型）和经腹膈肌食管裂孔路径（适用于 Siewert Ⅲ型）。Siewert Ⅱ型 AEG 的手术路径目前尚有争议，建议食管受累距离小于 3 cm 者首选经腹膈肌食管裂孔路径，3 cm 以上者选择经上腹右胸路径。AEG 的淋巴结清扫主要涉及 4 个区域：颈部、上纵隔、下纵隔和上腹胃周区域。

由于 AEG 被发现时多数已为进展期，因此外科手术治疗 5 年生存率较低，多数患者生存期为 2～3 年[30]，手术方式及手术范围对患者的预后有重大影响。杨琳等[3]报道的 319 例进展期 AEG 患者中，1 年、3 年、5 年总生存率分别为 62%、44% 和35%，局限型 AEG 患者生存率高于浸润型；肿瘤最大径小于 5 cm 的患者生存率比肿瘤最大径在 5 cm 以上的患者高；低生存率与肿瘤分化程度、浸润深度（T 分期）和淋巴结转移相关。因此，及时发现该病并准确判断肿瘤的位置、范围及有无转移至关重要。

发生于 EGJ 区域的 AEG，无论是解剖部位，还是组织学构成，均具有一定的特殊性和复杂性，特别是在影像学表现上，可能既兼具食管与胃部癌肿的一些共性，又有自身的一些特点，不能使用单一的食管癌或胃癌的诊断指标去判断。手术方式应该因 Siewert 类型而异，因此准确的诊断对治疗方法的选择有重要的指导意义。

近年来，随着相关研究的深入，越来越多的文献指出 AEG 在流行病学、病因学、影像学、病理学、临床治疗以及预后等诸多方面具有不同于食管癌和胃癌的独特性，倾向于将其作为一类独立疾病进行研究[31]。由于 AEG 早期症状具有隐蔽性和非特异性，临床上仍有部分患者得到诊治时已处于进展期，而早期 AEG 的预后显著优于进展期，因此 AEG 的早期诊断及综合治疗方法将是今后的研究重点。有鉴于此，本书从超声诊断的角度，将 AEG 作为一个独立的病种进行讨论是有必要的。

第 2 章
AEG 的超声检查方法

食管胃结合部腺癌(AEG)有其独特的临床病理学特征。Siewert 及《食管胃结合部腺癌外科治疗中国专家共识(2018 版)》将肿瘤中心距离食管胃结合部(EGJ)近端和远端 5 cm 区间以内、跨越或接触 EGJ 的腺癌称为 AEG,并按肿瘤中心与 EGJ 的距离将其分为 3 个 Siewert 亚型。各型在临床上具有不同的临床病理学特征,需要选择相应的外科治疗策略。

目前,AEG 的 Siewert 分型标准渐趋统一并广为学术界接受,我国在 AEG 诊断与治疗方面的报道也日益增多。因此,必须研究在新标准下如何进行规范化超声检查以获得一些关键图像,从而达到有效诊断的目的。

笔者认为,对 AEG 的超声检查应以清晰显示诊断要素为原则,通过选择不同的探头、变换被检查者的体位或超声切面等方法,按步骤逐一进行扫查:①观察 EGJ 的大小、形状、管壁结构、管腔状态、病灶形态及血流丰富程度等,以确定 AEG 的可能性(定性)并进行传统的 Borrmann 分型(确定大体病理形态)。②观察肿瘤中心所在位置(位于 EGJ 以上 1~5 cm/EGJ 以上 1 cm 至 EGJ 以下 2 cm/EGJ 以下 2~5 cm)并进行相应的 Siewert 分型。③通过观察 AEG 的浸润深度以及有无周围或邻近脏器浸润、转移(特别是区域淋巴结转移及数目)对肿瘤分期作出评价。特别需要指出的是,向临床出具的超声诊断报告单不仅要记录 AEG 基本的超声声像图表现,还必须对病灶的总体长度、波及食管下段的长度、淋巴结转移的区域及数目、周围脏器(肝、膈肌、胰腺和腹主动脉)有无受侵等进行具体的描述,以利于临床评价病灶能否被手术切除。

一、应用仪器

彩色多普勒超声诊断仪(凸阵、小凸阵或扇扫探头,2.0~5.0 MHz)。

二、检查前准备

☐ 患者空腹 8~12 h。

☐ 纯净水或温开水 800~1200 mL,备用。

☐ 高枕一个(厚度为 30~40 cm)。

三、检查探头的选择

一般使用常规腹部探头（凸阵探头）检查。当遇到肝左叶短小或（和）位置较高，探头受肋骨影响与皮肤接触不良，患者较胖、EGJ 位置较深或胃肠道内气体较多，致使 EGJ 和胃底显像效果不佳时，通过调整探头频率或改用小凸阵、扇扫探头扫查，有助于改善显像效果[15,32]。

四、超声检查切面、步骤与方法

当肝左叶大小适中，作为透声窗较理想时，分别取仰卧位、仰卧右前斜位、左侧卧位及半坐位，将探头置于上腹部正中（剑突下区）略偏左，沿左肋弓使声束指向后上方（探头方向与人体纵轴呈 $0°\sim30°$，指向右胸锁关节，声束指向脊柱且略向左上方偏斜，使扫查平面与正中线大致呈 $45°$ 夹角）纵斜切扫查，可获得 EGJ 长轴面图像；然后将探头旋转 $90°$，可得到 EGJ 横切面（短轴面）图像。纵、横切面均可见 EGJ 位于膈肌下、肝左叶后方、椎骨和腹主动脉前方。图 2-1 为超声检查常用体位及探头放置示意图。

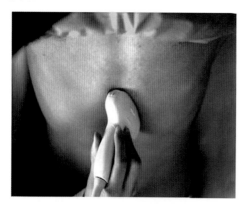
（a）仰卧位剑下纵斜切面

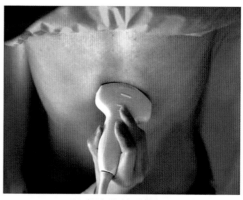
（b）仰卧位剑下横切面

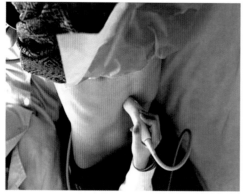
（c）左侧卧位剑下纵斜切面

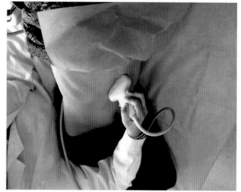
（d）左侧卧位剑下横切面

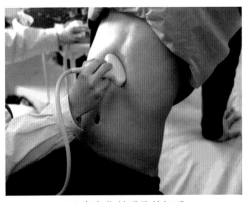 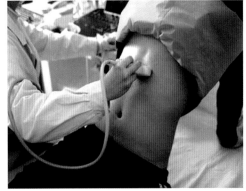

(e)半坐位剑下纵斜切面　　　　　　　　　　(f)半坐位剑下横切面

图2-1　食管胃结合部超声检查常用体位及探头放置示意图

(a)仰卧位剑下纵斜切面:探头置于上腹部正中(剑突下区)略偏左,沿左肋弓使声束指向后上方纵斜切扫查(探头方向与人体纵轴呈 0°~30°指向右胸锁关节,声束指向脊柱且略向左上方偏斜,使扫查平面与正中线大致呈 45°),可获得 EGJ 长轴面图像。(b)仰卧位剑下横切面:在获得 EGJ 长轴面图像的基础上,将探头旋转 90°,可获得横切面(短轴面)图像。(c)左侧卧位剑下纵斜切面和(e)半坐位剑下纵斜切面:探头放置及所获图像与(a)图类似。(d)左侧卧位剑下横切面和(f)半坐位剑下横切面:探头放置及所获图像与(b)图类似。

据朱尚勇等[33]报道,当肝左叶较小或 EGJ 位置较深时,观察声窗受到限制,常导致 EGJ 显像不清,对此可采用经右肋间途径,以肝右叶为透声窗扫查以获得良好图像。将探头置于右锁骨中线第 6—7 肋间隙,声束指向中线,以肝右叶为透声窗,当探头扫查平面与右肋间大致平行时,于腹主动脉前方可见食管腹段的纵切面图像,逆时针旋转探头 90°可获得横切面图像。由于肝右叶膈面较左叶向胸腔隆起更明显,经该途径扫查可获得更高平面的透声窗,使得食管下段的可视范围更长,因此可弥补和改善经剑突下途径的不足。

为避免检查的盲目性,降低转移性病变的漏误诊率,超声检查通常分为三步[34]。

(1)空腹时,采取仰卧与侧卧位,常规观察肝、门静脉、胰腺、脾与脾门、食管下段与 EGJ。

(2)饮水胃充盈后,采取仰卧位、左侧卧位、半坐位,进行 EGJ 长轴及短轴扫查,观察食管下段、EGJ、胃部各区以及周围毗邻器官。饮水后胃腔充盈扩大,腔内呈液性无回声区且有一定量的小气泡漂浮其中,多数胃壁结构因其衬托显示更加清晰[6]。在对 EGJ 及胃部病变范围的判定上,饮水胃充盈是必不可少的条件。当二维图像显示清楚后,利用彩色多普勒血流成像(color Doppler flow imaging,CDFI)观察病灶周边和内部血流信号的分布及状态(通常采用 Adler 半定量分级法进行评价)。条件允许时,利用脉冲多普勒(pulsed wave Doppler,PW)测量病灶内动脉流速曲线的收缩期流速峰值(peak systolic velocity,PSV)、脉动指数(pulsative index,PI)和阻力指数

(resistive index，RI)。当发现 EGJ 异常时，进一步观察：

①病灶毗邻器官（如肝左叶、腹主动脉前壁、脾、膈肌、心包、胰腺、腹膜等）或交界部位（如食管下段、胃底、胃体上段等）是否存在直接浸润征象。有时需采用体位变换（饮水后半卧位、头低足高位）、Valsalva 试验、饮水吞咽、腹部加压等辅助方法观察。

②是否存在近、远处淋巴结或远处脏器（如卵巢）转移。需全面观察食管下段及贲门周围、胃小弯（特别是胃左动脉旁）及胃大弯周围、肝门及幽门上下区、脾门周围、腹主动脉及腹腔干周围、左右锁骨上区、盆腔等部位。AEG 常发生腹腔内淋巴结转移，若检查前没有做好肠道准备，可于次日做好准备再行检查，以利于检出隐蔽或较小的增大淋巴结。

淋巴结观察的 2 个原则

①扫查区域尽可能全面，应包括食管下括约肌（low esophageal sphincter，LES）周围、胃大小弯周围、胰腺周围、脾门周围、腹膜后及肠系膜根部、锁骨上区等部位，须特别加强对肝胃韧带周围及胰腺前缘区的扫查。

②仔细评估增大淋巴结的个数。当区域淋巴结增大并发生融合而难以分清个数时，通常认定为 3 个以上。

(3)采取半坐位，嘱患者连续饮水，使用常规腹部超声探头沿 EGJ 长轴实时动态观察液体通过贲门的情况，以此判断贲门柔软性及开放度。

五、测量内容

胃充盈状态下，取纵切面测量 EGJ 或（和）病灶的上下径（长径）、前后径（厚径）及管壁厚度，取横切面测量左右径（宽径）。对于所见溃疡，应测量其最大口径、深度及溃疡底部（最深处）与浆膜层的距离。对于转移灶，应测量其上下径（长径）、前后径（厚径）。

第 3 章
AEG 的基本超声表现

一、正常 EGJ 的超声表现[33-35]

1.空腹时所见

沿 EGJ 纵切,肝左叶后方可见一处长轴走向呈一定角度并向左下方斜行、呈上窄下宽的倒置漏斗状或喇叭口状图像,其上端(食管腹段)为食管胸段的向下延续,呈尖端向后上的鸟喙状结构,与周围组织分界清楚,细窄处向下方膨大区(贲门口)过渡时形态自然、顺滑,其窄段(多为食管下括约肌区)与末端膨大部(贲门)管壁厚薄基本均匀;由内向外呈"二明一暗"的 3 层回声结构,中央为细条状粗糙的高回声或强回声带,系内腔紧闭、黏膜相贴或管腔内少许气体与管壁黏膜界面混合形成的回声,外层高回声是外膜层回声,两层之间厚度一致的低回声层为管壁肌层的回声,如图 3-1(a)所示。

当管腔处于塌陷状态时,中心部常可见 1～3 条纵行排列的"入"字形强回声条带或少许气体强回声。主动吞咽时,可见远端食管壁有规律的舒缩及含气强回声在腔内自上而下的运动,有时可见到再次蠕动而引发的强回声滚动。每次蠕动时,管腔形态及回声均会发生轻微变化,内腔出现纵贯的缝隙样无回声带。

EGJ 通常位于膈食管裂孔处,该处管壁肌层略增厚。膈食管裂孔处位于窄段上区,膈脚及腹主动脉位于其右后方。在清晰显示上述图像的基础上,轻微下移、侧动探头后斜切,多可见自"喇叭口"区起始 3～5 条呈放散状纵行排列的胃黏膜皱襞向胃小弯远侧延伸,所见黏膜皱襞粗细均匀,连续性好(图 3-2)。

沿 EGJ 横切,可见前后略扁的椭圆形环状低回声结构,边缘光滑、规则,管壁厚度均匀一致,管腔(中心区,又称"靶心")居中,显示为团状、星形或梅花状的高回声,形态酷似靶环征、牛眼征或纽扣征,其上为左膈和心脏,前贴肝左叶后缘,后与左膈脚及腹主动脉毗邻,界限明确,如图 3-1(b)所示。

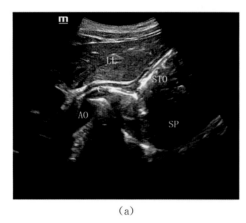 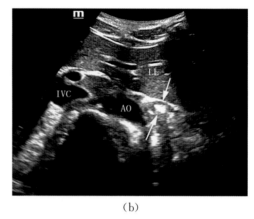

(a)　　　　　　　　　　　　　　　　　　(b)

LL—肝左叶；C—贲门；STO—胃腔；AO—腹主动脉；SP—脾；IVC—下腔静脉。

图3-1　空腹状态下，常规腹部探头扫查所获正常EGJ超声声像图

(a)和(b)为空腹时仰卧位检查图像：(a)EGJ纵切面图像，呈倒置的漏斗状结构，边缘光滑、规则，管壁厚度均匀对称，其上为左膈和心脏，前贴肝左叶后缘，后与腹主动脉毗邻，各结构之间界限明确。(b)EGJ横切面短轴图像，呈靶环征(↓)。

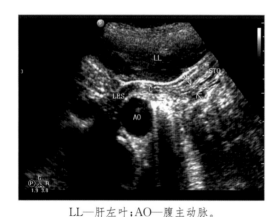

LL—肝左叶；AO—腹主动脉。

图3-2　空腹状态下，正常EGJ长轴切面像

沿食管胃结合部长轴纵切，食管下段(LES)及贲门(C)显示清楚后，轻微下移、侧动探头后斜切，可见自贲门口(C)起始，3条呈放散状排列的胃黏膜回声(↘和↖)向胃体上段(STO)延伸，呈蚯蚓状，粗细均匀，连续性好。

2.饮水时动态观察所见

让患者口中含水，将探头置于剑下偏左侧。显示EGJ长轴切面后，嘱患者吞咽，可见水流自上而下通过管腔的运动过程：常表现为EGJ迅速扩张，水流在食管腔快速通过贲门口并自然地流入胃腔，随后食管及贲门口收缩紧闭，食管下段腔内无液体存留。水流在通过食管下段时，常充以气泡强回声，后方常伴彗星尾征，有时在间隔数秒或十几秒之后，可于管腔内见到因再次蠕动而引发的强回声滚动现象。短轴切面观察可见靶形结构形态不变，靶心暂时消失。

朱尚勇等[33]观察发现：食管内腔的强回声具有易变性，即每次吞咽后或前后两次检查时内部回声均有所不同，主要因为每次吞咽后管腔内局部所滞留的含气黏液量

及分布状态均不相同。检查中偶发的食管细小蠕动使管腔内的滞留物向下移动,也会使管腔回声在检查过程中发生相应的变化。

3.饮水致胃腔充盈后所见

胃腔充盈后,食管腹段的显像状态与空腹时所见基本一致,如图3-3所示。由于卧位时充盈的胃底位置最低,因此贲门部显像状态比空腹时更加清楚,纵切面可见整体形态呈典型的倒置漏斗状或喇叭口状,管壁回声层次清晰,可显示为3层回声结构(中央呈较规则的高回声或强回声带,为管腔内气体、黏液和管壁黏膜界面的回声;外层高回声是浆膜层回声;两层之间系管壁肌层形成的低回声)或由内部黏膜面开始至外部浆膜层依次显示为5层回声结构(高回声、低回声、高回声、低回声、高回声),此与大多数胃体及胃窦壁的显像状态一致;横切面仍然呈典型靶形征或纽扣征。其下方右侧缘下接胃小弯,左侧缘与胃大弯的起始段形成锐角,其与胃底内侧壁向腔内突入构成的尖峰状皱襞(贲门切迹)清晰可见。常态下贲门切迹与水平线呈15°角。

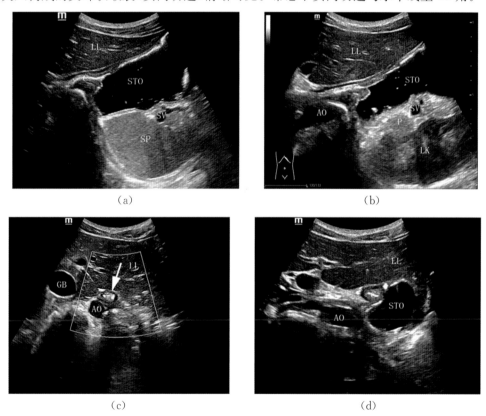

(a)　　　　　　　　　　　　(b)

(c)　　　　　　　　　　　　(d)

LL　肝左叶;C—贲门;STO—胃腔;AO—腹主动脉;P—胰腺;

SP—脾;GB—胆囊;LK—左肾;SV—脾门静脉。

图3-3　饮水胃充盈状态下,常规腹部探头扫查所获正常EGJ超声声像图

(a~d)为饮水胃充盈后仰卧位或左侧卧位检查图像;(a)和(b)为贲门—胃底—胃体上段纵斜切面长轴图像,贲门呈倒置的喇叭口状结构,与周围器官分界清楚,边缘光滑、规

则,管壁厚度均匀,回声层次清晰,显示为 5 层结构,其右侧缘下接胃小弯,左侧缘与胃大弯的起始段形成锐角(贲门切迹),胃底及胃体上段胃壁与胃腔结构清楚。(c)和(d)为食管末端与贲门横切面短轴图像,呈靶环征(↓),边缘光滑、规则,管壁厚度均匀一致,靶心对称居中,其中(c)与空腹时检查所见基本一致。

二、正常胃底部的超声表现

胃底充盈良好时,可见胃底腔显示呈半弧形,壁结构连续完整,仰卧右前斜位或左侧卧位可明确显示胃底之膈面、脾面及其与左侧膈肌、脾及脾门的毗邻关系。

三、正常 EGJ 的超声测值[35]

上下径(长度,长轴切面测量):多为 2.5～5.1 cm(平均 3.9 cm)。

前后径(厚度,短轴切面测量):多为 1.0～1.5 cm(平均 1.3 cm),一般不大于 2.0 cm。

左右径(宽度,短轴切面测量):多为 1.5～2.0 cm,一般不大于 2.5 cm。

管壁厚度:多为 0.3～0.5 cm(平均 0.4 cm),一般不大于 0.6 cm。

对一些哮喘发作或严重肺气肿导致膈肌与肝位置下移的患者,超声检查时可见食管胃结合部长度增加,如图 3-4 所示。

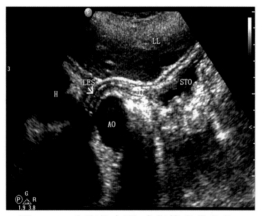

对支气管哮喘患者,沿食管胃结合部长轴纵切,从前至后依次显示肝左叶(LL)、较长的食管下段(LES,↘)＋贲门口(C)＋胃贲门部(STO)、腹主动脉(AO),整个 EGJ 呈倒置漏斗状,管壁层次结构及管腔显示清楚,LES 前上方可见部分心腔(H)。

图 3-4　空腹状态下,支气管哮喘患者
EGJ 长轴切面像

在正常人群中,因高矮、胖瘦不同,EGJ 的显示状态及长度测值存在一定差异:体型瘦长者显像更加清晰,长度测值一般处于正常值高限,但前后径相对较小,如图 3-5(a)和图 3-5(b)所示;体型矮胖者,长度测值可能处于正常值低限,但前后径往往较大,如图 3-5(c)和图 3-5(d)所示。

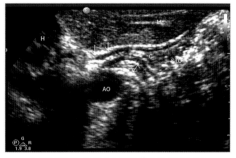
(a)EGJ长轴纵切面图像（体型瘦长）

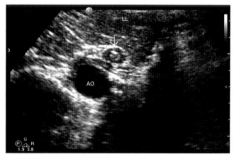
(b)EGJ短轴横切面图像（体型瘦长）

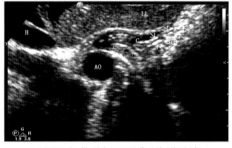
(c)EGJ长轴纵切面图像（体型矮胖）

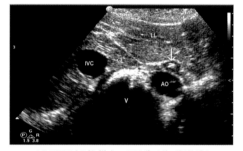
(d)EGJ短轴横切面图像（体型矮胖）

H—心脏。

图3-5　空腹状态下,常规腹部探头扫查所获EGJ超声声像图

(a)EGJ长轴纵切面图像（体型瘦长）：从前至后依次显示肝左叶（LL）、全部食管腹段（↓）＋贲门口（C）＋胃贲门部（STO）、膈脚（↔）与腹主动脉（AO），整个贲门部（C＋STO）呈倒置漏斗状,管壁层次及管腔显示清楚。由该图像可见食管腹段管腔进入EGJ时突然变窄,此亦可视为食管腹段与胃贲门的分界,但该征象显示率低。

(b)EGJ短轴横切面图像（体型瘦长）：从前至后依次显示肝左叶（LL）、靶环状贲门（↓）、膈脚（↔）与腹主动脉（AO），可见EGJ后壁与AO左前方毗邻,二者之间有膈脚相隔,贲门管腔（高回声）与管壁（低回声）显示清楚。

(c)EGJ长轴纵切面图像（体型矮胖）：从前至后依次显示肝左叶（LL）、小范围食管腹段（↓）＋贲门口（C）＋胃贲门部（STO）、膈脚（↔）与腹主动脉（AO），整个贲门部（C＋STO）呈倒置漏斗状,管壁层次及管腔显示清楚,3～4条胃黏膜（↑）自贲门部起始,向胃区呈放散状排列。

(d)EGJ短轴横切面图像（体型矮胖）：从前至后依次显示肝左叶（LL）、靶环状贲门（↓）、膈脚（↔）与腹主动脉（AO）及脊柱（V），可见贲门后壁与AO左前方毗邻,二者之间有膈脚相隔,贲门管腔、管壁显示清楚,同时可见肝尾叶（CL）和下腔静脉（IVC）等解剖结构。

四、AEG 的基本超声表现（图 3－6 和图 3－7）

1.EGJ 外径增大

EGJ 外径增大，通常左右径或前后径增大明显（多数前后径＞2.0 cm），少数可能长径增大明显，肝左叶后缘与腹主动脉前缘的间距增宽。

2.EGJ 外形变化

EGJ 外形变化多数表现为"喇叭口"形态消失，前、后壁不对称，呈不规则圆形、假肾形或分叶状改变，常见管壁结构连续性中断。

3.EGJ 管腔（"靶心"）形态、位置和数目异常[36, 37]

正常 EGJ 管腔形态规则（只有一个位置居中的"靶心"），多呈扁圆形。发生肿瘤时，管壁局部增厚呈偏心性生长，常致管腔偏心性环形狭窄，靶心位置偏移。肿瘤向腔内生长时，常导致管腔狭窄、变形，所见"靶心"变小，显示为新月形、条状或三角形等。当以溃疡为主要表现时，由于局部组织缺损，可致"靶心"增大，显示为形态不规则、大小及深浅程度不一的凹陷，典型者呈火山口样或弹坑样。肿块较大者，可显示2 个以上"靶心"，可能是菜花状肿瘤突入管腔（将管腔分隔成几部分）所致，也可能是肿瘤坏死（内部出现空腔）所致。贲门正常者或失弛缓症患者仅显示一个"靶心"。"靶心"增多，对于 AEG 的诊断及鉴别诊断有重要意义。

4.EGJ 管壁呈非对称性增厚（多数厚度＞1.4 cm）

EGJ 管壁多为环周性增厚，仅一侧管壁增厚者极少，增厚区回声层次不清，以低回声为主，浆膜层连续完整或中断；少数增厚区合并实性不均匀性低回声团块，呈半球状、菜花状或分叶状向管腔内或管壁外隆起，周围管壁形态及回声失常。邵波等[38]研究测量了 3 种不同情况（正常、炎性病变、AEG）下 EGJ 管壁的厚度，分别为(0.40±0.03)cm、(0.76±0.43)cm、(1.72±0.56)cm，三者的差异有统计学意义。以厚度 0.9 cm 为截断点，诊断 AEG 的敏感性为98％，特异性为98％，阳性预测值为93％，阴性预测值为99％，准确度为98％。刘廷洲等[39]报道78 例 AEG 使用多排螺旋 CT 检查的结果：EGJ 管壁局限性或弥漫性增厚占100％，其中 7 例（8.97％）管壁厚度小于 1.0 cm，38 例（48.72％）为 1.0～1.9 cm，25 例（32.05％）为 2.0～2.9 cm，8 例（10.26％）为 3.0 cm 以上；其中 10 例（12.82％）形成局部软组织肿块。

5.EGJ 黏膜回声异常

EGJ 黏膜增粗，扭曲，不居中（偏前或偏后），失去线状高回声结构，呈粗糙不平、断续不连状态。

6.饮水时连续动态观察所见

EGJ 管腔开放明显受限或严重狭窄，病区管壁僵直，管腔细窄如线状，水流通过缓慢或受阻,常可见分段进入胃腔或有停顿现象,有时可见病变局部蠕动呈跳跃征[37]。若肿瘤侵及胃体,可见邻接区胃壁不规则增厚、回声异常。

7.CDFI 检测所见

CDFI 检测增厚管壁或(和)团块可见点条状血流信号。

8.浸润和转移征象

临床所见 AEG 大部分处于进展期(T3 期或 T4 期),常或多或少地累及食管下段或(和)胃底[7],淋巴结转移发生率通常在 30% 左右[40],部分患者可能直接浸润肝、胰腺、脾、膈肌、腹膜、腹主动脉等,女性患者还可能通过血行或淋巴途径转移至卵巢。因此,观察 AEG 是否发生浸润及转移应视为常规内容。

当发生胃底或(和)胃体上段、食管下段、肝、膈肌、腹主动脉前壁、腹膜、胰腺、区域淋巴结、卵巢等脏器浸润或转移时,超声检查可见相应声像图表现(详见本书第 6 章)。

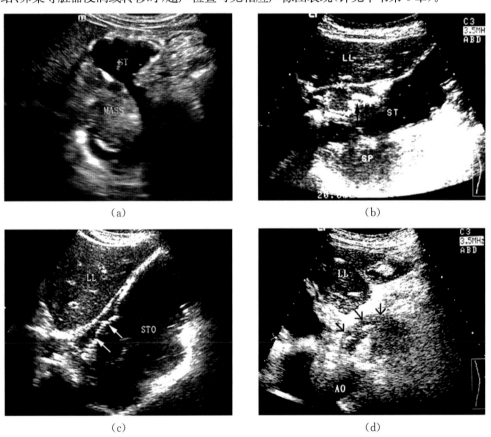

(a)　　　　　　　　　　(b)

(c)　　　　　　　　　　(d)

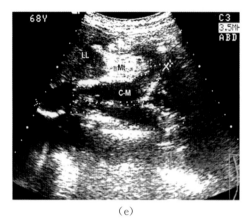

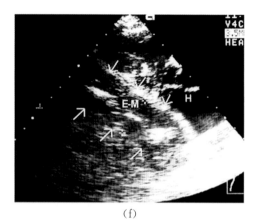

（e） （f）

ST/STO—胃腔；LL—肝左叶；MASS—肿块；C-M—贲门肿块；SP—脾；

AO—腹主动脉；Mt—腹膜；E-M—食管肿块；H—心脏。

图3—6　AEG常见类型的超声声像图表现

图(a～f)均为食管胃结合部(EGJ)长轴切面图像。

（a）Siewert Ⅱ型、Borrmann Ⅰ型 AEG：饮水胃充盈后，于 EGJ 下方后壁见一实性中低回声肿块（突向胃腔内），形态呈蕈伞状，基底区浆膜层不连续。

（b）Siewert Ⅱ型、Borrmann Ⅱ型 AEG：饮水胃充盈后，可见 EGJ 前壁增厚并隆起于胃腔内，回声层次消失，中心区见一火山口样凹陷(↑)，四周隆起呈河堤状（两侧堤壁角＜90°)，边缘与正常胃壁界限分明。

（c）Siewert Ⅲ型、Borrmann Ⅲ型 AEG：饮水胃充盈后，可见 EGJ 前壁增厚并轻微隆起于胃腔内，回声层次消失，中心区见一半弧形浅凹陷(↑)，四周轻微隆起呈堤坡状（堤壁角＞90°)，边缘与正常胃壁无明显分界。

（d）Siewert Ⅱ型、Borrmann Ⅳ型 AEG：空腹时，可见 EGJ 管壁非均匀性增厚，黏膜皱襞断续不连。

（e）Siewert Ⅱ型、Borrmann Ⅳ型 AEG：饮水胃充盈后，可见整个 EGJ 管壁增厚，回声层次消失，以低回声为主，黏膜面高回声线断续不连。

（f）Siewert Ⅰ型、Borrmann Ⅳ型 AEG：空腹时，可见食管下段管壁增厚，以低回声为主，黏膜面及外膜断续不连；贲门壁增厚，结构不清。

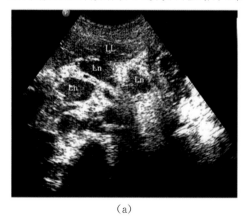

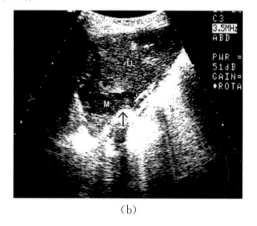

（a） （b）

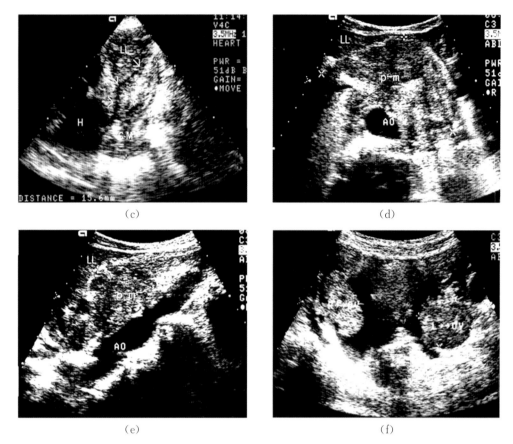

Ln—淋巴结;LL—肝左叶;M—肿块;C-M—贲门肿块;H—心脏;AO—腹主动脉;

p-m—胰腺肿瘤;R➞➞OV—右侧卵巢;L➞➞OV—左侧卵巢。

图 3－7　晚期 AEG 常见浸润和转移瘤超声声像图表现

图(a～f)分别为 AEG 淋巴结转移(a)和直接侵犯周围脏器如肝(b)、膈肌与食管裂孔(c)、胰腺(d 和 e)及双侧卵巢转移(f)的超声声像图表现。

(a)为上腹部横切面,于胃小弯周围、幽门上下区、胰腺周围平面可见多发性、大小不等的实性结节,数目在 7 个以上,形态不规则,边缘粗糙,多数边界清晰,少数边界不清,内部以低回声为主。

(b)AEG 直接侵入周围肝组织且呈相融状态,相邻肝左叶包膜高回声线缺失,局部肝实质呈团块状低回声结构(↑)。

(c)食管胃结合部浆膜层大范围中断呈低回声,AEG 侵入周围组织与器官(包括肝左叶包膜、膈肌等)且呈相融状态,分界不清,膈肌增厚呈团块状中低回声。

(d)和(e)分别为胰腺水平横切面、纵切面,可见 AEG 侵入胰腺组织且呈相融状态,整个胰腺显示为边界不清晰、形态不规则的大型实性中低回声肿块,胰体后脾静脉显示不清。

(f)子宫周围间隙腹水,双侧卵巢增大呈团块状,轮廓清晰,边缘粗糙不平,内部以实性中低回声为主,周边兼有多个小囊状无回声区。

由于食管胃结合部（EGJ）解剖位置较固定且具有特殊的形态，正常与异常状态下均容易被识别。对于进展期 AEG，采用经腹超声检查，凭借以上所见多数能够定位、定性，诊断准确率在 90% 以上。但在超声检查过程中，不能仅满足于发现了 AEG，必须立足于 4 个要素，即 Borrmann 分型、Siewert 分型、扩散与转移、可切除性的判断，为临床诊断提供更加丰富的诊断信息，充分发挥无创超声检查的优势。

第4章
AEG 的超声声像图分型判断

目前,国内外对进展期胃癌大体病理形态的判断仍普遍接受 Borrmann 分型法。进展期 AEG 的大体病理形态同样可以分为肿块型、局限溃疡型、浸润溃疡型和浸润型,如图4-1所示。由于 EGJ 解剖位置的特殊性,少数进展期 AEG 兼具食管癌和胃癌的大体病理特点,而且在影像学诊断中常见形态不典型甚至难以区分类型的类型,因此有学者将其称为"混合型"。

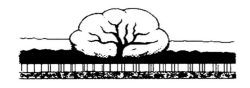

(a)Borrmann Ⅰ 型

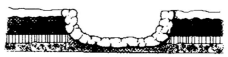

(b)Borrmann Ⅱ 型

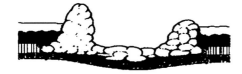

(c)Borrmann Ⅲ 型

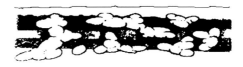

(d)Borrmann Ⅳ 型

图 4-1　进展期 AEG 的 Borrmann 分型示意图

该图引自文献[1]:DEBAS H T. 消化外科学 病理生理与治疗 [M]. 韦军民,译. 北京:人民卫生出版社,2007:69.

鉴于近年对 AEG 研究的深入,特别是 Siewert 分型在临床上的规范化,笔者认为超声诊断对 AEG 的形态学分型宜采用改良的 Borrmann 分型法,即分为局限肿块型(Ⅰ型)、局限溃疡型(Ⅱ型)、浸润溃疡型(Ⅲ型)和浸润型(Ⅳ型)。其中,Ⅰ型又分为2个亚型,分别为Ⅰa型(局限肿块不合并溃疡)和Ⅰb型(局限肿块合并溃疡);Ⅳ型又分为2个亚型,分别为Ⅳa型(浸润性改变但不合并肿块)和Ⅳb型(大范围浸润合并肿块样改变)。该分型法不仅延续了传统 Borrmann 分型法的精髓,而且更加全面地反映了进展期 AEG 的大体病理形态。

一、局限肿块型或蕈伞型 AEG(Borrmann Ⅰ 型)

在全部胃癌中,局限肿块型或蕈伞型 AEG 较少见(占5%～8%),但在所有 AEG

中,该型相对多见,占 $11\%\sim20\%$[13,18]。临床上绝大多数以肿块型为主要表现的胃癌亦发生于该区,且常见于 EGJ 以下,以贲门部胃小弯侧后壁多见,少数骑跨于 EGJ;组织学类型以细胞分化程度较高的乳头状癌或管状腺癌多见,淋巴结转移率低,但后期发生血行转移的概率与其他类型胃癌相比较高[22]。

1.病理表现

癌肿较小时,呈孤立的半球状、菜花状或分叶状结节或肿块,呈息肉样突入胃腔内,多有明显的边缘。当向深部浸润时,癌肿呈膨胀性生长,且与周围组织界限明显,少数肿块表面伴或不伴有大小不等、深浅不一的不规则形浅溃疡,黏膜皱襞残缺不全。常见 2 种表现类型:①较大的局限性肿块,主体位于腔内或腔外,表面分叶状,少数合并形态不规则的溃疡,胃底腔出现轻度变形或缩小,肿块与周围组织分界清楚。②局限性隆起性肿块并深浅不一的溃疡,肿块与周围组织分界清楚。

2.超声声像图表现（病例 4—1 和病例 4—2）

(1)EGJ 显像失常,外径增大,前后径大于 2.0 cm,靶形结构不规则,"喇叭口"形态消失,前后壁不对称。

(2)管壁最外层(浆膜层高回声线)因病程阶段不同显示状态各异。当肿瘤处于 T1 期(侵犯黏膜下层)或 T2 期(侵犯固有肌层),可见浆膜层高回声线显示清晰,连续完整,厚薄均匀,与周围组织或器官界限分明。当肿瘤处于 T3 期(侵及浆膜下层结缔组织,未侵犯腹膜脏层或邻近结构),可见该层高回声线粗糙,但显示尚清晰,连续性无明显中断,与周围组织或器官分界清晰。当肿瘤处于 T4 期(穿透浆膜层乃至侵犯邻近组织结构),可见该层高回声线粗糙不平,回声不均匀,厚薄不一,断续不连或显示模糊,与周围组织或器官分界欠清,或侵入周围组织与器官乃至无明显分界或呈相融状态。

(3)病变范围局限,一侧或全周管壁(黏膜层、黏膜下层、肌层或浆膜层)回声层次不清,以低回声或中低回声为主。

(4)贲门口或周围区可见一菜花状、蕈伞状、核桃状或分叶状实性肿块,大小不一,整体或大部分填塞于贲门口或突向胃腔内,直径多在 3.0 cm 以上,平均 4.0 cm 左右。肿块较小时,与正常胃壁界限清楚;肿块较大时,可能有部分区域与正常胃壁界限不清。肿块表面(黏膜层)粗糙不平、断续不连,有时可见深浅不一的凹陷,典型者呈弹坑样或火山口样,内部回声不均匀,以低回声为主。

(5)EGJ 管腔("靶心")受压、变窄或偏移,多数与周围管壁形成半月征,亦可呈戒指征或马蹄征,部分管腔显示不清。

(6)CDFI 检测团块可见丰富点条状血流信号(Adler 半定量分级多为 Ⅱ～Ⅲ级)。

(7)嘱患者半坐位、连续饮水,沿 EGJ 长轴实时动态观察可见管壁增厚,柔软性差,部分显示僵硬或开放受限,液体通过时较缓慢,进入胃腔有间断或停顿现象。

（8）各种浸润及转移征象（详见本书第 6 章）。

（9）若肿块表面无明显溃疡征象，诊断为 Borrmann Ⅰa 型；若肿块合并明显溃疡，诊断为 Borrmann Ⅰb 型。

二、局限溃疡型 AEG（Borrmann Ⅱ型）

在进展期 AEG 中，局限溃疡型 AEG 占 8.1%～23%[13,18]，好发于贲门部小弯侧前壁，其中以管状腺癌多见。

1.病理表现

癌组织范围局限，多向胃腔内突出，常伴有较明显的深部浸润，其黏膜层、黏膜下层或深区组织局部坏死形成深浅不一的较大凹陷，多位于病变中心区，形态呈扁盘状、椭圆形或多角形，底部凹凸不平，边缘不整齐且形成环堤（一圈形态不规则的明显隆起）。由于癌肿局部浸润并伴有纤维增生，黏膜皱襞可部分纠集，接近溃疡处呈杵状改变，但癌周浸润不明显，癌肿基底与健胃界限清楚。镜检结果显示，癌周浸润范围多在 2.0 cm 以内。

2.超声声像图表现（病例 4—3 和病例 4—4）

（1）EGJ 形态失常，外径增大，前后径大于 2.0 cm，"喇叭口"变形，前后壁不对称，靶形结构不规则。

（2）EGJ 管壁一侧（多见于贲门口及其下方的胃小弯流出道，且以前壁居多）局限性非均匀性增厚并隆起于胃腔内，增厚范围（长度）多数在 4.0 cm 以上，最厚处 1.0～2.5 cm 不等（多为 1.5 cm 左右），形态不规则，回声层次消失，以低回声为主。

（3）增厚管壁中心区黏膜面连续性中断，可见一整体位于胃轮廓之内的火山口样、弹坑样或残月形凹陷，直径平均 2.0 cm 左右，凹陷深浅不一，有时深达浆膜层，底部粗糙不平，多数可见薄厚不一的不均匀强回声，典型者凹陷四周隆起呈河堤状，两侧或一侧堤壁角小于 90°，堤壁角内常被片絮状高回声结构充填。张晓鹏[41]详细描述了溃疡型 AEG 的 CT 显像特点：常不似其他部位的溃疡型胃癌那样宽大，横断面图像上溃疡常表现为尖端指向食管下段、口部开向胃腔的较深的三角形或弓形凹陷，凹陷的两侧壁及尖端形成癌性溃疡的底，溃疡底不光滑；环堤外缘光滑且与正常胃壁分界清晰者为 Borrmann Ⅱ型，边缘不清呈钝角者为 Borrmann Ⅲ型，此与切面超声所见基本一致。

（4）增厚胃壁边缘区与正常区域界限分明。

（5）增厚管壁浆膜层高回声线因病程阶段不同状态各异（详见前述 Borrmann Ⅰ型超声声像图表现）。

（6）CDFI 检测增厚管壁可见点条状血流信号（Adler 半定量分级多为Ⅰ～Ⅱ级）。

（7）嘱患者半坐位、连续饮水，沿 EGJ 长轴实时动态观察可见管壁增厚区僵硬，柔软性差,开放受限,液体通过时较缓慢,进入胃腔有间断或停顿现象,其内凹陷形态无明显变化。

(8)各种浸润及转移征象(详见本书第6章)。

三、浸润溃疡型 AEG(Borrmann Ⅲ型)

浸润溃疡型 AEG 相对多见,可能由局限溃疡型发展而来,占进展期 AEG 的 47%～70%[13,18],好发于 EGJ 下缘小弯侧。

1.病理表现

EGJ 管壁节段性不均匀性增厚、僵硬,癌组织范围较大,中心有深浅不一的溃疡,多数溃疡小而浅,癌周环堤有明显浸润性,外缘呈斜坡状,环堤基底与健胃界限不清楚,周围胃壁浸润明显,增厚范围较大。镜检结果显示,癌周浸润范围多在 4.0 cm 以上。

2.超声声像图表现（病例 4-5～病例 4-8）

(1)EGJ 显像失常,外径增大,失去正常"喇叭口"形态,前后壁不对称,靶形结构不规则,"靶心"偏移、变形或增多。

(2)EGJ 管壁(其中以前壁小弯侧或后壁多见)节段性非均匀性增厚并轻微隆起于胃腔内,增厚程度不等,但多数范围较大,通常在 4.0 cm 以上,平均值大于 5 cm,回声层次不清或消失,以低回声为主。

(3)黏膜面粗糙不平、断续不连,高低回声相间,中心区或近中心区可见一处或多处整体或大部分位于 EGJ 管腔内或胃轮廓之内、位置固定、形态不规则、大小不一的凹陷,典型者形态呈浅弧形或残月形,极少数呈火山口样或弹坑样,多发者可呈低洼状,凹陷底部粗糙不平,可见宽窄不一的点絮状或条片状高回声分布(少数混杂有强回声),凹陷四周轻微隆起呈堤坡状(堤壁角>90°)或无明显隆起。

(4)增厚管壁边缘区与正常区域界限不清。

(5)病区浆膜层高回声线因病程阶段不同表现各异(详见前述 Borrmann Ⅰ型超声声像图表现)。

(6)CDFI 检测管壁增厚区可见点条状血流信号(Adler 半定量分级多为Ⅰ～Ⅱ级)。

(7)嘱患者半坐位、连续饮水,沿 EGJ 长轴实时动态观察可见管壁增厚区僵硬,贲门口开放受限,管腔轻度狭窄、变形,液体通过时较缓慢,进入胃腔有间断或停顿现象,其内凹陷形态无明显变化。

(8)各种浸润及转移征象(详见本书第6章)。

Borrmann Ⅱ型与Ⅲ型的区分

与 Borrmann Ⅱ型相比,Borrmann Ⅲ型的特点是病变累及范围广,浸润征象明显,与周围胃壁无明确分界,溃疡相对较浅,常同时发现食管下段受侵(管壁增厚)或(和)胃体上段受侵(多表现为自 EGJ 下方 5 cm 处胃壁渐进性节段性增厚)。

四、浸润型 AEG(Borrmann Ⅳ型)

在进展期 AEG 中,浸润型 AEG 相对少见,占 4%~6%[13,18]。肿瘤既可起源于 EGJ,也可由原发于胃底、胃体上段或食管下段的肿瘤浸润发展而致,通常累及 EGJ 及其上、下区,累及食管下段者相当常见,是诊断进展期浸润型 AEG 的重要依据之一。根据是否合并肿块,该型又分为 2 个亚型:Ⅳa 型,浸润性改变但不合并肿块;Ⅳb 型,大范围浸润合并肿块样改变。

1.病理表现

肿瘤向深层浸润,使 EGJ 管壁与局部胃壁增厚,正常黏膜皱襞消失,形成结节样黏膜皱襞,病区与正常区域分界不明显,胃底扩张能力减低,浸润严重者可形成一个胃腔狭窄且不规则的皮革胃[19]。食管下段癌肿向下浸润至 EGJ 或 Siewert Ⅱ、Ⅲ型 AEG 向上蔓延侵犯食管下段均可表现为管腔变窄,病变起初局限于管壁的一侧,EGJ 可能仅有轻度的扩张受限,以后可延及管壁四周,致整个 EGJ 呈环状狭窄。狭窄段长度可以从几毫米发展到十几厘米以上。狭窄段的边缘多不规则,呈虫蚀样。镜检结果显示,癌周浸润范围多在 5 cm 以上。

2.超声声像图表现

Borrmann Ⅳ型 AEG 超声声像图表现因病变累及范围不同而异。

(1)仅累及 EGJ,与 Siewert Ⅱ型相对应。

①病灶主体(全部或大部分区域)位于 EGJ。

②EGJ 显像失常,外径增大,前后径大于 2 cm,失去正常"喇叭口"形态,前后壁不对称,EGJ 管腔(靶形结构)不规则,"靶心"变细、偏移、变形或增多。

③大部分或整个 EGJ 管壁非均匀性环周性增厚,轻重程度不等,但多数范围较大,长度通常在 4 cm 以上,多数为 5~6 cm,管壁最厚处平均在 1.4 cm 以上。

④管壁增厚区回声层次不清或消失,以低回声为主,黏膜皱襞粗厚不均、高低不平或断续不连,回声不均匀,典型者表现为高、低回声相间,即中断区呈低回声,非中断区呈高回声,但未见明显肿块或较大溃疡。

⑤最外层(浆膜层)高回声线显示情况因病程阶段不同而异(详见前述 Borrmann Ⅰ型超声声像图表现)。由于浸润型 AEG 可能由平坦局限型早期癌(病灶最大直径在 4 cm 以下的黏膜下癌)发展而来,多数由分化程度较低的腺癌、未分化癌及印戒细

胞癌等构成,在早期病灶很小的情况下就有较强的向深部浸润的倾向[22],一旦发展到进展期,多表现为 EGJ 管壁全层结构的异常,因此,侵犯并穿透浆膜层的概率较大,超声所见浆膜层改变以 T4 期居多,且同时可见周围腹膜及脂肪组织的增厚及回声异常(以不均性高回声为主)。

⑥增厚管壁上、下缘与接壤的食管下段管壁、胃体及胃底壁分界不清。

⑦CDFI 检测管壁增厚区可见血流信号增多(Adler 半定量分级多为Ⅱ～Ⅲ级)。

⑧嘱患者半坐位、连续饮水,沿 EGJ 长轴实时动态观察可见管壁增厚区僵硬,管腔狭窄、变形,贲门口开放受限,液体通过时较缓慢,进入胃腔有间断或停顿现象。

⑨各种浸润及转移征象(详见本书第 6 章)。

(2)累及 EGJ 与食管下段,可能为 Siewert Ⅰ型或Ⅱ型,见病例 4-9。

①同时可见食管下段与 EGJ 表现异常,范围往往较大,长度通常在 7 cm 以上。

②若病变原发于食管下段,向下侵及 EGJ,食管壁的增厚程度(包括长度及厚度)可能较 EGJ 严重。

③若病变原发于 EGJ,向上直接浸润食管下段,EGJ 管壁增厚程度(包括长度及厚度)可能较食管严重。

④食管下段外径增大,最大前后径在 2 cm 以上,管壁非均匀性环周性增厚,最厚处在 0.7 cm 以上,以低回声为主,黏膜面高回声线粗细不均、断续不连,管壁外膜粗糙不平,其与贲门部病变分界不清;饮水时动态观察可见管壁僵硬或蠕动消失,管腔狭窄。

⑤EGJ 异常所见与前述仅累及 EGJ 的 Borrmann Ⅳ型 AEG 大体一致。

⑥常见周围相邻结构及组织(如肝左叶、EGJ 周围膈肌、脾门区腹膜等)浸润以及其他转移征象,女性患者常发生双侧卵巢 Krukenberg 瘤。

(3)累及 EGJ、胃底或(和)胃体,可能为 Siewert Ⅱ型或Ⅲ型,见病例 4-10。

①同时可见 EGJ 与胃底或(和)胃体区表现异常,范围往往较大,长度通常在7 cm以上。

②若癌肿原发于 EGJ,向下直接浸润胃底或(和)胃体,常可见胃底或(和)胃体上段区胃壁非均匀性渐进性增厚,呈低回声,边界不清。愈靠近 EGJ,胃壁增厚程度愈重,且回声层次消失,黏膜层高回声线粗糙不平,浆膜层高回声线断续不连或部分消失(呈低回声);远离 EGJ 处胃壁增厚程度相对较轻,且以黏膜下层最为显著,部分区域回声层次可见。

③若癌肿原发于胃底或(和)胃体上段,向上直接浸润 EGJ,常可见病变大部分区域或最严重区域位于胃底或(和)胃体部。该区胃壁节段性非均匀性增厚,最厚处超过 EGJ 管壁厚度,回声层次消失,以低回声为主,黏膜面高回声粗糙不平、断续不连,浆膜层高回声线粗糙或不连续,胃底腔狭窄或缩小,而 EGJ 管壁增厚程度相对较轻。

④EGJ 异常所见与前述仅累及 EGJ 的 Borrmann Ⅳ型 AEG 大体一致。

⑤常见周围相邻结构及组织浸润及其他转移征象。

（4）累及 3 个或 3 个以上区域，即 EGJ、食管下段、胃体及胃窦等，可能为 Siewert Ⅱ型或Ⅲ型，但以 Siewert Ⅲ型居多，具有以上 3 种类型的所有特征，病变范围更大，通常在 10 cm 以上，常见周围相邻结构及组织严重浸润及其他多类型转移征象。

（5）在确定浸润型病变的基础上，当无明显肿块时，诊断为 Borrmann Ⅳa 型；当发现病区合并形状不规则、境界不清的肿块伴或不伴有浅小溃疡时，诊断为 Borrmann Ⅳb 型。

✚ 典型病例

—— 病例 4—1 ——

食管胃结合部局限肿块型腺癌（Borrmann Ⅰa 型，Siewert Ⅱ型）

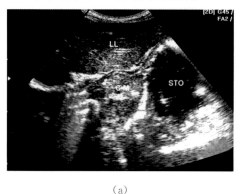 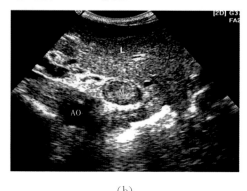

（a） （b）

LL—肝左叶；L—肝；STO—胃腔；C-M—贲门肿块；M—肿块；AO—腹主动脉。

患者男，66 岁，上腹部不适半年余，吞咽困难 10 天。

饮水胃充盈后，仰卧右前斜位，常规腹部超声探头检查，取食管胃结合部（EGJ）长轴切面(a)与短轴切面(b)图像示：EGJ 显像失常，"喇叭口"形态消失，前后壁不对称，前壁浆膜层高回声线连续完整，后壁浆膜层高回声线粗糙不平，局部显像模糊，一侧管壁（左后壁）黏膜层、黏膜下层与肌层回声层次不清，以中低回声为主，黏膜面失去线状强回声结构，粗糙不平，呈断续不连状态，该区可见一核桃状实性肿块（中心位于 EGJ 以下1.8 cm），大小为 3.0 cm×2.9 cm×2.6 cm，边界可见，表面粗糙，整体突向贲门部，贲门外径增大，管腔受压变形，"靶心"偏移（呈半弧形）。嘱患者半坐位、连续饮水，沿 EGJ 长轴实时动态观察可见 EGJ 管壁增厚、僵硬，贲门口开放受限，液体通过时较缓慢，进入胃腔有停顿现象。EGJ 接壤或毗邻区结构（包括食管下段、胃底、胃体上段、肝左叶、膈肌、脾等结构）未见异常回声；有关淋巴引流区（贲门周围、胃小弯及胃大弯周围、肝门及幽门上下区、脾门周围、腹腔动脉及其分支周围）未见明显增大淋巴结。肝、胰腺、脾、肾未见明显转移灶。

超声诊断：EGJ 实性肿块，管腔受压狭窄。结合临床，考虑进展期局限肿块型 AEG（Borrmann Ⅰa 型，Siewert Ⅱ）可能。术前超声所获 TNM 分期信息：T3N0M0。建议：临床结合其他影像学检查进一步评价。

胃镜及 CT 诊断：EGJ 占位。

术后病理诊断：乳头状高分化腺癌，肿瘤侵及浆膜下结缔组织。

—— **病例 4—2** ——

食管胃结合部局限肿块型腺癌合并溃疡（Borrmann Ⅰb 型，Siewert Ⅱ 型）

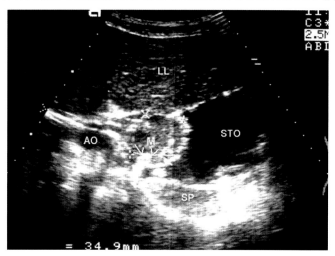

LL—肝左叶；AO—腹主动脉；STO—胃腔；SP—脾；M—肿块。

患者女，40 岁，消瘦、吞咽不适 1 月余。

饮水胃充盈后，仰卧位，常规腹部超声探头检查，取食管胃结合部（EGJ）长轴切面图像示：EGJ 显像失常，外径增大，"喇叭口"形态消失，前后壁不对称，胃贲门口可见一菜花状实性肿块（中心位于 EGJ 以下 1.8 cm，上缘累及 EGJ），大小为 3.7 cm×3.5 cm，边界清晰，表面粗糙不平，黏膜面高回声线断续不连，局部可见一大小为 0.6 cm×0.8 cm 的弹坑样凹陷（↓），肿块整体向胃腔内凸入并填塞贲门口大部，EGJ 管腔受压狭窄、变形，"靶心"偏移（呈弧形后移），管壁浆膜层高回声线粗糙，但连续性未见明显中断。嘱患者半坐位、连续饮水，沿 EGJ 长轴实时动态观察可见 EGJ 管壁僵硬，开放受限，液体通过时较缓慢，进入胃腔有间断或停顿现象。EGJ 接壤或毗邻区结构（包括食管下段、胃底、胃体上段、肝左叶、膈肌、脾等结构）未见异常回声；有关淋巴引流区（贲门周围、胃小弯及胃大弯周围、肝门及幽门上下区、脾门周围、腹腔动脉及其分支周围）未见明显增大淋巴结。肝、胰腺、脾、肾未见明显转移灶。盆腔两侧附件区未见异常回声。

超声诊断：胃贲门口实性肿块并溃疡，上方累及 EGJ 并管腔狭窄。结合临床，考虑进展期局限肿块型 AEG 合并溃疡（Borrmann Ⅰb 型，Siewert Ⅱ 型）可能。术前超声所获 TNM 分期信息：T3N0M0。建议：临床结合其他影像学检查进一步评价。

X 线钡剂造影及 CT 诊断：贲门部占位。

术后病理诊断：乳头状中分化腺癌，表面溃疡直径为 0.6 cm，肿瘤侵及浆膜层但未穿透。

—— 病例 4—3 ——

食管胃结合部局限溃疡型腺癌（Borrmann Ⅱ型，Siewert Ⅱ型）

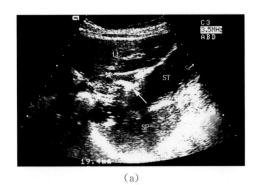

（a）

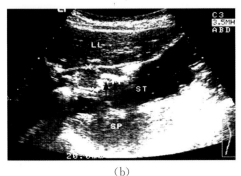

（b）

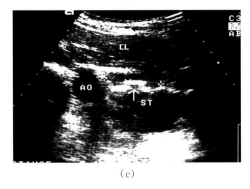

（c）

ST—胃腔；LL—肝左叶；SP—脾；AO—腹主动脉。

患者女，73岁，吞咽不适、胸骨后疼痛2月余，上消化道出血1天。

饮水胃充盈后，仰卧位，常规腹部超声探头检查，取食管胃结合部（EGJ）长轴切面（a）、斜切面（b）、横切面（c）图像示：EGJ显像失常，外径增大，前后径约2.4 cm，"喇叭口"变形，前后壁不对称，靶形结构不规则，其前壁小弯侧局限性非均匀性增厚并隆起于胃腔内，长度约4.1 cm（中心位于EGJ以下1.7 cm，上缘累及EGJ），最厚处约1.9 cm，形态不规则，回声层次消失，以低回声为主，中心区黏膜面连续性中断，可见一整体位于胃轮廓之内的火山口样凹陷（↑），大小约2.0 cm×1.2 cm，凹陷口大、底小且不平滑，底部粗糙不平（距离浆膜层0.7 cm），内呈不均匀性强回声，其四周隆起呈河堤状，两侧堤壁角<90°，堤壁角内被片絮状高回声结构充填，边缘区与正常胃壁界限分明，其最外层（浆膜层）高回声线显示轻微不均匀性增厚，粗糙不平且回声欠均匀，但连续性未见明显中断，与周围组织或器官分界清楚。嘱患者半坐位、连续饮水，实时动态观察可见EGJ管壁僵硬，开放受限，液体通过时较缓慢，其内凹陷形态无明显变化。EGJ接壤或毗邻区结构（包括食管下段、胃底、肝左叶、膈肌、脾等结构）未见异常回声；有关淋巴引流区（贲门周围、胃小弯及胃大弯周围、肝门及幽门上下区、脾门周围、腹腔动脉及其分支周围）未见明显增大淋巴结。肝、胰腺、脾、肾未见明显转移灶。盆腔两侧附件区未见异常回声。

超声诊断：EGJ前壁小弯侧局限性非均匀性增厚、僵硬并溃疡征象，管腔轻微狭窄。结合临床，考虑进展期局限溃疡型AEG（Borrmann Ⅱ型，Siewert Ⅱ型）可能。术前超声所获TNM分期信息：T3N0M0。建议：临床结合其他影像学检查进一步评价。

胃镜诊断：溃疡型AEG可能。活检病理诊断：腺癌Ⅰ级。

术后病理诊断：AEG（Borrmann Ⅱ型，中度分化），侵及浆膜下层，但未穿透浆膜层。

─── **病例 4—4** ───

食管胃结合部局限溃疡型腺癌（Borrmann Ⅱ 型，Siewert Ⅲ 型）并幽门下（胰头右前缘）淋巴结增大

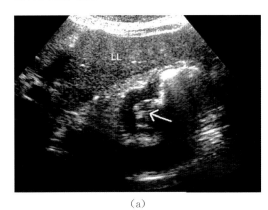

（a）

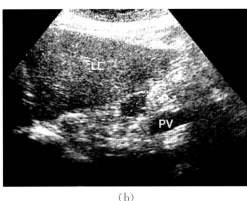

（b）

LL—肝左叶；PV—门静脉起始部。

患者女，70 岁，上腹部疼痛不适 1 月余，上消化道出血 1 周。

饮水胃充盈后，仰卧右前斜位，常规腹部超声探头检查，取食管胃结合部（EGJ）长轴斜切面（a）图像示：EGJ 显像失常，外径增大，前后径约 3.3 cm，"喇叭口"变形，前后壁不对称，靶形结构不规则，其前壁小弯侧局限性非均匀性增厚并隆起于胃腔内，长度约 5.1 cm（中心位于 EGJ 以下 3.1 cm，上缘累及 EGJ），最厚处约 1.6 cm，形态不规则，回声层次消失，以低回声为主，中心区黏膜面连续性中断，可见一整体位于胃轮廓之内的较大弹坑样凹陷（↖），大小为 2.1 cm×1.6 cm，凹陷口小、底大且不平滑，底部粗糙不平（距离浆膜层 1.1 cm），内呈不均匀性强回声，其四周隆起呈河堤状，一侧堤壁角<90°，堤壁角内被片絮状高回声结构充填，上方边缘区与正常胃壁界限分明，下方边缘区与正常胃壁界限不清，最外层（浆膜层）高回声线显示模糊，周围脂肪组织稍增厚，二者分界尚清。CDFI 检测管壁增厚区可见点条状血流信号。嘱患者半坐位、连续饮水，沿 EGJ 长轴实时动态观察可见管壁增厚区僵硬，开放轻微受限，液体通过时稍缓慢，其内凹陷形态无明显变化。

仰卧位，常规腹部超声探头检查，取胰头水平斜切面（b）图像示：胰头右前缘可见一实性结节，大小为 1.6 cm×1.1 cm，形态欠规则，边界清晰，边缘粗糙不平，内为均匀性低回声。EGJ 接壤或毗邻区结构（包括食管下段、胃底、肝左叶、膈肌、脾等结构）未见异常回声。肝、胰腺、脾、肾未见明显转移灶。盆腔两侧附件区未见异常回声。

超声诊断：①EGJ 前壁小弯侧局限性非均匀性增厚并大型溃疡征象，管腔轻微狭窄。②病区周围脂肪组织稍增厚。③胰头右前缘淋巴结增大。结合临床，考虑进展期局限溃疡型 AEG（Borrmann Ⅱ 型，Siewert Ⅲ 型）并胃周淋巴结转移可能。术前超声所获 TNM 分期信息：T4aN1M0。建议：临床结合其他影像学检查进一步评价。

胃镜诊断：溃疡型 AEG 可能。活检病理诊断：腺癌。

术后病理诊断：AEG（Borrmann Ⅱ 型，中度分化），穿透浆膜层，2 个淋巴结转移。

—— 病例 4—5 ——

食管胃结合部浸润溃疡型腺癌（Borrmann Ⅲ型，Siewert Ⅲ型）并淋巴结转移

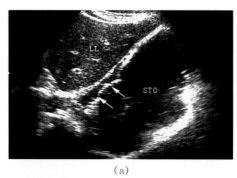

(a)

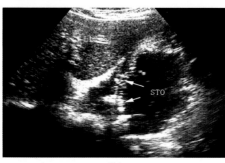

(b)

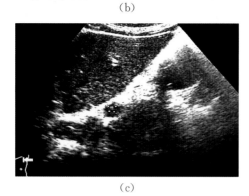

(c)

STO—胃腔；LL—肝左叶。

患者男，40岁，不明原因渐进性消瘦3月余，吞咽哽噎感3周。

饮水胃充盈后，仰卧位与仰卧右前斜位，常规腹部超声探头检查，取食管胃结合部（EGJ）长轴切面（a）与斜切面（b）图像示：EGJ显像失常，外径增大，前后径约3.1 cm，"喇叭口"变形，前后壁不对称，靶形结构不规则，"靶心"偏移、变形，其前壁小弯侧节段性非均匀性增厚并轻微隆起于胃腔内，长度约5.2 cm（中心位于EGJ以下2.5 cm，上缘累及EGJ），最厚处约1.4 cm，形态不规则，回声层次消失，以低回声为主，中心区可见一大部分位于胃轮廓之内的浅弧形凹陷（←），大小为2.6 cm×0.4 cm，凹陷底部粗糙不平（最深处距离浆膜层约0.6 cm），可见宽窄不一的点絮状强回声分布，凹陷四周轻微隆起呈堤坡状（堤壁角＞90°），最外层（浆膜层）高回声线厚薄不均且粗糙不平（b图可见角征），部分区域断续不连，回声不均匀，与周围组织或器官分界尚清，增厚胃壁边缘与正常胃壁无明显分界。嘱患者半坐位、连续饮水，实时动态观察可见管壁增厚区僵硬，管腔轻度狭窄、变形，贲门口开放受限，液体通过时较缓慢，进入胃腔有间断或停顿现象。

仰卧右前斜位，常规腹部超声探头检查，取剑下纵切面（c）图像示：贲门下方、胃小弯周围可见一个实性结节，大小为1.7 cm×1.5 cm，形态呈类圆形，边缘粗糙，边界清晰，内部呈均匀性低回声。肝、胰腺、脾、肾未见明显转移灶。

超声诊断：EGJ前壁节段性增厚并溃疡，胃小弯周围淋巴结增大（1个）。结合临床，考虑进展期浸润溃疡型AEG（Borrmann Ⅲ型，Siewert Ⅲ型）并区域淋巴结转移可能。术前超声所获TNM分期信息：T4aN1M0。建议：临床结合其他影像学检查进一步评价。

胃镜诊断：溃疡型AEG可能。活检病理诊断：腺癌。

术后病理诊断：AEG（Borrmann Ⅲ型，中度分化），穿透浆膜层并区域淋巴结转移（1个）。

——— 病例 4-6 ———

食管胃结合部浸润溃疡型腺癌（Borrmann Ⅲ型，Siewert Ⅱ型）

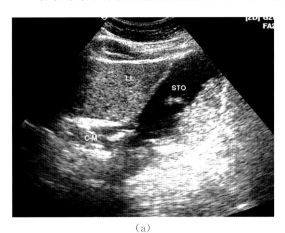

（a）

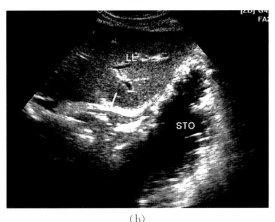

（b）

LL—肝左叶；STO—胃腔；C-M—EGJ 肿块。

患者男，68 岁，吞咽不适 3 月余。

饮水胃充盈后，仰卧位与仰卧右前斜位，常规腹部超声探头检查，取食管胃结合部（EGJ）长轴切面图像示：EGJ 显像失常，外径增大，前后径约 2.9 cm，失去正常"喇叭口"形态，前后壁不对称，贲门内腔（靶形结构）不规则，"靶心"偏移、变形、增多，整个 EGJ 管壁非均匀性环周性增厚，长度约 5.3 cm（中心跨越 EGJ），最厚处约 1.4 cm，内部回声层次消失，以低回声为主，黏膜皱襞粗厚不均、高低不平且断续不连，回声不均匀，高低回声相间，内见多处位置固定、形态不规则、大小不一、呈低洼状的浅凹陷（最大者为 2.1 cm×0.6 cm），凹陷底部粗糙不平，可见宽窄不一的点絮状或条片状高回声分布，凹陷四周轻微隆起或无明显隆起；前壁浆膜层高回声线厚薄不均、粗糙不平，但连续性尚好，周围腹膜稍增厚，呈不均匀性高回声，与周围组织或器官分界清晰；后壁浆膜层高回声线断续不连，局部显示模糊，其与 EGJ 上缘接壤的食管下段管壁节段性增厚，长度约 1.2 cm，最厚处约 0.7 cm，与 EGJ 下缘接壤的胃体上段胃壁未见明显增厚，但彼此分界不清。嘱患者半坐位、连续饮水，沿 EGJ 长轴实时动态观察可见管壁增厚区僵硬，管腔狭窄、变形，贲门口开放受限，液体通过时较缓慢，进入胃腔有间断或停顿现象。胃周围暂未见明显增大淋巴结。肝、胰腺、脾、肾未见明显转移灶。

超声诊断：①EGJ 管壁非均匀性环周性增厚并多发性浅溃疡，管腔狭窄。②食管下段管壁增厚（长度约 1.2 cm）。结合临床，考虑进展期浸润溃疡型 AEG（Borrmann Ⅲ型，Siewert Ⅱ型）并食管下段受侵可能性大。术前超声所获 TNM 分期信息：T4aN0M0。建议：临床结合其他影像学检查进一步评价。

CT 诊断：AEG。

胃镜诊断：AEG 可能。活检病理诊断：腺癌。

术后病理诊断：AEG（Borrmann Ⅲ型，低分化），穿透浆膜层并侵及食管下段。

—— 病例 4—7 ——

食管胃结合部浸润溃疡型腺癌（Borrmann Ⅲ型，Siewert Ⅱ型）

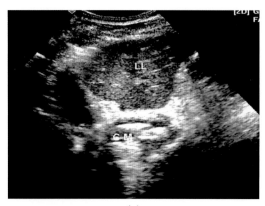

（a）

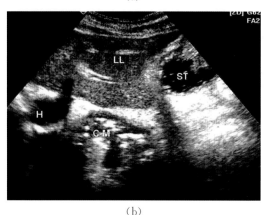

（b）

LL—肝左叶；C-M—EGJ肿块；

H—心脏；ST—胃腔。

患者男，73岁，食欲减退、消瘦5个月，吞咽困难2月余。

空腹与少量饮水后，仰卧位，常规腹部超声探头检查，取食管胃结合部（EGJ）长轴切面图像示：EGJ显像失常，外径增大，前后径约3 cm，失去正常"喇叭口"形态，前后壁不对称，贲门内腔（靶形结构）不规则，"靶心"偏移、变形、增多，整个EGJ管壁非均匀性环周性增厚，长度约6.1 cm（中心骑跨于EGJ，上缘累及食管末端），最厚处约1.4 cm，内部回声层次消失，以低回声为主，黏膜皱襞粗厚不均、高低不平且断续不连，回声不均匀，高低回声相间，内见多处位置固定、形态不规则、大小不一、呈低洼状的浅凹陷（最大者为1.2 cm×0.4 cm），凹陷底部粗糙不平，可见宽窄不一的片絮状高回声分布，凹陷四周轻微隆起或无明显隆起；前壁浆膜层高回声线厚薄不均、粗糙不平，但连续性尚好，周围腹膜稍增厚，呈不均匀性高回声，与周围组织或器官分界清晰；后壁浆膜层局部高回声线断续不连，与周围组织分界欠清，其与EGJ上缘接壤的食管下段管壁节段性增厚，长度约1.8 cm，最厚处约1.1 cm，与EGJ下缘接壤的胃体上段胃壁未见明显增厚，但彼此分界不清。嘱患者半坐位、连续饮水，沿EGJ长轴实时动态观察可见管壁增厚区僵硬，管腔狭窄、变形，贲门口开放受限，液体通过时较缓慢，进入胃腔有间断或停顿现象。胃周围暂未见明显增大淋巴结。肝、胰腺、脾、肾未见明显转移灶。

超声诊断：①EGJ管壁非均匀性环周性增厚并多发性浅溃疡，管腔狭窄。②食管下段管壁增厚（长度约1.8 cm）。结合临床，考虑进展期浸润溃疡型AEG（Borrmann Ⅲ型，Siewert Ⅱ型）并食管下段受侵可能性大。术前超声所获TNM分期信息：T4aN0M0。建议：临床结合其他影像学检查进一步评价。

CT诊断：AEG。

胃镜诊断：AEG可能。活检病理诊断：腺癌。

术后病理诊断：AEG侵犯食管下段（Borrmann Ⅲ型，低分化），穿透浆膜层。

—— 病例 4—8 ——

食管胃结合部浸润溃疡型腺癌（Borrmann Ⅲ型，Siewert Ⅱ型）并食管下段、胃体上段前壁受侵及多发淋巴结转移

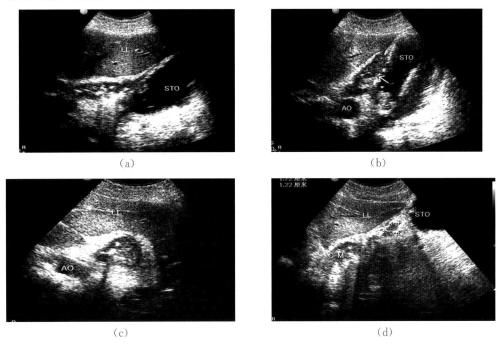

(a)　　　　　　　　　　　(b)

(c)　　　　　　　　　　　(d)

LL—肝左叶；C-M—贲门肿块；STO—胃腔；AO—腹主动脉。

患者男，56 岁，吞咽困难 3 月余。

饮水胃充盈后，仰卧位，常规腹部超声探头检查，取 EGJ 长轴纵切面(a)、斜切面(b)、短轴横切面(c)及斜切面(d)图像示：(a～c)EGJ、胃底和胃体上段、食管下段显像异常，长度约 11.7 cm（中心位于 EGJ 以上 1 cm，向上累及食管下段约 1.7 cm，向下累及胃体上段前壁及部分胃底）。EGJ 外径增大，前后径约 2.9 cm，形态失常，前后壁不对称，内腔不规则，"靶心"偏移、变形、增多，管壁非均匀性环周性增厚，以左前壁最为显著，最厚处约 1.7 cm，内部回声层次消失，以低回声为主，黏膜面高回声线断续不连，回声不均匀，高低回声相间，内见多处位置固定、形态不规则、大小不一、呈低洼状的浅凹陷（最大者为 0.7 cm×0.3 cm），凹陷底部粗糙不平，可见团絮状强回声分布，凹陷四周无明显隆起；管壁最外层（浆膜层）高回声线显示尚清晰，厚薄不均且粗糙不平，但连续性无明显中断，与周围组织或器官分界清晰。胃底壁与胃体上段前壁节段性非均匀性增厚，长度≥5 cm，最厚处约 2.5 cm，回声层次消失，以低回声为主，黏膜面高回声线粗糙不平，断续不连，浆膜层高回声线粗糙，与周围组织分界尚清楚，胃底腔略缩小。与其接壤的食管下段管壁增厚，最厚处约 1.1 cm。嘱患者半坐位、连续饮水，沿 EGJ 长轴实时动态观察可见管壁僵硬，管腔狭窄、变形，液体通过缓慢。(d)贲门下方、胃小弯周围可见数个（4 个以上）大小不一的实性结节，最大者为 1.7 cm×1.2 cm，形态不规则，边缘粗糙，边界可见，内部以低

回声为主。肝、胰腺、脾、肾未见明显转移灶。

超声诊断：①EGJ管壁非均匀性环周性增厚、僵硬并多发性小型溃疡。②胃底壁和胃体上段前壁节段性非均匀性增厚、僵硬，胃底腔略变窄。③食管下段管壁局限性增厚。④贲门下方、胃小弯周围多发淋巴结增大（4个以上）。结合临床，考虑进展期浸润溃疡型AEG（Borrmann Ⅲ型，Siewert Ⅱ型）并食管下段与胃体上段受侵及周围多发淋巴结转移可能。术前超声所获TNM分期信息：T4aN2M0。建议：临床结合其他影像学检查进一步评价。

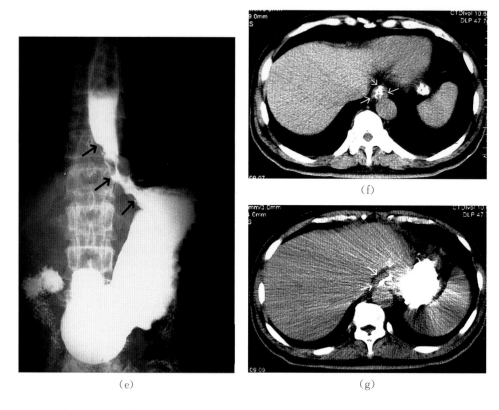

(e) (f) (g)

上消化道X线钡剂造影检查（充盈相）（e）示：EGJ及食管下段前后壁可见多处"V"形充盈缺损，周围管壁隆起呈息肉样向管腔内凸出（↗），管腔不规则性狭窄；胃底部及贲门下方胃壁形态不规则，充盈扩张不良。动态观察可见EGJ钡剂通过缓慢，部分滞留在病区上方扩张的食管腔内。

X线诊断：浸润溃疡型AEG并胃底及食管下段受侵可能。

上腹部CT检查（平扫）（f,g）示：EGJ及胃底壁不规则增厚并溃疡（箭头所指），管腔变小、狭窄呈不规则；贲门下方、胃小弯周围多发淋巴结增大。

CT诊断：浸润溃疡型胃底与食管胃结合部腺癌并贲门周围淋巴结转移可能。

胃镜诊断：浸润溃疡型AEG可能。活检病理诊断：腺癌。

病例 4—9

食管下段与食管胃结合部浸润型腺鳞癌(Borrmann Ⅳa 型,Siewert Ⅰ型)直接侵犯横膈、肝等

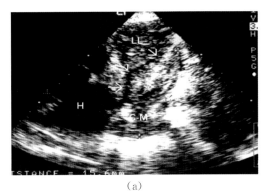

(a)

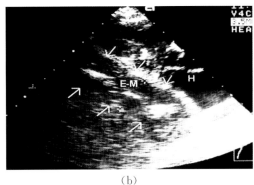

(b)

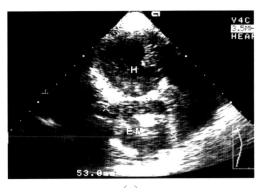

(c)

LL—肝左叶;H—心脏;
C-M—EGJ 肿块;E-M—食管肿块。

患者女,80 岁,进行性吞咽困难、消瘦、贫血 3 月余。

空腹时,仰卧位或仰卧右前斜位,扇扫探头检查,取食管胃结合部(EGJ)长轴切面(a)、食管下段长轴与短轴切面(b,c)图像示:左心房后方之食管下段与 EGJ 显示异常,长度约 13.1 cm(中心位于 EGJ 以上 5 cm,向下累及 EGJ),食管下段外径增大,最大前后径≥3.9 cm,管壁非均匀性环周性增厚,最厚处≥2 cm,以低回声为主,黏膜面高回声线粗细不均、断续不连,管壁外缘粗糙不平,断续不连。EGJ 外径增大,前后径为 3.3 cm,形态失常,前后壁不对称,管腔不规则,"靶心"偏移、变形、增多,管壁非均匀性环周性增厚,最厚处约 1.7 cm,内部回声层次消失,以低回声为主,黏膜面高回声线断续不连,回声不均匀,管壁最外层(浆膜层)高回声线显示模糊,大范围中断呈低回声,边界不清,侵入周围组织与器官(包括肝左叶包膜、膈肌等)并呈相融状态,与其接壤的胃底及胃体壁显示不清。嘱患者半坐位、连续饮水,沿食管下段及 EGJ 长轴实时动态观察可见管壁僵硬,管腔狭窄、变形。

超声诊断:①食管下段及 EGJ 管壁非均匀性环周性增厚、僵硬,管腔狭窄。②肝左叶包膜、膈肌等浸润并与 EGJ 融为一体。结合临床,考虑进展期浸润型 AEG(Borrmann Ⅳa 型,Siewert Ⅰ型),周围多脏器直接受侵可能。术前超声所获 TNM 分期信息:T4bN0M1。建议:临床结合其他影像学检查进一步评价。

X 线钡剂造影诊断:食管下段占位。

CT 诊断:食管下段癌侵及 EGJ、膈肌及肝。

胃镜诊断:食管下段癌可能。活检病理诊断:腺鳞癌。

病例 4—10

食管胃结合部浸润型腺癌（Borrmann Ⅳa 型，Siewert Ⅱ型）累及食管下段、胃体上段及周围腹膜

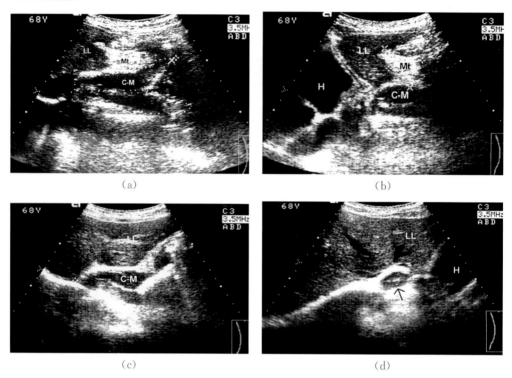

（a）　　　　　　　　　　　　　（b）

（c）　　　　　　　　　　　　　（d）

LL—肝左叶；C-M—贲门肿块；Mt—腹膜；H—心脏。

患者男，68 岁，上腹疼痛不适、厌食并吞咽困难 4 月余。

少量饮水后，仰卧位，常规腹部超声探头检查，取食管胃结合部（EGJ）长轴斜切面（a，b）、纵切面（c）与短轴横切面（d）图像示：EGJ 和胃体上段显示异常，长度约 10.3 cm（中心跨越 EGJ，上缘累及食管下段约 1.2 cm，下缘累及胃体上段约 4.1 cm）。EGJ 外径增大，前后径约 3.3 cm，形态失常，前后壁不对称，内腔不规则，"靶心"偏移、变形、增多，管壁非均匀性环周性增厚，以前壁最为显著，最厚处约 2.0 cm，内部回声层次消失，以低回声为主，黏膜面高回声线断续不连，回声不均匀，管壁最外层（浆膜层）高回声线显示尚清晰，厚薄不均且粗糙不平，连续性无明显中断，与周围分界清晰。胃体上段前壁节段性非均匀性增厚，最厚处约 1.7 cm，回声层次消失，以低回声为主，黏膜面高回声线粗糙不平、断续不连，浆膜层高回声线粗糙、局部连续性中断，其周围腹膜及脂肪组织增厚，呈不均匀性团絮状高回声，彼此间分界尚清。与其接壤的食管下段管壁增厚并以低回声为主，最厚处约 0.9 cm。嘱患者半坐位、连续饮水，实时动态观察可见 EGJ 管腔狭窄、变形，液体通过时较缓慢。有关淋巴引流区未见明显增大淋巴结。肝、胰腺、脾、肾未见明显转移灶。

　　超声诊断:①EGJ 管壁非均匀性环周性增厚、僵硬。②胃体上段前壁节段性增厚、僵硬。③食管下段管壁局限性增厚(长度约 1.2 cm)。④胃体周围腹膜及脂肪组织增厚。结合临床,考虑进展期浸润型 AEG(Borrmann Ⅳa 型,Siewert Ⅱ型),食管下段、胃体上段及周围腹膜受侵可能。术前超声所获 TNM 分期信息:T4bN0M1。建议:临床结合其他影像学检查进一步评价。

　　CT 诊断:浸润型 AEG 可能。

　　胃镜诊断:浸润型 AEG 可能。活检病理诊断:腺癌。

第 5 章
进展期 AEG Siewert 分型的判断

一、临床对 AEG Siewert 分型的重要性

鉴于 AEG 起源的多样性,从临床治疗角度分析,按组织学来源对 AEG 进行分型,即明确区分肿瘤是原发于食管还是原发于 EGJ 或胃近侧部十分必要,因为与原发于 EGJ 的 AEG 相比,继发于食管远端或继发于胃近侧或远侧的 AEG 长期预后差。若术前能够明确肿瘤的原发部位,可帮助临床评价手术切除的范围并判断预后[42]。因此,在术前按照《食管胃结合部腺癌外科治疗中国专家共识(2018 版)》的意见对 AEG 进行 Siewert 分型十分必要。Huang 等[43]研究表明,AEG Siewert 分型对于手术方式的选择和病灶的切除范围影响很大:Siewert Ⅰ型 AEG 生物学行为与食管癌类似,主要采用经胸手术并清扫胸腔淋巴结,Siewert Ⅲ型 AEG 主要采用经腹手术切除肿瘤并清扫腹腔的淋巴结,而 Siewert Ⅱ型 AEG 则需要根据患者术前具体情况决定手术方式及淋巴结清扫范围。

二、AEG 的起源与 Siewert 分型的关系

目前研究表明,AEG 的起源主要包括以下 3 种情况。

(1)原发于食管胃结合部(EGJ)黏膜上皮的腺癌,大致对应 Siewert Ⅱ型,相当于既往所指的狭义的贲门癌(真正意义上的贲门癌)。该型在临床上最多见。

(2)原发于食管远端的 Barrett 腺癌,或食管中下段鳞状上皮癌侵及黏膜和黏膜下层之后、从黏膜下淋巴管道沿食管的纵轴向下扩展、蔓延至 EGJ 甚至胃底或胃体造成的继发性 AEG,大致对应 Siewert Ⅰ型,属于既往临床诊断的广义的贲门癌,相关称谓包括食管-贲门癌、食管-贲门-胃底/胃体癌等。该型在我国较少见。

(3)原发于胃底或胃体部的腺癌向上直接浸润贲门所致的继发性 AEG,大致对应 Siewert Ⅲ型,属于既往临床诊断的广义的贲门癌,相关称谓包括胃底-贲门癌、胃体-贲门癌或胃体/胃底-贲门-食管癌等。该型在我国较多见。

近年,我国关于 AEG Siewert 分型的报道中,以 Siewert Ⅱ型、Ⅲ型多见,Ⅰ型较少见。白纪刚等[17]报道的 203 例中,Siewert Ⅰ型、Ⅱ型、Ⅲ型各占 14.3%、39.4%、46.3%。杨宏等[18]报道的 471 例中,Siewert Ⅰ型、Ⅱ型、Ⅲ型各占 4.7%、50.3%、

45.0％,其中Ⅲ型较Ⅱ型更容易出现胃壁深层浸润和胃周淋巴结转移,故Ⅲ型比Ⅱ型具有更晚的 TNM 分期。杨琳等[3]报道的 319 例中,Siewert Ⅰ型、Ⅱ型、Ⅲ型各占2.2％、67.4％、30.4％。丁柏成等[13]报道的 65 例中,Siewert Ⅰ型、Ⅱ型、Ⅲ型各占21.6％、53.8％、24.6％。由于 Siewert Ⅰ型肿瘤更靠近胸腔,所处位置较高,经腹超声检查时难免存在一定困难。但该型在我国数量较少,我国以 SiewertⅡ型、Ⅲ型居多,所以采用经腹超声诊断 AEG 具有可行性。在西方国家,Siewert Ⅰ型占主要地位[17]。

三、应用超声声像图确定 EGJ 位置

AEG 的 Siewert 分型是在首先明确 EGJ 受累的基础上,单纯按照肿瘤中心的解剖位置与 EGJ 的距离加以确定的。当肿瘤中心位于 EGJ 以上 1～5 cm 并向下累及EGJ 时,定为 Siewert Ⅰ型;当肿瘤中心位于 EGJ 以上 1 cm 至 EGJ 以下 2 cm 并累及EGJ 时,定为 Siewert Ⅱ型;当肿瘤中心位于 EGJ 以下 2～5 cm 并向上生长累及 EGJ时,定为 Siewert Ⅲ型。由此可见,超声声像图对 AEG 的 Siewert 分型判断必须建立在能够准确辨识 EGJ 位置的基础上。因此,如何辨识 EGJ 的位置成为最为关键的一环。

很长一段时间内,学术界对 EGJ 没有形成公认的、统一的定义,因为判断标准不一致。其中,食管黏膜的鳞状上皮与胃黏膜的柱状上皮形成的齿状线(Z 线)常被视为食管下段与胃贲门的交界线,但 Z 线客观上不能被切面超声、CT 或 MRI 检查显示。《食管胃结合部腺癌外科治疗中国专家共识(2018 年版)》将 EGJ 的分界定义为"管状食管与囊状胃之间结合处所在虚拟解剖交界线",而且明确该线处于贲门的上界(纵向胃黏膜皱襞的近端)、腹膜反折、食管下括约肌的下缘,但实际上此线并无特别的解剖结构作为标志。对于部分正常人群,超声检查时可以显示纵向胃黏膜皱襞的近端并以此作为 EGJ 的交界线。但是,临床就诊的 AEG 患者大多数处于进展期,除少数隆起型和局限溃疡型肿瘤外,其他几型肿瘤累及范围往往较大,EGJ 的纵向胃黏膜皱襞结构被破坏,凭借超声声像图已很难识别该皱襞近端所在的位置,因此食管下段与胃的分界面不易准确地界定[5]。如何利用切面超声判断 EGJ 这一虚拟的解剖交界线是值得探讨的问题。

Natsugoe 等[44]研究认为确定 EGJ 可用以下 4 种方法。

(1)胃贲门起始处管壁较食管壁厚,二者移行处即为分界面。

(2)在胃腔充盈状态下,食管下段左侧缘与胃底内侧壁向腔内突入形成的尖峰状皱襞(贲门切迹,即 His 角),可以作为食管下段与胃贲门的分界面。

(3)右膈脚位于腹主动脉前方,超声声像图显示为纺锤形(图 3－5),该结构距离食管裂孔 1～2 cm,其上缘平面对应于食管下段与胃贲门的分界面,中间区前方即为贲门口所在区。

（4）心脏—肝左叶接触线，此线距离下方的胃贲门与食管的分界面约 1～2 cm。

据 Natsugoe 等[44]报道，综合运用 4 种方法，判断 EGJ 的敏感性为 94%，特异性为 92%，准确率为 94%，在长度上可能存在 1 cm 的误差。

朱尚勇等[33]研究指出：食管腹段的上、下端分别以食管裂孔和贲门为界。食管与膈肌弧形强回声相交之处即为食管裂孔水平，该处食管内径最为狭小，管腔强回声也很细小，此乃食管裂孔的肌性张力对食管的钳夹作用所致。贲门则是食管腹段与胃相连的门户，其与食管腹段的分界可借助贲门切迹来确定。在声像图上，食管管腔从闭合状态向下而突然转为扩张之处可视为贲门。正常人 EGJ 的管壁较胃体壁稍厚。

笔者认为，在有关切面超声对 EGJ 的判断方法中，贲门切迹的显示率更高，而且容易辨认，以此作为解剖标志用于判别 Siewert 类型的方法较好。饮水致胃腔充盈后，取 EGJ 长轴切面，通常可显示此结构。

四、应用超声声像图确定 AEG 肿瘤中心

对 AEG 进行准确的 Siewert 分型，不仅要明确受累的位置，而且要判断肿瘤中心所在，然后对照《食管胃结合部腺癌外科治疗中国专家共识（2018 年版）》拟定的肿瘤中心与 EGJ 的距离确定相应的类型。

胃肠道的恶性肿瘤在发生直接浸润和蔓延时往往遵循一定的规律，通常是以原发肿瘤为中心向周围由重到轻、由里（黏膜下层或肌层）及表（黏膜层或浆膜层）呈渐进性发展。原发肿瘤区即是病灶的中心区，此区的病理改变及对组织结构的破坏程度往往比周围浸润区更严重。这一普遍规律同样可应用于对 AEG 生物学特性的判断。由于 EGJ 解剖结构较特殊，发生于该区的一些细胞分化程度较低的 AEG 可能呈不均匀浸润，甚至出现继发浸润的范围（长度）超过原发病区的现象，但其固有的生物学特性不会变，即中心区组织结构破坏往往更严重，管壁增厚程度比周围更明显，而且结构层次更加难以辨认。此征象是判断此类肿瘤中心的重要线索。

对于范围较局限的 AEG（临床上主要见于局限肿块型与局限溃疡型 AEG），超声声像图较容易确定肿瘤中心的位置。对于范围较大或浸润较为广泛的 AEG（临床上主要见于浸润溃疡型与浸润型 AEG），超声声像图对肿瘤中心的判断需要考虑以下情况存在的可能：

（1）肿瘤仅累及 EGJ，中心即位于 EGJ。

（2）肿瘤累及 EGJ 和食管下段，中心多数位于 EGJ，少数位于食管下段。

（3）肿瘤累及 EGJ、胃底、胃体上段，中心位于 EGJ 或胃部，二者概率相当。

（4）肿瘤累及 EGJ、食管下段、胃底或（和）胃体上段等 3 个或 3 个以上区域，中心多数位于胃部，少数位于 EGJ。

一般情况下，对于食管下段肿瘤向下直接浸润 EGJ 导致的 AEG，可以推测肿瘤中心（最严重区域）位于食管下段，并据此测量肿瘤中心与 EGJ 的距离；原发性 AEG

的肿瘤中心多数跨越 EGJ,相对容易辨认;由胃底或(和)胃体癌向上直接浸润造成的 AEG,肿瘤中心多数位于胃底或(和)胃体壁。

五、应用超声声像图判定 AEG Siewert 分型

1.局限肿块型 AEG (Borrmann Ⅰ型)

局限肿块型 AEG 通常起源于贲门切迹水平或稍下方平面,肿块全部或大部分突向胃腔,多数范围局限,与周围正常胃壁分界清楚。饮水致胃腔良好充盈后,取 EGJ 长轴切面观察,显示 EGJ 管壁增厚。若肿瘤基部的中心在膈肌水平之下(贲门切迹平面上方 1 cm 至下方 2 cm),则诊断为 Siewert Ⅱ型;若肿瘤基部的中心在膈肌水平之下(贲门切迹平面下方 2~5 cm),则诊断为 Siewert Ⅲ型。

2.局限溃疡型 AEG (Borrmann Ⅱ型)

局限溃疡型 AEG 多数位于 EGJ 的下方且靠近小弯侧前壁,其他区域少见。通常情况下,溃疡位于病灶的中心区,溃疡的中心区即为肿瘤的中心。由于病灶范围局限,与周围正常胃壁分界清楚,因此容易进行 Siewert 分型。饮水致胃腔良好充盈后,取 EGJ 长轴切面观察,显示 EGJ 管壁增厚。若溃疡中心在膈肌水平之下(贲门切迹平面上方 1 cm 至下方 2 cm),则诊断为 Siewert Ⅱ型;若溃疡中心在膈肌水平之下(贲门切迹平面下方 2~5 cm),则诊断为 Siewert Ⅲ型。

3.浸润溃疡型 AEG (Borrmann Ⅲ型)

浸润溃疡型 AEG 可能由局限溃疡型发展而来,溃疡的中心区亦可视为肿瘤的中心,对其 Siewert 类型的判断方法基本与局限溃疡型(Borrmann Ⅱ型)一致。

4.浸润型 AEG (Borrmann Ⅳ型)

若病变累及 EGJ,不论范围大小,均将超声声像图改变最严重的区域(管壁最厚区或横向浸润最明显的区域)视为肿瘤的中心。饮水致胃腔良好充盈后,取 EGJ 长轴切面观察:若最严重区位于贲门切迹平面以上 1 cm 至平面以下 2 cm 范围内,则诊断为 Siewert Ⅱ型;若最严重区位于贲门切迹平面以下 2~5 cm 范围内,则诊断为 Siewert Ⅲ型;若最严重区位于贲门切迹平面以上 1~5 cm 范围内,则诊断为 Siewert Ⅰ型。

AEG 的 Siewert 分型主要在于明确病变的大体起源部位,Borrmann 分型主要在于明确病变的大体病理形态。临床研究表明,AEG 的 Siewert 类型与 Borrmann 类型之间存在一定的关系:在 Siewert Ⅲ型中,以 Borrmann Ⅲ型和Ⅳ型多见。杨宏等[18]研究的 471 例 AEG 中,早期癌 28 例,进展期癌 443 例。其中,Borrmann Ⅰ型、Ⅱ型、Ⅲ型和Ⅳ型分别为 45 例(9.6%)、38 例(8.1%)、341 例(72.4%)和 19 例(4.0%)。与 Siewert Ⅱ型相比,Siewert Ⅲ型中 Borrmann Ⅲ型和Ⅳ型所占比例较高;Siewert Ⅲ型中 Borrmann Ⅲ型和Ⅳ型分别为 80.7% 和 8.0%,Siewert Ⅱ型中

BorrmannⅢ型和Ⅳ型分别为 63.7% 和 0.8%。Siewert Ⅱ 型 AEG 中早期癌所占的比例相对较高(11.0%)。该研究同时表明，Siewert 类型与 TNM 分期也存在一定关系：在 Siewert Ⅲ 型 AEG 患者中，Ⅲ 期和Ⅳ 期患者占 76.8%；而 Siewert Ⅱ 型 AEG 患者中，Ⅲ 期和Ⅳ 期患者占 51.5%；前组患者较后组具有更晚的 TNM 分期。此外，Siewert Ⅲ 型 AEG 的肿瘤浸润深度也较 Siewert Ⅱ 型深，前者 T3 期和 T4 期病例占 82.5%，而后者仅占 62.2%。

第 6 章
进展期 AEG 扩散与转移的判断

由于症状不显著,AEG 早期检出率很低,通常在 20% 以下。临床就诊的大多数患者处于进展期阶段,这也是经腹超声检查诊断率较高的原因。

AEG 发展至进展期时侵袭性极强,切除标本多数已侵及深肌层乃至浆膜下,所以预后差[45]。杨琳等[3]报道的 319 例 AEG 患者中,肿瘤浸润深度处于 T2 期(侵及肌层)者仅占 5.6%,而 T3 期(侵及浆膜)和 T4 期(侵及浆膜外)分别占 90.3% 和 4.1%。杨宏等[18]报道的 471 例 AEG 患者中,按照 AJCC/UICC 第 6 版胃癌 TNM 分期系统的标准判断,0 期 4 例(0.8%),Ⅰ期 70 例(14.9%),Ⅱ期 97 例(20.6%),Ⅲ期 244 例(51.8%),Ⅳ期 56 例(11.9%)。

由于 EGJ 所处解剖位置较特殊,与胃体及胃窦相比,不仅外径较为细窄,而且位置固定,且其周围区域组织结构及毗邻脏器较多,因此进展期 AEG 侵犯邻近结构的可能性更高。EGJ 上方贴邻膈肌,下方与胰腺关系密切,右侧毗邻肝,左侧邻近脾,后方贴于膈脚及腹主动脉前壁。这些脏器往往成为被直接侵犯的对象。癌肿广泛时,还可通过横结肠系膜侵犯前下方的结肠、小肠以及腹膜后的多个脏器。有报道指出,邻近的腹腔干及其分支血管、下腔静脉、肠系膜动静脉等也可成为被侵犯的对象[46]。

进展期 AEG(常见于 T3 期和 T4 期肿瘤)的扩散、转移具有自身的一些特点,以淋巴结转移(50% 以上)和侵犯食管(约 50.8%)、胃底或胃小弯(约 38.2%)、肝(约 25.4%)、大网膜(约 23.7%)及腹主动脉前壁(约 20.58%)为主[22,47],其扩散与转移的途径主要有 4 种。

一、直接侵犯

AEG 的重要特点之一是癌细胞突破固有膜后,沿贲门壁向纵深蔓延,待穿破黏膜肌层,癌组织可能在黏膜下层广泛浸润,向下很容易波及胃底和胃体上段,向上常直接浸润食管下段[47]。癌组织浸润胃壁全层并穿透浆膜后,即可与邻近组织粘连并直接侵及相邻器官,如膈肌裂孔、肝左叶、肝胃韧带、胰体尾部、脾门、腹主动脉前壁和其他腹膜后组织。此类侵犯多发生于晚期,有时不能与食管癌侵及 EGJ 区分。

1.癌肿浸润胃底或(和)胃体上段的诊断

当癌肿浸润胃底或(和)胃体上段时,可见受波及区胃壁非均匀性渐进性增厚呈低回声,边界不清。愈靠近 EGJ,增厚程度愈重。近 EGJ 区域回声层次消失,黏膜层高回声线粗糙不平,浆膜层高回声线断续不连或部分消失(呈低回声);远离 EGJ 的区域胃壁增厚程度较轻,且以黏膜下层最为显著,部分区域回声层次可见。

2.T3 期、T4 期 Siewert Ⅲ型癌侵犯食管下段的诊断

T3 期、T4 期 Siewert Ⅲ型癌向上易侵犯食管下段,发生率较高,必须引起超声检查者的高度注意。一般认为,全胃切除及距病灶至少 5 cm 的食管外科手术在外科治疗 AEG 中是合理的。全胃切除时,食管下拉极限是 7 cm。如果肿瘤向上侵犯食管超过 5 cm,必须采取联合胸腹手术。因此,术前准确判断肿瘤侵犯食管长度有重要意义,可帮助外科医生制订治疗方案。有研究表明,经腹超声在 AEG 侵犯食管的诊断中有着重要价值,对外科医生定位吻合口的高度有很大帮助[37,48]。张敬安等[5]报道的 40 例进展期 AEG 患者中,食管下段受侵犯者 36 例(占 90％),其中经腹超声正确诊断 28 例,准确率为 77.78％。该组病例中,超声所见侵犯食管下段的长度平均为(2.29±1.12)cm,管壁厚度为(1.08±0.42)cm,与术后病理测量的结果基本一致。

经腹超声判断 AEG 向上侵犯食管的长度主要通过观察食管下段的形态、管壁的厚度及黏膜变化情况等加以确定。当 AEG 浸润食管下段时,可见食管下段外径增大,管壁非均匀性环周性增厚呈低回声,黏膜面高回声线粗细不均、断续不连,管壁外缘粗糙不平,其与 EGJ 病变分界不清,饮水时动态观察可见管壁僵硬或蠕动消失,管腔狭窄。张晓鹏[41]认为,CT 显示食管壁不规则增厚(厚度＞0.5 cm)时,应考虑食管受侵。由于受超声检查声窗的限制,食管下段的显示范围有限,而且观察效果多数不如 CT 清晰,有时甚至难以显示,此时可建议结合 CT 进一步检查。

3.AEG 侵犯周围毗邻器官的诊断

当肿瘤向壁外浸润、粘连并侵及膈肌裂孔或(和)肝左叶时,可见肿瘤周边组织不规则性增厚,多数呈低回声,与肿瘤主体分界不清,常同时可见 EGJ、食管下段、膈肌、肝左叶、胃底或(和)胃体上段等多个器官形态与回声失常,多表现为高低回声相间,部分脏器浆膜层高回声线断续不连、境界不清甚至融为一体。在临床实践中,以肝左叶受侵最多见,典型表现为 EGJ 前壁最外层显示模糊,局部中断呈低回声,侵入周围肝组织呈相融状态,相邻之肝左叶包膜高回声线缺失,局部肝实质内显示宽扁的斑片状或团块状低回声结构,长度可达 4.0 cm,形态不规则,边界欠清,与 EGJ 病变融为一体,见病例 6-1。饮水时动态观察可见食管下段及 EGJ 管壁僵硬、管腔狭窄,贲门开放受限。

4.AEG 侵犯脾门或(和)胰腺组织的诊断

当 AEG 侵犯脾门或(和)胰腺组织时,可见 EGJ 形态失常,管壁明显增厚,胃底及胃体壁局限性或广泛性非均匀性增厚,有时与 EGJ 管壁融合成团块状,回声减低且不均匀,浆膜层高回声线显示不清,胃体壁与脾门或(和)胰腺融为一体,呈团块状低回声,境界不清,胰腺周围血管结构显示不清,见病例6-2。资料表明,AEG侵犯胰腺和脾的概率不是很大,且有时肉眼也难以作出准确的判断[49]。Qin等[50]报告的439例胃癌手术中,约有5.7%侵犯胰腺,2.3%直接侵犯脾;22例脾胰联合切除的标本中,18.2%侵犯胰腺被膜,9.1%侵犯浅表实质,而且无胰、脾内淋巴结转移。

5.AEG侵犯腹主动脉前壁的诊断

因EGJ后壁与腹主动脉前壁紧贴,T4期AEG发生明显的周围侵犯时,可能累及主动脉前壁,声像图表现为腹主动脉前壁不光滑、粗糙不平,壁结构不规则或显示模糊[51],但此征象易被超声检查者忽略。

邵波等[38]研究认为,超声观察浆膜层是否平滑完整可作为判断肿瘤是否侵犯或突破浆膜层的标志。高敏等[52]研究显示,当EGJ管壁厚度超过2 cm时,侵犯浆膜的概率为86.67%,明显高于管壁厚度小于2 cm者。刘廷洲等[39]报道的78例AEG中,10例浆膜外受侵(占12.82%),8例胃裸区受侵(占10.26%),3例膈肌受侵(占3.85%),2例肝左叶受侵(占2.56%),1例降主动脉受侵(占1.28%)。

二、淋巴结转移

EGJ的肌层、黏膜下层和浆膜下层有丰富的淋巴网,互相自由交通,且可与食管的淋巴管交通。淋巴引流:沿食管壁向上到纵隔,向右侧引流至胃小弯,经过食管贲门支和胃左动脉网再到腹腔动脉组淋巴结,左侧从后壁经大弯到腹膜后淋巴结。因此,AEG的淋巴结转移途径有2种:一种是向胸腔上行转移,另一种是向腹部下行转移。当癌组织侵入黏膜下层时,可在黏膜下沿淋巴网扩散。浸润越深,发生淋巴结转移的概率越大。

EGJ淋巴结转移的重点在腹腔,多循淋巴引流顺序由近及远、由浅及深发展,一般是先转移到肿瘤邻近的区域淋巴结(包括贲门旁、食管下段周围之后下纵隔区、胃大小弯、幽门上下及脾门等处的第一站淋巴结),之后发生深组淋巴结转移(包括脾动脉、肝总动脉、胃左动脉及胰十二指肠后的第二站淋巴结),晚期可转移至第三站(腹腔动脉旁、肝门、肠系膜主动脉旁、结肠中动脉周围)甚至更远处(纵隔和锁骨上)淋巴结[53]。

淋巴结分组

日本学者按淋巴结的解剖部位将其分为16组[45]:①贲门右淋巴结;②贲门左淋巴结;③胃小弯淋巴结;④胃大弯淋巴结;⑤幽门上淋巴结;⑥幽门下淋巴结;⑦胃左动脉淋巴结;⑧肝总动脉淋巴结;⑨腹腔动脉淋巴结;⑩脾门淋巴结;⑪脾动脉淋巴结;⑫肝十二指肠韧带淋巴结;⑬胰十二指肠淋巴结;⑭肠系膜根部淋巴结;⑮结肠中动脉淋巴结;⑯腹主动脉淋巴结。

区域淋巴结转移是 AEG 初诊最常见的转移方式。有研究发现，AEG 的淋巴结转移率为 76.3%，高于胃下部癌(67.4%)[4]。从第一站到第二站再到第三站，AEG 的淋巴结转移率、转移度总体趋势是循序发展并呈现递减趋势。李军等[54]的研究结果表明，AEG 先向腹腔淋巴结转移，晚期才向胸腔淋巴结转移。Wang 等[55]报道的全胃切除后病理结果显示第 5 组和第 6 组淋巴结转移率为 9.1%、13.6%。但是，有时也可能出现跳跃式转移(低站别先发生转移)。有文献报道，AEG 淋巴结转移第二站中第 10 组和第 11 组(脾门、脾动脉干区域)淋巴结的转移率分别为 15.5%~24% 和 12.1%~30%[40]，腹主动脉旁淋巴结的转移率为 21.7%~27.9%，纵隔淋巴结的转移率高达 27.9%[49]。全国胃癌病理协作组对 360 例胃癌患者进行尸检后发现，10.8% 的病例有第三站转移，2.3% 的病例有更远处转移。马伟等[56]研究 150 例 AEG 患者淋巴结转移的特点，发现胸腔内淋巴结转移 39 例(26.0%)，腹腔内淋巴结转移 123 例(82.0%)。其中，隆突下淋巴结转移率为 4.6%，食管下段旁为 31.7%，贲门旁为 63.6%，胃左动脉旁为 30.0%，胃小弯侧为 11.2%，腹主动脉旁为 10.3%，脾门及脾动脉旁为 1.9%。刘廷洲等[39]报道的 78 例 AEG 中，检出转移淋巴结 86 个，主要分布在胃小弯及贲门、胃左动脉、腹腔干、下段食管旁，短径为 1.0~3.5 cm，其中 39 个为 1.0~1.5 cm(45.35%)，35 个为 1.6~2.0 cm(40.70%)，12 个大于 2.0 cm(13.95%)。

AEG 发生淋巴结转移是多种因素共同作用所致，主要与患者年龄、肿瘤长径、病灶浸润深度、细胞分化程度及向上侵犯食管的长度等密切相关，与肿瘤的 Borrmann 分型及 Siewert 分型也存在一定关系。通常规律是肿瘤长径越大、分化程度越低，转移风险越高。马伟等[56]研究的 150 例中，不同情况的淋巴结转移率分别为：肿瘤侵及黏膜及肌层者占 8.41%，侵及浆膜或浆膜之外者占 91.59%；细胞高分化者占 0.93%，中分化者占 73.83%，低分化者占 25.23%；肿瘤长径小于等于 3 cm 者占 9.35%，大于 3 cm 者占 90.65%；浅表型占 0.00%，隆起型占 6.54%，溃疡型占 79.44%，浸润型占 14.02%；年龄小于等于 59 岁者占 36.45%，大于 59 岁者占 63.55%。杨宏等[18]研究的 471 例 AEG 患者中，在总淋巴结清扫数和阳性淋巴结数方面，Siewert Ⅲ型明显多于 Siewert Ⅱ型，前者清扫总淋巴结中位数和阳性淋巴结中位数分别为 18 个和 5 个，而后者分别为 17 个和 2 个；Siewert Ⅲ型淋巴结转移发生率(81.6%)显著高于 Siewert Ⅱ型(63.3%)。AEG 胰脾区淋巴结转移具有一定临床特征，Sakaguchi 等[57]发现瘤体较大(>4 cm)、病灶较深(T3 期、T4 期及有浆膜改变的 T2 期)及浸润型病灶易发生该处淋巴结转移。

AEG 淋巴结转移超声声像图表现：食管周旁、腹腔及腹膜后(包括贲门旁、胃小弯周围、肝门或脾门区、胰腺周围、肠系膜根部、腹主动脉或下腔静脉周围)、颈部(右颈气管旁三角区、左侧锁骨上窝)见单个或多个散在分布或相互融合的实性低回声结节，形态呈圆形、类圆形或不规则形，短径与长径之比(S/L)大于 0.5，边界不清或部分边界清楚、部分边界不清,边缘粗糙(病例 6-3 和病例 6-4),内部回声不均匀,淋巴门结构不清,CDFI 检测结节多可见粗细不均呈树枝样分布的丰富血流信号。当发现融合状淋巴结或淋巴结内液化且明确有原发灶存在时,即可诊断为淋巴结转移。根据转移淋巴结的大小以及是否发生融合,可将其归为 4 类(详见本书第 17 章中"区域淋巴结转移")。

虽然多数学者支持以 0.5 cm 作为淋巴结有无转移的阈值,但由于受仪器分辨率、患者体型等诸多客观因素的影响,目前超声仅能检出 0.6 cm 以上的增大淋巴结。

淋巴结转移是影响 AEG 患者预后的重要因素,常提示肿瘤复发率高和生存期短,所以应重视对 AEG 患者有无淋巴结转移的诊断。

三、血行转移

进展期 AEG 可发生血行转移,主要通过门静脉到肝,然后经腔静脉到周身循环,腹部最常见转移器官是肝、胰腺,偶有转移至肾上腺、子宫者。对于转移性肝癌,如能早期发现,且仅限于肝一叶,在原发灶已切或可切的情况下,对其采用介入或手术治疗仍可能取得较好效果。

AEG 肝转移超声声像图表现:具有胃肠道肿瘤肝转移的一般性特征,很少与肝硬化并存,也不侵犯门脉或形成癌栓,通常不超越肝向邻近组织浸润生长,肝的大小、形态正常或肝增大、形态失常并局限性隆起,肝实质内可见单结节性(10%,一般位于右叶区)或多发、散在分布、大小不一的多结节性(85% 以上)或弥漫性小结节状(约3.5%)病灶,形态呈圆形或不规则形,边界清晰,多数显示为高回声型(50% 以上,见病例 6-5),少数显示为低回声型或混合性回声型,典型者呈靶环征,即高回声外周有较宽的低至无回声围绕,中心区合并有小范围无回声区(肿瘤组织坏死、液化所致)。

四、种植转移

当 AEG 侵及浆膜层后,癌细胞可脱落,发生腹膜、网膜和肠系膜的种植转移,形成多个转移的肿瘤结节,多见于晚期癌,可有浆液性和血性腹水。对所有女性 AEG 患者,必须排除卵巢转移的可能性。当 AEG 转移至卵巢时,可形成 Krukenberg 瘤(详见本书第 17 章中"腹膜种植转移"),临床上可能以卵巢肿瘤为首发表现,甚至出现胃壁肿瘤较小,无明显症状而发生盆腔转移的情况。笔者曾遇见 4 例患者,平均年龄 43 岁,最小年龄 18 岁(见病例 6-6),其中 2 例临床首诊为"盆腔肿物",经腹超声检查时发现系 AEG 转移至卵巢所致。

AEG 种植转移超声声像图表现:详见本书第 17 章中"腹膜种植转移"。

✛ 典型病例

—— 病例 6－1 ——

食管胃结合部浸润溃疡型腺癌（Borrmann Ⅲ型，Siewert Ⅱ型）直接侵犯肝左叶包膜及实质

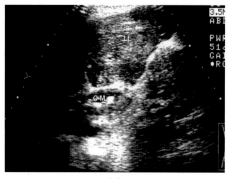

(a)

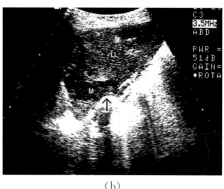

(b)

LL—肝左叶；M—肿块；
C-M—EGJ肿块。

患者男，50岁，吞咽困难、消瘦、乏力、胸骨后疼痛3月余。

空腹时，仰卧位，常规腹部超声探头检查，取食管胃结合部（EGJ）长轴纵切面(a)与斜切面(b)图像示：EGJ显像失常，外径增大，前后径约2.5 cm，失去正常"喇叭口"形态，前后壁不对称，贲门内腔（靶形结构）不规则，"靶心"偏移、变形、增多，整个EGJ管壁非均匀性环周性增厚，长度约5.1 cm（肿瘤中心跨越EGJ），最厚处约1.4 cm，内部回声层次消失，以低回声为主，黏膜皱襞粗厚不均、高低不平且断续不连，回声不均匀，高、低回声相间，内见多处位置固定、形态不规则、大小不一、呈低洼状的凹陷（最大者为0.7 cm×0.6 cm），凹陷底部粗糙不平，可见团絮状强回声分布，凹陷四周无明显隆起，斜切面(b)可见局部管壁浆膜层中断呈低回声，侵入周围肝组织呈相融状态，相邻之肝左叶包膜高回声线缺失，局部肝实质呈团块状低回声结构(↑)，大小为4.0 cm×1.7 cm，形态不规则，边界欠清，与EGJ病变融为一体。食管下段管壁增厚，长度约1.3 cm，最厚处约1.0 cm；胃体上段胃壁未见明显增厚。嘱患者半坐位、连续饮水，沿EGJ长轴实时动态观察可见病区管腔狭窄、变形，贲门口开放受限，液体通过缓慢。胃周围暂未见明显增大淋巴结。胰腺、脾、肾未见明显转移灶。

超声诊断：①EGJ管壁非均匀性环周性增厚并多发性溃疡，管腔狭窄。②食管下段管壁增厚（长度约1.3 cm）。③EGJ局部浆膜层连续性中断且侵入毗邻肝组织。结合临床，考虑进展期浸润溃疡型AEG（Borrmann Ⅲ型，Siewert Ⅱ型），食管下段及肝左叶受侵可能性大。术前超声所获TNM分期信息：T4bN0M1。建议：临床结合其他影像学检查进一步评价。

CT诊断：进展期AEG侵及肝。

胃镜诊断：浸润型AEG可能。活检病理诊断：腺癌。

—— 病例 6-2 ——

晚期胃底、胃体与食管胃结合部腺癌（Borrmann Ⅳb型，Siewert Ⅲ型）直接侵及胰腺、淋巴结转移并少量腹水

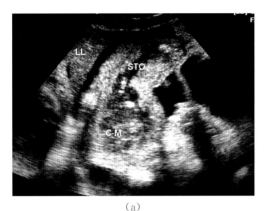

(a)

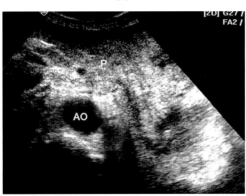

(b)

LL—肝左叶；C-M—EGJ肿块；STO—胃腔；
P—胰腺；AO—腹主动脉。

患者男性，87岁，上腹部疼痛、消瘦5月余，进行性吞咽困难、贫血、呕吐1月。

少量饮水后，仰卧位，常规腹部超声探头检查，取胃底及胃体中上部长轴切面(a)与胰腺水平横切面(b)图像示：(a)少量腹水，主要沿上腹腔间隙分布，深度为1.4～3.0 cm。食管胃结合部（EGJ）、胃底和胃体上段显示异常，病变范围≥13.5 cm（肿瘤中心位于EGJ以下5 cm），整个胃底与胃体中上段大、小弯侧胃壁弥漫性非均匀性增厚，最厚处位于胃底部，局部呈不规则性团块状改变，厚度为5.1 cm，回声层次消失，以中低回声为主，黏膜面高回声线粗糙不平，大部分区域模糊不清；胃底部浆膜层高回声线消失，与周围组织或器官无明显分界，部分侵入胰腺组织并呈相融状态；胃体中上段浆膜层高回声线粗糙，其因腹水衬托显示与周围组织分界清楚；胃底腔及胃体腔明显缩小、狭窄。贲门外径增大，与胃底部肿块融为一体，难以清晰辨别管壁及管腔结构。嘱患者半坐位，连续饮水，沿EGJ长轴实时动态观察可见管腔严重狭窄、变形，贲门口难以开放，液体通过时有较长时间停顿现象。(b)整个胰腺及其周围血管结构显示模糊，大部分胰体尾组织与上方胃部病变融为一体，显示为边界不清晰、形态不规则的大型实性中等回声团块，胰体后脾静脉受压变细，管腔显示不清。肝门及幽门部可见数个（3～6个）大小不一的实性结节，最大者为1.7 cm×1.4 cm，多数形态不规则，边界清楚，边缘粗糙，内部呈均匀性低回声。肝、脾、肾未见明显转移灶。

超声诊断：①胃底及胃体中上段胃壁增厚并胃腔狭窄。②EGJ管壁弥漫性增厚、僵硬。③胰腺增大且与胃底部病变融为一体，周围解剖结构显示模糊。④肝门及幽门部多发淋巴结增大（3～6个）。⑤上腹腔少量腹水。结合临床，考虑晚期胃底、胃体与食管胃结合部腺癌（Borrmann Ⅳb型，Siewert Ⅲ型）直接侵及胰腺并多发淋巴结转移可能。术前超声所获TNM分期信息：T4bN0M1。建议：临床结合其他影像学检查进一步评价。

CT诊断：与上述超声诊断一致。

—— 病例 6—3 ——

食管胃结合部浸润溃疡型腺癌（Borrmann Ⅲ型，Siewert Ⅱ型）并淋巴结转移

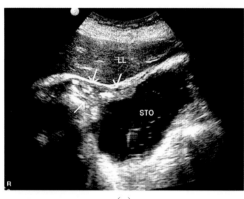

（a）

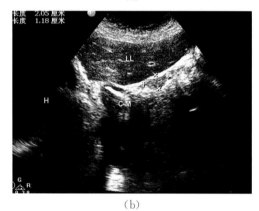

（b）

LL—肝左叶；STO—胃腔；C-M—EGJ 肿块；

H—心脏。

患者女，70 岁，吞咽困难 4 月余。

饮水胃充盈后，仰卧位，常规腹部超声探头检查，取食管胃结合部（EGJ）纵切面（a）与斜切面（b）图像示：EGJ 显像失常，外径增大，前后径约 2.3 cm，失去正常"喇叭口"形态，前后壁不对称，贲门内腔（靶形结构）不规则，"靶心"偏移、变形、增多，整个 EGJ 管壁非均匀性环周性增厚，长度约 5.5 cm（肿瘤中心跨越 EGJ，上缘累及食管下段），最厚处约 1.4 cm，内部回声层次消失，以低回声为主，黏膜皱襞粗厚不均、高低不平且断续不连，回声不均匀，高低回声相间，内见多处位置固定、形态不规则、大小不一、呈低洼状的浅凹陷（最大者为 1.1 cm×0.5 cm），凹陷底部粗糙不平，内见宽窄不一的片絮状高回声分布，凹陷四周无明显隆起；前壁浆膜层高回声线厚薄不均、粗糙不平，但连续性尚好，与周围组织或器官分界清晰；后壁浆膜层高回声线局部不连。其与 EGJ 上缘接壤的食管下段管壁节段性增厚，长度约 1.8 cm，最厚处约 1.1 cm；与 EGJ 下缘接壤的胃体上段胃壁未见明显增厚，但彼此分界不清。嘱患者半坐位、连续饮水，沿 EGJ 长轴实时动态观察可见 EGJ 管壁僵硬，管腔狭窄、变形，贲门口开放受限，液体通过缓慢。贲门下方之胃小弯周围可见数个（3～6 个）大小不一的实性结节，最大者为 2.1 cm×1.2 cm，形态不规则，边界粗糙，内呈低回声。肝、胰腺、脾、肾未见明显转移灶。盆腔未见囊实性占位。

超声诊断：①EGJ 管壁非均匀性环周性增厚并多发性浅溃疡，管腔狭窄。②胃小弯周围多个淋巴结增大。结合临床，考虑进展期浸润溃疡型 AEG（Borrmann Ⅲ型，Siewert Ⅱ型）并淋巴结转移可能性大。术前超声所获 TNM 分期信息：T4aN2M0。建议：临床结合其他影像学检查进一步评价。

CT 诊断：AEG 并胃小弯侧淋巴结转移可能。

胃镜诊断：AEG 可能。活检病理诊断：腺癌。

术后病理诊断：AEG（Borrmann Ⅲ型，低分化，穿透浆膜层）；胃周 3 个淋巴结转移。

—— 病例 6—4 ——

食管胃结合部浸润溃疡型腺癌(Borrmann Ⅲ型,Siewert Ⅱ型)并淋巴结转移

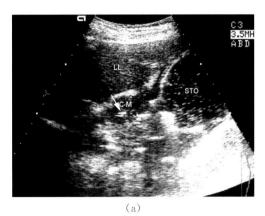

(a)

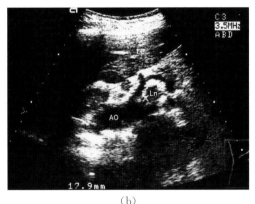

(b)

LL—肝左叶;C-M—EGJ 肿块;STO—胃腔;
AO—腹主动脉;Ln—淋巴结。

患者女,61 岁,胸骨后疼痛、吞咽困难 1 月余。

饮水胃充盈后,仰卧位,常规腹部超声探头检查,取食管胃结合部(EGJ)纵切面(a)及上腹部(腹腔动脉平面)纵切面(b)图像示:(a)EGJ 显像失常,外径增大,前后径约 2.6 cm,失去正常"喇叭口"形态,前后壁不对称,贲门内腔(靶形结构)不规则,"靶心"偏移、变形、增多,整个 EGJ 管壁非均匀性环周性增厚,长度约 7.0 cm(肿瘤中心位于 EGJ 以上 1 cm,上缘累及食管下段),最厚处约 1.8 cm,内部回声层次消失,以低回声为主,黏膜皱襞粗厚不均、高低不平且断续不连,回声不均匀,高低回声相间,内见一处位置固定、形态不规则的凹陷(大小为 0.9 cm×0.5 cm),底部粗糙不平,内见团絮状高回声分布,凹陷无明显隆起;前壁浆膜层高回声线厚薄不均、粗糙不平,局部中断呈低回声,周围腹膜稍增厚,高、低回声相间,局部与肝包膜分界不清;后壁浆膜层高回声线厚薄不均、粗糙不平,但未见明显中断。与其接壤的胃体上段前壁轻微渐进性增厚(长度约 1.5 cm)。嘱患者半坐位、连续饮水,沿 EGJ 长轴实时动态观察可见 EGJ 管壁僵硬,管腔狭窄、变形,贲门口开放受限,液体通过缓慢。(b)腹腔动脉及其分支周围可见数个(3～6 个)大小不一的实性结节,最大者为 1.8 cm×1.7 cm,形态不规则,边界粗糙,内呈低回声。肝、胰腺、脾、肾未见明显转移灶。盆腔未见囊实性占位。

超声诊断:①EGJ 管壁非均匀性环周性增厚并多发性浅溃疡,管腔狭窄。②食管下段管壁增厚(长度为 1.5 cm)。③腹腔动脉及其分支周围多个淋巴结增大。结合临床,考虑进展期浸润溃疡型 AEG(Borrmann Ⅲ型,Siewert Ⅱ型)并食管下段受侵及腹膜后淋巴结转移可能性大。术前超声所获 TNM 分期信息:T4aN2M0。建议:临床结合其他影像学检查进一步评价。

CT 诊断:AEG 并腹腔动脉周围淋巴结转移可能。

胃镜诊断:AEG 可能。活检病理诊断:腺癌。

—— 病例 6-5 ——

食管胃结合部浸润溃疡型腺癌（Borrmann Ⅲ型，Siewert Ⅱ型）并肝转移

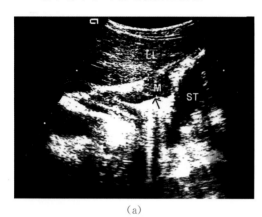

(a)

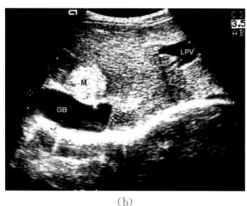

(b)

LL—肝左叶；M—肿块；ST—胃腔；GB—胆囊；
LPV—门静脉左支矢状部。

患者男，59 岁，上腹部疼痛不适、吞咽困难 3 月余。

饮水胃充盈后，仰卧位，常规腹部超声探头检查，取食管胃结合部（EGJ）长轴斜切面（a）及上腹部（肝）斜切面（b）图像示：（a）EGJ 显像失常，外径增大，前后径约 3.5 cm，失去正常"喇叭口"形态，前后壁不对称，贲门内腔（靶形结构）不规则，"靶心"偏移、变形、增多，整个 EGJ 管壁非均匀性环周性增厚，以前壁最为显著，长度约 7.4 cm（肿瘤中心位于 EGJ 以下 1.5 cm），最厚处约 2.3 cm，与下方区周围胃壁分界不清，内部回声层次消失，以低回声为主，中心区可见一位于胃轮廓之内的浅弧形凹陷（↑），大小为 3.3 cm×0.3 cm，凹陷底部粗糙（最深处距离浆膜层约 1.9 cm），内见带状强回声分布，凹陷四周轻微隆起呈堤坡状（堤壁角＞90°）。前壁浆膜层高回声线厚薄不均、粗糙不平，局部中断呈低回声，周围腹膜稍增厚，高、低回声相间，局部与肝包膜分界不清，后壁浆膜层高回声线厚薄不均、粗糙不平，但未见明显中断。其与 EGJ 上缘接壤的食管下段管壁节段性增厚，长度约 2 cm，最厚处约 1 cm。嘱患者半坐位、连续饮水，沿 EGJ 长轴实时动态观察可见 EGJ 管壁僵硬，管腔狭窄、变形，贲门口开放受限，液体通过缓慢，进入胃腔有间断或停顿现象。（b）肝左内叶实性高回声结节，大小为 3.3 cm×3.1 cm，边界清晰，外周围绕较宽的低回声环（声晕），边缘粗糙，同时可见胆囊异位性表现。淋巴引流区域未见明显增大淋巴结。胰腺、脾、肾未见明显转移灶。

超声诊断：①EGJ 前壁节段性增厚、僵硬并浅大溃疡。②食管下段管壁增厚（长度约 2 cm）。③肝左内叶实性占位。结合临床，考虑进展期浸润溃疡型 AEG（Borrmann Ⅲ型，Siewert Ⅱ型）并食管下段受侵及肝左叶转移可能性大。术前超声所获 TNM 分期信息：T4aN0M1。建议：临床结合其他影像学检查进一步评价。

CT 诊断：AEG 并肝转移可能。

胃镜诊断：AEG 可能。活检病理诊断：腺癌。

—— 病例 6—6 ——

食管胃结合部与胃体上段腺癌（Borrmann Ⅳa 型，Siewert Ⅱ 型）并多发淋巴结转移与左侧卵巢转移，腹水

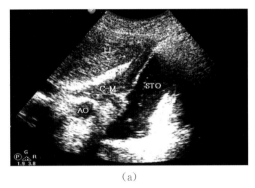

(a)

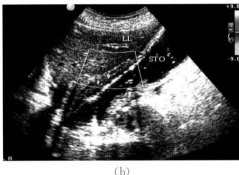

(b)

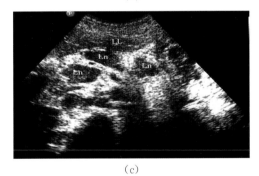

(c)

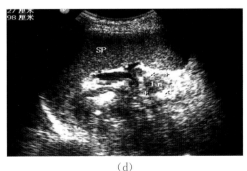

(d)

患者女，18 岁，上腹部疼痛不适、食欲下降 6 月余，吞咽困难 3 周。

饮水胃充盈后，仰卧右前斜位，常规腹部超声探头检查，取食管胃结合部（EGJ）长轴切面（a）及胃体中上段长轴切面（b）图像示：EGJ 及胃体上段前部显示异常，长度约 14.3 cm（肿瘤中心位于 EGJ 以下 1 cm）。EGJ 外径增大，前后径约 3.1 cm，形态失常，前后壁不对称，内腔不规则，"靶心"偏移、变形，管壁非均匀性环周性增厚，以前壁最为显著，最厚处约 2.1 cm，内部回声层次消失，以低回声为主，黏膜面高回声线断续不连，回声不均匀，管壁最外层（浆膜层）高回声线粗糙不平，局部不连续并见小结节样凸起，局部与周围组织或器官分界欠清。与其接壤的食管下段管壁增厚，长度约 1.1 cm，厚度约 0.8 cm；胃体上段前壁节段性非均匀性渐进性增厚，最厚处为 1.4 cm，回声层次消失，以低回声为主，黏膜面高回声线粗糙不平、断续不连，浆膜层高回声线粗糙，与周围组织分界尚清楚，CDFI 检测增厚区胃壁可见血流信号增多（Adler 半定量分级：Ⅱ级）。嘱患者半坐位、连续饮水，沿 EGJ 长轴实时动态观察可见 EGJ 管壁僵硬，管腔狭窄、变形，贲门口开放受限，液体通过缓慢，进入胃腔有间断或停顿现象。

空腹则，仰卧位，常规腹部超声探头检查，取上腹部胰腺平面上方横切面（c）、脾长轴切面（d）与下腹部卵巢平面（e～g）图像示：（c,d）胃小弯周围、幽门上下区、脾门周围可见多发性、大小不等的实性结

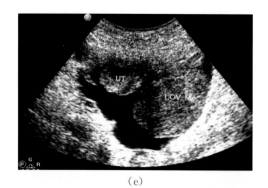

（e）

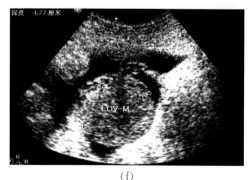

（f）

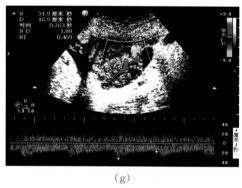

（g）

LL—肝左叶；C-M—贲门肿块；STO—胃腔；

AO—腹主动脉；Ln—淋巴结；SP—脾；

UT—子宫；LOV-M—左侧卵巢肿块。

节（7个以上），最大者为 2.2 cm×1.7 cm，形态不规则，多数边界清晰，边缘粗糙，内部以低回声为主。（e～g）少量腹水。左侧卵巢团块样增大，大小为 5.6 cm×5.0 cm×4.8 cm，边界清晰，包膜完整，形态呈卵圆形，表面凹凸不平，内部回声不均匀，以实性中等回声为主。CDFI 检测团块可见粗大条状分支样血流信号，PW 检测显示为高速、低阻动脉流速曲线，RI 为 0.47。

超声诊断：①EGJ 管壁非均匀性环周性增厚、僵硬。②胃体上段前壁节段性渐进性增厚、僵硬。③食管下段管壁增厚，长度约 1.1 cm。④胃小弯周围、幽门上下区、脾门周围多发淋巴结增大（7 个以上）。⑤左侧卵巢实性占位。⑥少量腹水。结合临床，考虑进展期 AEG（Borrmann Ⅳa 型，Siewert Ⅱ型）并胃体上段与食管下段受侵及多发淋巴结转移、左侧卵巢转移（Krukenberg 瘤）可能。术前超声所获 TNM 分期信息：T4aN3aM1。建议：临床结合其他影像学检查进一步评价。

X 线钡剂造影诊断：贲门占位。

CT 诊断：与超声诊断一致。

胃镜诊断：浸润型 AEG 可能。活检病理诊断：腺癌。

第7章
进展期 AEG 可切除性的判断

AEG 患者在就诊时多数已进入进展期,手术治疗效果较差,术后 5 年生存率为 20%～30%。对于有些患者,因为术前诊断不明确,医生不能很好地评价病灶的可切除性,进行了不必要的探查术,反而额外增加了患者的痛苦和经济负担。因此,在术前有效评估病灶能否被切除具有重要的临床意义。

由于肿瘤发生部位具有一定特殊性,AEG 在 TNM 分期上尚存在争议[43,58,59]。尽管 UICC 和 AJCC 制定的第 8 版胃癌 TNM 分期系统指出,Siewert Ⅰ型和Ⅱ型的分期参照食管癌的标准进行,Siewert Ⅲ型的分期参照胃癌的标准进行,但有时可能因为病变范围较广,很难界定食管与胃的界面[5]以及肿瘤的中心位置。因此,仅凭影像学检查进行分期难免存在一定主观性,不能完全保证 Siewert 分型的准确性。

当 AEG 侵犯胃底区时,经腹超声检查很难准确判定肿瘤对胃底壁的浸润深度,因为 EGJ 及胃底位于左季肋区,位置较深,且常有气体干扰,超声检查时难以显示该区胃壁的回声层次(与胃体、胃窦癌不同)。应用经腹超声评估 AEG 能否被手术切除,主要通过下面 4 个指标进行判断。

一、淋巴结肿大与融合情况

AEG 的切除率低于食管癌,虽然有解剖方面的因素,但主要是肿瘤侵犯胃左动脉旁淋巴结或(和)向肝内、胰腺、脾门区转移所致。

淋巴结转移情况是判断 AEG 能否被切除及评估术后疗效最常用的指标。其中,以胃左动脉旁淋巴结观察最为重要,因为它是 AEG 淋巴结转移的第二站,也是远处淋巴结转移的起点。该组淋巴结是否肿大及其肿大程度,可帮助估计远处淋巴结转移的可能性。若发现更远处的淋巴结肿大,如腹腔动脉旁、肝门、锁骨上区等处淋巴结肿大,则手术切除病灶的可能性极小。郭瑞军等[60]报道一组手术未能切除的 AEG 患者,超声发现胃左动脉旁、腹主动脉旁多发淋巴结增大且融合,与瘤体、胰腺呈胼胝状且与血管粘连;或虽未见明确的淋巴结增大,但胰腺显示不清,失去正常结构,由脾动脉、肝总动脉、腹腔动脉构成的海鸥征变形或消失。胰腺前缘与腹主动脉、下腔静脉距离加大,部分患者胰管轻度扩张。对于有些患者,超声未见明确淋巴结肿大,但手术时可见较小质软的淋巴结肿大,病理结果多数为转移,少数为炎性。

有时胃左动脉旁淋巴结位置较深,加上患者体型肥胖等原因,超声显像有一定困难。对此,有学者建议通过检测胃左动脉血流状态以估计淋巴结肿大程度。因为AEG转移至胃左动脉旁淋巴结时,淋巴结体积增大,常造成胃左动脉受压及管腔相对狭窄,局部血流变化的反馈作用导致血管近端扩张。因此,CDFI检测示胃左动脉血流速度加快,阻力增加。董磊等[61]检测了56例患者的胃左动脉:26例可见管径明显增宽[(0.52±0.178)cm],血流速度加快[PSV为(104±34.6)cm/s],PI(2.09±0.463)、RI(0.82±0.14)升高,术中可见胃左动脉旁淋巴结明显增大且相互融合呈串珠状,胃左动脉受压,管腔狭窄,走行迂曲;25例可见管径稍增大,血流速度增快,PI及RI亦升高,术中见胃左动脉旁淋巴结呈片状、散在肿大且压迫血管;5例管径、血流速度及RI变化不明显,术中仅见少许散在淋巴结肿大。

二、病变处浆膜是否受侵及受侵程度

EGJ位置较深,受多种因素影响,早期肿瘤很难被经腹超声乃至CT检查发现,更难区分组织病理学的T1或T2期。有研究表明,病变处的浆膜层是否被肿瘤侵犯,对肿瘤的可切除性及患者的预后有很大影响。浆膜层未被侵犯者与浆膜层被侵犯者相比,5年生存率相差约1倍[5]。通常情况下,经腹超声能够清楚地显示整个EGJ的浆膜层(呈厚薄均匀、连续完整的高回声线,与相邻器官分界清晰),如图7—1(a)所示。因为食管腹腔段并不包被腹膜脏层[7],所以偶尔可见到EGJ局部外膜缺失的情况,如图7—1(a)所示,这也可能是影像学诊断导致T分期过深的一个原因。

超声声像图判断指标:若病变处浆膜层呈光滑连续的高回声,则视为未被侵犯;若中断或不光滑,则视为浆膜受侵;若与周围组织或器官分界不清或融为一体,则视为向周围侵犯。若所见浆膜层高回声线平滑、连续或轻微粗糙不平乃至小部分中断,但大部分显示清晰且无明显肿块外凸或融合,则说明肿瘤具有切除的可能性;反之,若发现浆膜层高回声线明显中断,与周围分界不清或嵌入相邻脏器或有肿块外凸且与周围器官(如肝左叶、腹主动脉、胰尾、心包、脾门等)分界不清、脏器活动受限甚至融合,则说明肿瘤的可切除性极小。动态观察胃壁蠕动,可帮助判断肿瘤是否侵入周围脏器。胃后壁的蠕动情况是判断该区有无外侵或粘连的一个较为可靠的指标:若蠕动正常,则可以排除外侵或粘连的可能性。胰腺受侵(60%)是导致胃癌不可切除的首要因素,其次为胃左动脉包绕(21.7%)和膈肌受侵(15%),而上述3项因素均常见于AEG[46]。

研究表明,经腹超声对AEG侵犯浆膜的判断具有较高的灵敏性,其敏感性、特异性和准确率均为70%~80%[5]。戴莹等[62]将食管外膜未受侵定为S1,外膜受侵定为S2,周围脏器受侵定为S3,三者超声诊断的敏感性分别为46.2%、80.0%和62.5%。一些不利于EGJ显像的因素,如位置深在、患者肥胖、肝左叶短小等,常常是造成假阳性或假阴性的原因。另外,少数恶性度较高的肿瘤侵袭力较强,可能只有少部分肿瘤细胞侵犯外膜,并没有发生大体结构的改变,经腹超声检查难以发现,需要光镜下观察才能诊断。

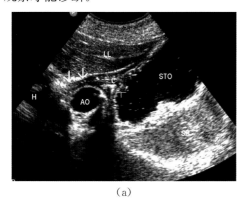 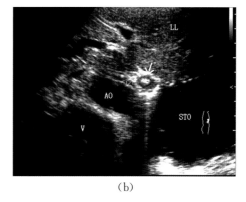

(a)   (b)

STO—胃腔。

图7-1 饮水胃充盈后,常规腹部探头扫查所获正常EGJ超声声像图

饮水胃充盈后,仰卧右前斜位,常规腹部超声探头检查,取EGJ长轴切面(a)与短轴切面(b)图像:(a)从前至后依次显示肝左叶(LL)、EGJ[全部食管腹段(↓)＋贲门口(C)＋胃贲门部]、腹主动脉(AO)。整个EGJ形态呈典型的喇叭口状,管腔、管壁层次清楚,外膜呈连续完整、厚薄均匀的薄层高回声,形态自然,无凸起或成角,与周围组织和器官分界清楚,膈面上方为心脏(H),胃左后方为脾(SP),贲门口下方"Γ"为胃贲门切迹,STO为充盈的胃腔。(b)从前至后依次显示肝左外叶(LL)、靶环状贲门(↓)、膈脚(↔)与腹主动脉(AO)、脊柱(V),可见贲门后壁与AO左前方毗邻,二者之间有膈脚相隔,EGJ管腔(高回声)与管壁(低回声)结构清楚,左后壁及右后壁肌层稍厚,局部外膜层呈低回声,类似于"中断"现象,可能是局部外膜缺失所致。

三、病变累及范围(长度)

病变累及范围通常以测得的病灶近、远端之间的最大距离(长度)为依据。在多项判断AEG能否被切除的指标中,此亦被视为关键的指标之一,常被作为决定手术方式以及切除范围的依据。通常情况下,肿瘤侵犯的长度及向壁外浸润的深度与近、远处淋巴结、肝、胰腺等区域的转移呈正比;肿块长径越大、浸润深度越深的患者,手术需要切除的范围越广[63]。Feng等[64]研究发现,肿瘤大小是影响Siewert Ⅲ型肿瘤的独立预后因子。Zhang等[65]研究发现,体积大的肿瘤与Borrmann Ⅲ型、Ⅳ型肿瘤及低分化腺癌预后不良。杨利霞[34]研究发现,肿瘤长度是否小于等于7 cm常常作为判断肿瘤能否被手术切除的最主要的标准之一。丁柏成等[13]报道的65例AEG中,手术切除病灶超声测量的最长径均小于7 cm,平均为(4.00±1.84)cm,与术后病理测量结果[(4.41±2.52)cm]相比无明显差异。在超声检查过程中,为减小病灶长度的估测误差,应重点观察以下3个方面。

(1)食管下段情况。Ikeda等[48]认为术前明确肿瘤侵犯食管的长度十分重要,临床有时通过术中冰冻切片加以确定。当食管下段受侵时，以心脏为透声窗检查，除发现管壁不规则增厚（厚度>0.5 cm）、回声减低外，常可见显像范围（可视长度）明显增大。经腹超声对 AEG 侵犯食管的判断可能存在一定假阳性。有时超声检查提示某些病例为阳性，镜下病理切片观察为炎性细胞，并没有发现癌细胞，可能是因为肿瘤引起了周边组织的炎性反应。张晓鹏等[46]研究发现，当食管受侵长度大于 3.7 cm 时，判断开胸的 ROC 曲线下面积为 0.737，敏感性为 87%，特异性为 70%。

（2）胃体上段前壁情况。当肿瘤明显侵犯胃小弯时，于变形的贲门下方可见回声减低的胃壁增厚区，多数形态不规则。

（3）胃底前后壁情况。当病变累及胃底、胃大弯特别是脾门前方胃壁时，以脾为透声窗，可顺利显示可视范围内胃壁增厚及回声减低等改变。

需要注意的是，超声检查估测的病灶直径常常偏小。特别是癌组织沿食管下段或（和）胃底、胃体黏膜下层呈连续性或跳跃性浸润扩散的早期阶段，由于胃壁增厚性改变不明显，声像图很难显示真正的病灶边缘，测量值常常小于实际值。另外，由于受声窗限制，食管下段浸润的范围有时也难以做到准确判定。因此，经腹超声对病灶大小的评估不具有确定性诊断价值，仅供临床参考，必要时可采用多排螺旋 CT 或（和）超声内镜进一步检查。

四、周围浸润及远处转移情况

AEG 以侵犯食管、肝和大网膜为主，一旦出现远处转移，即为手术禁忌。经腹超声对肝、胰腺、盆部、腹膜腔、门静脉等脏器的转移具有重要诊断价值。超声检查 AEG 有无邻近器官的浸润与转移，应关注以下几个方面。

（1）食管下段情况。

（2）淋巴结肿大情况。常规应观察颈区（甲状腺下缘、肩胛舌骨区、颈深静脉及食管开口区）和腹区（贲门旁、脾门、胃大小弯、肝门区、腹膜后大血管旁）。

（3）近膈或远膈脏器（如肝、肾上腺、胰腺、卵巢等）浸润与转移情况。

（4）腹膜种植转移情况。腹膜种植转移是影响 AEG 手术决策的另一主要因素。AEG 腹膜播散的常见位置有大网膜、横结肠系膜、后腹膜、肝胃韧带及小肠系膜等[46]。超声检查主要通过观察腹膜脏层和壁层、网膜、肠系膜等有无增厚、粘连及浆膜腔有无腹水等情况，确定腹膜种植转移情况。需要再次强调的是，对女性患者应常规检查盆腔，以警惕发生 Krukenberg 瘤的可能性。

杨利霞等[34,51]对 AEG 的可切除性进行系列研究后，得出结论：经腹超声检查发现肿瘤长度小于等于 5 cm，无远处转移与周围明显浸润，为手术绝对适应证；肿瘤长度为 5～7 cm，或仅伴有胃左动脉旁淋巴结散在肿大，个数少于 3 个，直径小于 1 cm，为手术相对适应证；肿瘤长度大于 7 cm，伴有胃壁广泛浸润，淋巴结、肝、胰腺、脾门区等任何一项转移，为非手术适应证。该结论对超声估计 AEG 手术切除的可能性具有重要指导意义。在该研究中,预测可切除者 300 例,切除率达 88.3%,与传统 X 线钡剂造影检查相比,手术切除率提高 22%～30%,引起了胸外科的广泛重视,因此超声也被推广为 AEG 术前常规检查方法。

第 8 章
AEG 的各种影像学检查方法比较与评价

目前,内镜及荧光技术、X 线钡剂造影、CT、MRI、PET、经腹超声及超声内镜等检查手段均可作为诊断 AEG 的方法,但各有利弊。尽管现阶段主要采用胃镜和 CT 检查,但 X 线钡剂造影作为 AEG 的传统诊断方法仍具有不可代替的作用。

一、内镜及荧光技术

内镜检查可直接观察食管及胃壁黏膜改变,配合刷检细胞学及活检病理等手段,可获得细胞学和酶学诊断,确诊发生于食管、食管胃结合部(EGJ)及胃部的进展期肿瘤及部分微小癌、早期癌。内镜检查和拉网细胞学检查已成为诊断上消化道肿瘤的主要普查手段。但是,在内镜下,仅仅依靠肉眼判断有无早期肿瘤(尤其是原位癌)仍存在一定困难,其只能从消化道腔内单纯观察黏膜及胃壁的情况,不能了解肿瘤内部结构、局部胃壁的厚度及其与周围脏器的关系,无法判断肿瘤的浸润深度和管外的发展情况、对周围脏器有无直接侵犯和远处转移等术前诊断要素。在 EGJ 这一特殊区域,胃镜易受操作和观察的限制,对部位隐蔽的病变可能漏诊,相比食管和胃部检查难度增大[66]。一项大宗病例回顾分析显示,胃镜检查漏诊的病例中,37.5% 位于 EGJ[67]。

AEG 的内镜表现

早期 AEG 内镜下所见:黏膜表浅病变,一般分为充血型、糜烂型、粗糙型和结节型。

进展期 AEG 内镜下所见:蕈伞状、肉芽状、菜花状、桑葚状或息肉样肿物,瘤体表面可有深浅不一的溃疡,常被覆坏死组织,易脆,易出血。

内镜下诊断 AEG 尤其是早期癌时,为了准确定性,除应用染色技术外,还可应用荧光技术。该技术对癌前病变、原位癌、黏膜下癌及多发病变的诊断均具有很高的价值。但是,荧光技术尚不成熟,受测量环境影响较大,常用的激光波长范围较窄,对组织的穿透能力较差,自体荧光较弱,影响检测的准确性[49]。

二、X 线钡剂造影

上消化道 X 线钡剂造影(单对比法或双对比法)可动态观察食管壁的运动状态及

软硬度。通过双斜位及正位联合，在充盈相、黏膜相和双对比相等不同相位状态下，对食管黏膜状态的综合显示便于客观判断正常食管黏膜与病灶的交界点，系统观察食管至十二指肠区域的病灶，获得病灶及其周围器官的整体观，显示肿瘤产生的管腔铸型和动力学改变，了解食管受侵的长度，不仅有利于定位诊断，而且可辅助判断是否需要开胸[5,46]。

术前对 AEG 的 Siewert 分型直接影响外科的治疗策略，美国国立综合癌症网络（National Comprehensive Cancer Network，NCCN）发布的临床实践指南指出，临床诊疗要求常规进行术前 Siewert 分型。在西方国家和日本，无论是综合治疗方案，还是外科治疗方案，主要都是基于 AEG 的 Siewert 分型进行设计的。

X 线上消化道造影由于能够整体显示病区的大体形态改变，在评价食管受累的高度、范围及肿瘤的中心位置上具有明显优势。因此，结合上消化道造影在制订治疗方案前提出 Siewert 分型[4]备受临床重视。但是，EGJ 有许多不利于 X 线钡剂造影检查的特点：①位置固定，高居于肋弓之下，位于胃底和胃体的内后方，手法触诊及加压技术难以施行，立位时常因钡剂流速过快而附着不良。②邻近的胃底黏膜皱襞纵横交叉，排列不够规律。③胃底一般没有蠕动，不易判断胃壁是否僵硬。④胃底区腔大而弯曲，充盈时易前后重叠，且周围毗邻解剖结构复杂。因此，传统 X 线钡剂单对比造影对早期癌的诊断率极低，临床上进展期 AEG 被漏误诊的情况也并不少见[19]。X 线钡剂双对比造影（气钡双重对比造影）及多轴位投照技术的应用，对累及胃底的 AEG 诊断率有所提高，但对早期癌、进展期浸润型癌仍然有一定的漏误诊情况；另外，对浸润型或明显向腔外生长的肿瘤，常低估病变范围和程度；对向壁层外侵犯的肿瘤无法诊断，此与内镜检查不足之处相似。

AEG 的 X 线表现

1.早期 AEG 主要 X 线表现

①钡剂通过 EGJ 略缓慢，贲门口舒张度差。

②EGJ 周围显示单发或多发小隆起病灶。

③EGJ 周围增粗不整的黏膜皱襞中显示小的浅平龛影或钡剂存留区，如尖刺状或斑点状，形态不规则，边缘不整齐，或伴有小结节。

④EGJ 黏膜皱襞失去正常形态，可显示增粗、紊乱、中断、纠集、杵状变以及胃小区破坏。

2.进展期 AEG 主要 X 线表现[19,49]

①EGJ 正常黏膜像被破坏，管腔狭窄伴有管壁僵硬、轮廓不规则及局部黏膜皱襞中断，EGJ 钡剂通过缓慢，甚至滞留在病灶上方扩张的食管腔内。

②EGJ因肿瘤组织充填而扩张，管腔内或前后方可见边缘不整齐、形状不规则的息肉样缺损或软组织肿块影，可呈结节状、分叶状、长条带状或起伏不平丘陵形，大量钡剂通过时可能无明显梗阻，但因受肿瘤影响，不按正常走向，呈现扭曲、抬高、下压、变直等改变。

③EGJ周围区显示大小深浅不一、形态不规则、边缘不整齐的龛影，多数龛影大而浅或大而深。

④若食管下段受侵，可见食管下段黏膜有增粗、中断、破坏、消失等改变，管腔内显示充盈缺损，钡剂走行偏移，管腔不规则狭窄，管壁僵硬，其上方管壁扩张。

⑤若胃底受侵，可见胃壁不规则增厚，充气扩张时胃泡失去其光整的半圆形轮廓，尤以贲门附近变形显著。

⑥若胃小弯受侵，可见胃小弯上部轮廓不规则、僵硬、不能扩张，或出现充盈缺损、龛影、黏膜皱襞破坏消失等改变。

三、多排螺旋 CT 与磁共振成像

1.多排螺旋 CT 的优点

目前，公认多排螺旋CT(multi-detector row CT,MDCT)是 AEG 较为理想的影像学诊断方法。因为多排螺旋 CT 可以显示原发肿瘤的大小及类型、侵犯胃壁的范围和向外扩展的程度、是否侵及邻近器官以及有无腹内器官和淋巴结转移，特别是对食管下段有无受侵的显示效果较好。增强扫描有助于判断肿瘤对血管等有无侵犯及侵犯的程度，对 AEG 术前 Siewert 分型有指导作用，在估计肿瘤能否被手术切除方面可提供一些重要信息，在一定程度上减少不必要的手术探查。

2.CT 诊断 AEG 存在的局限性[5, 46]

(1)由于 EGJ 及胃底区的解剖特点，有时常规 CT 难以区分局部有无肿块，需吞服造影剂、转动体位，必要时使用低张药物协助观察。

(2)对增大淋巴结性质的判定缺乏特异性，对区域淋巴结转移的判断有时不够准确。

(3)对早期病灶或一些小的病灶难以发现，对非典型病变存在一定的漏诊率和误诊率。

(4)不能区分管壁的层次并进行有效的 T 分期判断。

(5)对 AEG 浸润毗邻脏器的判断有时会出现假阳性或假阴性结果。利用 CT 判断 AEG 侵犯毗邻脏器时，主要依据两者相交的界面形态，有时仅依靠轴位图像，可能受部分容积效应的影响无法准确判断，因此须结合多平面重组（multiplanar reformation,MPR），从多角度判断脂肪间隙的情况。但是，即便确认肿瘤和毗邻脏

器间脂肪间隙消失,仍有可能存在假阳性情况,即此时肿瘤仅贴临脏器、尚未突破被膜而真正侵犯脏器。这也正是有时考虑胰尾浸润,而手术发现并无浸润与粘连,以及有时认为肿瘤与胰腺无关联,而手术见肿瘤与胰腺粘连成团的原因。

(6)对腹膜种植转移的诊断准确率低,主要是对小的腹膜播散灶检出敏感性差(约50%)。

刘秀民等[47]回顾分析了68例AEG患者螺旋CT诊断的情况:CT诊断符合率为89.71%,误诊为淋巴瘤1例,误诊为间质瘤2例,误诊为食管胃底静脉曲张2例,漏诊2例,漏误诊率为10.29%。其中,T1期2例(壁厚≤1.0 cm),T2期8例(3例壁厚1.0～1.5 cm,5例壁厚>1.5 cm),T3期27例(壁厚>1.0 cm,其中5例侵犯食管下段,8例侵犯胃底或胃小弯,4例侵犯主动脉,10例食管及胃底、胃小弯、主动脉同时受侵),T4期31例(其中,周围侵犯16例,伴贲门部附近、腹膜后淋巴结转移18例,肝转移13例,肺转移2例,腹水3例)。刘廷洲等[39]报道78例,在50例接受手术的病例中,CT术前分型诊断准确率为76%。一组胃癌可切除性的研究表明,CT判断胃癌可切除性的准确性为87.4%,敏感性为89.7%,特异性为76.7%[46]。

AEG 的 CT 表现

进展期 AEG 常见 CT 表现为局部管壁不规则增厚,管腔内软组织肿块,病变向腔外侵犯及周围淋巴结增大等。

CT 软组织分辨率相对较低,有时难以明确肿瘤与邻近脏器的关系。磁共振成像(MRI)凭借高软组织分辨率的优势,能够发现肿瘤侵入邻近脏器形成的嵌插病灶而确定侵犯[46],使得对癌外侵及有无转移的判断更为准确。这也是近年 MRI 用于诊断 AEG 的报道逐渐增多的原因。

四、正电子发射体层成像

正电子发射体层成像(PET)较少用于早期癌的诊断,主要用于对肿瘤代谢情况及预后的研究以及对淋巴结转移及远处转移的判定,对临床分期诊断及合理选择治疗方案有一定价值。

与 CT 相比,PET 能够更准确地评估淋巴结转移和远处转移,因而使一部分患者避免了不必要的手术。据报道,对无远处转移的患者 PET 能预测其结果[7]。有文献[49]表明,FDG-PET(FDG 为氟代脱氧葡萄糖,fluorodeoxyglucose)在评价淋巴结转移及肿瘤 N 分期时比 CT 更为准确,但 EUS(endoscopic ultrasonography,内镜超声检查,也称"超声内镜")结合 CT 检查的准确度要高于 FDG-PET。因此,有研究者提出 EUS 结合 FDG-PET 是判断食管癌淋巴结转移的最佳方法。与 FDG-PET 相比,以胆碱为示踪剂的 PET 检查对纵隔淋巴结转移的诊断更为准确。Räsänen 等[68]在关于 EUS、CT、PET 对 AEG 分期作用的前瞻性研究中发现,PET 对肿瘤周围和远处淋巴结转移评估的低准确率限制了其对进展期 AEG 的诊断价值,但其对肿瘤远处转移的检出效果优于 CT。

虽然 PET 在判定有无淋巴结或全身转移方面有很高的价值,但检查费用较高,目前尚难以普及应用。

五、经腹超声

国内超声界学者 30 多年的研究结果显示,应用常规经腹超声诊断进展期 AEG 的准确性和敏感性均在 95％以上,其临床应用价值已被公认[69]。

1.经腹超声的优点

经腹超声检查方法简便,无痛苦,可以实时显示 EGJ 管壁的厚度及贲门开放情况,不仅能帮助医生有效判断肿瘤的大小、形态、内部结构、生长方式及病变范围,还能准确显示肿瘤在壁内浸润的深度及向壁外浸润、转移的情况[35],可明确侵犯食管下段的长度[6]同时有利于对有无淋巴结肿大、肝转移等情况作出评价。经腹超声检查对于术前肿瘤分期、手术可切除性评估和手术方案制订具有重要意义,不但可以大大减少不必要的开胸探查,而且可以有效提高手术的切除率[51]。经腹超声检查可有效弥补内镜及 X 线钡剂造影检查的不足,更适合存在 X 线钡剂造影和胃镜检查禁忌证者。

与传统 X 线钡剂造影相比,经腹超声检查对进展期 AEG 的诊断具有一定的优势;与 CT 检查相比,二者诊断结果基本一致。杨利霞[34]报道的 750 例中,超声对肿瘤大小、形态的判断准确率为 87％,X 线造影为 91％,二者无明显差异;对肿瘤远处转移及周围浸润,超声的检出率为 94％,X 线造影为 27％,二者差异明显。丁柏成等[13]报道的 65 例中,超声诊断正确率为 90.8％,对 Siewert Ⅰ型、Ⅱ型和Ⅲ型的判断正确率分别为 85.7％、91.4％和 93.8％,与 CT 结果(分别为 92.3％和 92.9％、88.6％、100％)存在较高的一致性。

针对胃癌的超声诊断,郑芝田教授在《胃肠病学》(第 3 版)[70]中明确指出,近年来,随着扫查技巧的提高,对临床疑诊胃癌,但因种种原因不能施行内镜检查者,超声已成为一种筛选检查手段;超声在不能切除的胃癌患者的保守治疗疗效的观察随诊以及胃癌切除后复发、转移的评价方面,也受到临床欢迎而被广泛应用。

2.经腹超声诊断 AEG 存在的局限性

(1)当患者肥胖或肝左叶过小时,因内脏位置较高,贲门部结构难以显示。

(2)对早期癌肿难以明确诊断,对部分非典型病变仅能提示形态学变化[71]。

(3)AEG 向上侵及食管下段时,超声能够观察的范围(可视区域)有限,有时难以准确界定受侵的高度;此外,由于 EGJ 多数呈弧形,在长轴切面上通常不能准确测量病灶的长度。

（4）转移淋巴结较小或位置较深时（如脾动脉周围淋巴结）可能被漏诊。

（5）易受操作者的检查技巧和经验影响。操作者往往因认识不足而忽略一些重要的诊断信息，常见肝、胰腺、腹主动脉等相邻器官被癌肿浸润时发生漏诊的情况。

六、超声内镜[7,46,49]

EUS 具有内镜和超声双重功能，前端所置超声探头频率较高，且可经食管直接达到病变部位，不仅能直接显示肿瘤的部位和范围，还能帮助医生了解肿瘤侵犯的深度、沿食管向上侵犯的长度、与周围组织的关系及邻近转移的程度等。对于邻近的淋巴结转移，可依据淋巴结的大小及内外部回声特性进行辨别，其判断的准确率可达90％。多数学者认为，EUS 在 AEG 诊断及分期中有一定价值，可以为肿瘤的术前分期和肿瘤的可切除性评估提供重要佐证，与组织活检结合使用更能发挥该方法的优势。但是，EUS 对远处转移无能为力，其探测范围仅限于肿瘤范围。邹小明等[72]报道了一组 AEG 的 EUS 检查结果：分期准确性分别为 T1 期 100％、T2 期 83.3％、T3期 75％、T4 期 63.6％，淋巴结转移率为 91.3％。据 Pedrazzani 等[73]报道，EUS 有利于区别 T1 期与进展期肿瘤，而对于 Borrmann Ⅱ 型、Ⅲ 型肿瘤则区分困难。

AEG 的 EUS 表现

早期癌表现为第 2～3 层融合、增厚或变薄，见病例 8—1。

进展期癌表现为大面积或局部管壁增厚或伴中央凹陷，见病例 8—2；如果第 4～5层分辨不清，表明已侵犯浆膜或腔外组织。

综上所述，在有关 AEG 的影像学诊断手段中，内镜、气钡双重对比造影应作为最常用的检查方法，其在肿瘤的位置、大小及 Siewert 类型的显示上具有独特的优势，可帮助医生发现部分早期病灶。经腹超声或（和）CT 检查诊断进展期 AEG 具有 X 线钡剂造影和内镜难以代替的一些优点：当病变特征明显时，可明确提示肿瘤的存在；当仅表现为轻度异常或超声声像图不典型时，仍然依赖内镜活检确诊。气钡双重对比造影、经腹超声或（和）CT、MRI 联合诊断 AEG，不仅可以明显提高术前准确率，还可以为肿瘤可切除性的判断提供可靠信息，十分有利于临床选择治疗方案和估计预后。经腹超声在早期 AEG 诊断方面的应用尚需进一步研究。

✚ 典型病例

—— 病例 8-1 ——

食管胃结合部早期腺癌（隐伏型）

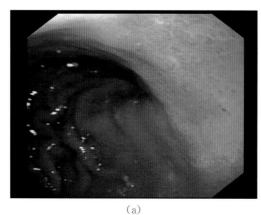

(a)

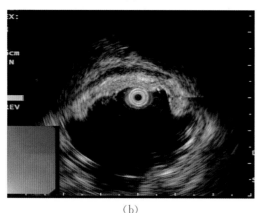

(b)

患者男,61岁,纳差月余。

内镜下(a)所见:EGJ下区局限性糜烂,周边黏膜发红。

超声声像图(b)所见:病变处黏膜层及黏膜下层增厚,最厚处约0.8 cm,黏膜表面粗糙不平,回声层次消失,以中等回声为主,肌层结构尚清楚,呈低回声,管壁最外层(浆膜层)高回声线连续性好,与周围组织分界清晰。

超声内镜诊断:EGJ下区管壁黏膜层及黏膜下层局限性增厚。结合临床,考虑早期AEG(隐伏型)可能,病变侵及黏膜下层。

活检病理诊断:腺癌。

—— 病例 8-2 ——

食管胃结合部腺癌（Borrmann Ⅳ型，Siewert Ⅰ型）

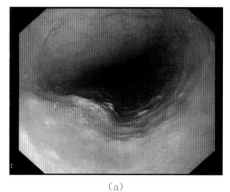

（a）

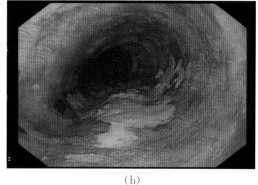

（b）

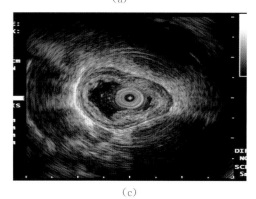

（c）

患者男，58岁，吞咽不适2周余。

内镜下所见：(a)EGJ及食管下段黏膜粗糙，糜烂。(b)碘染色后不着色。

超声声像图所见：(c)局部管壁非均匀性偏心性增厚，最厚处约0.9 cm，黏膜层、黏膜下层与固有肌层回声层次消失，以低回声为主，黏膜面高回声线断续不连，回声不均匀，管壁最外层(浆膜层)高回声线连续性好，与周围组织分界清晰。

超声内镜诊断：EGJ及食管下段管壁局限性非均匀性环周性增厚、僵硬。结合临床，考虑进展期AEG(Borrmann Ⅳ型，Siewert Ⅰ型)可能，病变侵及固有肌层。

活检病理诊断：腺癌。

第 9 章
AEG 的超声鉴别诊断

由于 EGJ 解剖结构具有一定的复杂性,除 AEG 之外,其他一些病变如失弛缓症、食管裂孔疝、食管胃底静脉曲张、间叶源性肿瘤、息肉、炎症或周围器官压迫等亦可造成贲门形态或结构的异常,超声诊断时应注意鉴别。

一、失弛缓症(病例9-1)

失弛缓症的主要特征是食管下括约肌舒张功能障碍致食管蠕动功能丧失,代之以食管吞咽时体部肌肉反应性微弱、不协调收缩[1]。吞咽困难是此病最主要的症状,早期表现为固体食物吞咽困难,后逐渐发展为液体吞咽困难。患者相对年轻,吞咽困难病史长。

超声检查可见食管前庭、食管胃结合部(EGJ)局限性均匀性环形增厚,厚度多小于 1.2 cm,回声增高,但"靶心"居中[6];食管前庭之上食管腔环状扩张(严重者可达 3 cm),空腹时仍可见持久性液体潴留,显示为无回声或混合性回声;饮水后可见食管下段广泛性扩张,EGJ 间歇性开放,液体迅速流向胃腔,此后又突然关闭。

传统 X 线钡剂造影检查见食管下段呈漏斗状狭窄,边缘光整,黏膜整齐,少数钡剂间歇性通过,近端食管显著扩张。

二、食管裂孔疝(病例9-2)

腹内脏器通过膈食管裂孔进入胸腔,称为"食管裂孔疝"。在被疝入的脏器中,以胃部最常见。临床上将此病分为两类四型:第一类为可回复性(滑动性)食管裂孔疝,即 EGJ 及胃底等通过膈食管裂孔进入胸腔,但膈上疝囊并不固定存在,可随体位的改变而还纳。此型约占 95%[74],常见于中老年人,随年龄增长发生率增高。第二类为不可回复性食管裂孔疝,包括短食管型(后天性或先天性短食管伴胸腔胃)、食管旁型(胃底疝入纵隔,但 EGJ 固定在裂孔处)和混合型(同时存在滑动疝和食管旁疝)。

采用饮水胃充盈法经腹超声检查对此病的诊断率为 96.8%,其与 AEG 的主要鉴别点是膈肌食管裂孔增宽(平均宽度≥1.73 cm),EGJ 扩张不受限制,膈上同时可见疝囊[75]。

三、食管胃底静脉曲张

食管胃底静脉曲张多为肝硬化、门静脉高压症所致。黏膜下静脉迂曲扩张，黏膜面扭曲不光滑，常导致黏膜层走行紊乱、肌层增厚。

超声检查可见食管腹段及 EGJ 前后壁轻度均匀性增厚（0.7～1.3 cm），少数为中度至重度不均匀性增厚（1.0～1.5 cm）；黏膜层回声高低不平，肌层及黏膜层回声带连续完整，黏膜下区可见迂曲扩张的条状无回声区。饮水时，EGJ 管腔开放自如，前后壁运动正常，管壁柔软。CDFI 检测管壁增厚区可见红蓝相间色彩暗淡的彩色血流信号。PW 检测呈流速极慢的静脉流速曲线。同时，多可见肝硬化、门静脉高压、脾大、腹水等征象。

四、EGJ 间叶源性肿瘤（病例9—3）

EGJ 间叶源性肿瘤是胃间叶源性肿瘤（gastric mesenchymal tumors，GMT）的一部分。GMT 是一组源自胃黏膜下的不同组织学类型肿瘤的总称。

20 世纪 90 年代以前，由于对胃肠道间质瘤（gastrointestinal stromal tumor，GIST）认识不足，其多数被误诊为平滑肌肿瘤或其他肿瘤。1998 年，Kindblom[76] 和 Hirota[77] 等发现大多数 GIST 有 *c-kit* 基因突变且弥漫性表达 CD 117 之后，不仅证实了 GIST 是独立的肿瘤类型，而且进一步找到了 GIST 与平滑肌肿瘤和神经源性肿瘤等的鉴别指标，从而使 GMT 有了新的更加明确的界定。

新近研究证实，在 GMT 中，以间质瘤最多见，约占 70%；平滑肌类肿瘤（平滑肌瘤、平滑肌肉瘤）少见，约占 20%；神经源性肿瘤（良性或恶性神经鞘瘤、神经纤维瘤）更少，约占 2%；其他如脂肪性肿瘤（脂肪瘤、脂肪肉瘤）、血管性肿瘤（血管球瘤、血管肉瘤）以及颗粒细胞瘤等类型均罕见，总体约占 8%。但是，发生于 EGJ 的 GMT 以平滑肌瘤多见（占 2/3 以上），GIST 相对少见。

GMT 的生长行为

与 AEG 起源于黏膜层不同，GMT 的生长行为主要有 3 个特性[78]：

①起源于胃壁声像图 5 层结构中的第 2～5 层，以第 4 层（固有肌层）最多见。

②病灶表现为局限性膨胀性生长。

③转移、浸润发生率低，淋巴结转移罕见。

超声检查可见起源于 EGJ 管壁肌层的椭圆形或不规则形实性肿块，可以呈现壁间型、腔内型、骑跨型或腔外型 4 种生长类型；境界多数清晰，轮廓完整，内部以低回声为主，体积小者回声均匀，体积大者回声不均，黏膜面常受压呈弧形凸向胃腔。饮水时动态观察：当肿瘤较小时，食管腹段及 EGJ 扩张不受限，液体通过顺利；当肿瘤较大时,可见食管腹段及 EGJ 扩张受限,液体及气泡通过缓慢,贲门间歇性突然开放。

五、EGJ 息肉

超声检查可见 EGJ 管腔内团状或小结节状高回声,多不合并 EGJ 管壁增厚。

六、EGJ 炎症伴或不伴瘢痕狭窄（病例9-4）

EGJ 炎症多为长期胃酸反流导致 EGJ 黏膜炎性损伤所致,较重者常合并黏膜溃疡和多形核白细胞浸润。患者体型多矮胖,有长期胃灼热、反酸史,反复不断的炎症、溃疡和修复最终引发食管远端瘢痕狭窄,出现吞咽障碍。

轻者:超声声像图无异常表现。

重者:空腹时超声扫查可见 EGJ 管壁局限性均质性或非均质性轻度增厚,浆膜层及肌层回声层次清晰,连续性好,黏膜层回声杂乱或粗糙不平,常合并小溃疡征象;EGJ 的"喇叭口"形态多数自然,少数轻微变形,有时可见明显的胃食管反流。饮水时动态观察:多数患者贲门开放自如,前后壁运动正常,管壁柔软。

当伴有食管裂孔疝或出现瘢痕狭窄时,空腹时超声扫查可见 EGJ 管壁局限性增厚,通常不超过 0.8 cm,黏膜层回声粗糙,食管前庭无潴留扩张。饮水时动态观察:EGJ 上方食管前庭呈鸟嘴样扩张,少量液体缓慢通过狭窄区。

对某些晚期食管炎病例,凭借超声声像图难以与 AEG 相鉴别,必须依靠内镜下活检确诊。

七、肝左外叶增大或合并肿瘤

肝左外叶的尖部覆盖于 EGJ 及胃底的前方,此区发生肿瘤并压迫 EGJ 时可能被误诊。仔细观察肿块与腹主动脉和下腔静脉的关系并寻找有无正常 EGJ 是其鉴别方法。

✚典型病例

——— 病例 9—1 ———

重型食管失弛缓症合并胃底息肉

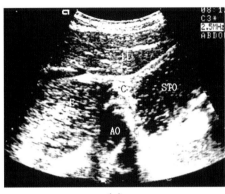

（a）

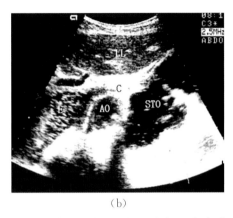

（b）

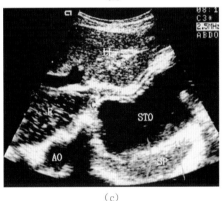

（c）

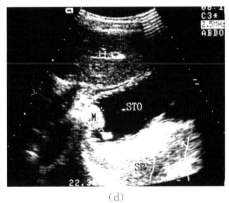

（d）

LL—肝左叶；STO—胃腔；
E—食管；AO—腹主动脉；SP—脾；
C—贲门；M—肿块。

患者，女，60岁，进食液体或固体食物时吞咽困难、胸痛、反胃，渐进性加重6年余。

饮水300 mL，半坐位，常规腹部超声探头检查，取食管胃结合部（EGJ）长轴切面（a～c，连续动态观察，每隔2 min记录摄片）及斜切面（d）图像示：（a～c）食管明显扩张，随时间延长而减轻，管壁无明显增厚，未见蠕动征象，EGJ小范围狭窄，与食管腹段形成鸟嘴样改变，形态较恒定，狭窄区管壁结构层次及内腔不清。胃腔充盈良好，贲门切迹存在。（d）于胃底区（贲门切迹下方）黏膜面见一乳头状实性结节突向胃腔内，大小为2.2 cm×1.8 cm，类圆形，边界清晰，基底稍宽，主体与胃壁呈锐角，内部呈高回声。

超声诊断：重型食管失弛缓症并胃底区息肉。

X线钡剂造影诊断：重型食管失弛缓症。

术后病理诊断：重型食管失弛缓症并（胃底）腺瘤样息肉。

—— 病例 9-2 ——

大型滑动性食管裂孔疝

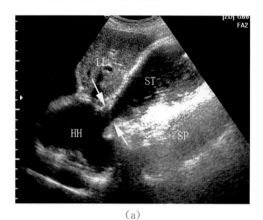

（a）

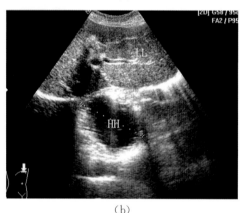

（b）

LL—肝左叶；HH—疝囊；ST—胃腔；
SP—脾。

患者女，67岁，上腹压迫感、反酸、胃灼热5月余。

饮水胃充盈后，仰卧左前斜位，常规腹部超声探头检查，取食管胃结合部长轴切面（a）与短轴切面（b）图像示：（a）膈肌食管裂孔增宽（箭头所指），前后径≥2.0 cm，膈上见蘑菇状疝囊，大小为8.0 cm×6.9 cm，与膈下胃腔相通呈哑铃状。（b）膈上疝囊呈类圆形，内缘粗糙。该疝囊在立位时检查消失。

超声诊断：大型滑动性食管裂孔疝。

上消化道气钡双重对比造影：（c）侧位摄片，脊柱明显后侧凸，膈上疝囊充气显影，食管下段受压。（d）立位摄片，膈上疝囊为贲门及胃底，内见气体及黏膜皱襞影。（e）卧位摄片，疝囊内见钡剂充盈。

X线诊断：大型滑动性食管裂孔疝。

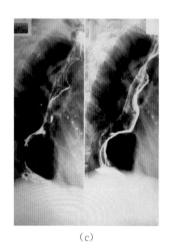

（c）

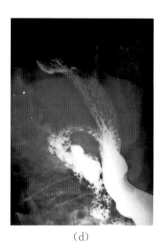

（d）

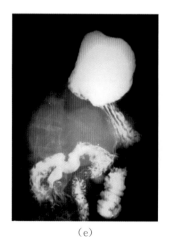

（e）

—— 病例9-3 ——

EGJ前壁小型平滑肌瘤(腔内型)

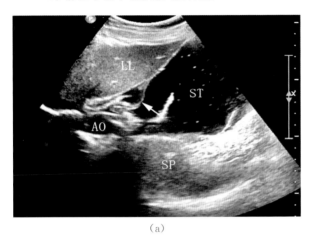

（a）

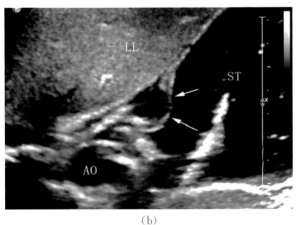

（b）

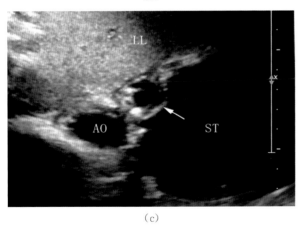

（c）

LL—肝左叶；ST—胃腔；AO—腹主动脉；SP—脾。

患者女，48岁，平素无症状，体检时发现。

饮水胃充盈后（3~5 min），仰卧位，常规腹部超声探头检查，取食管胃结合部（EGJ）及胃底长轴斜切面（a，b）与短轴切面（c）图像示：（a，b）EGJ管壁及管腔回声层次清晰，形态自然，贲门下缘前壁见一实性结节（←），主体大部分（约 2/3）凸向胃腔内，大小为 2.5 cm×1.6 cm×1.4 cm，边界清晰，表面黏膜受压、呈粗糙的弧线状高回声，但连续性好；浆膜层形态自然、完整连续，结节内部呈均匀的极低回声，似囊肿样。放大观察（b）见结节位于肌层，内部回声均匀，表面见黏膜层、黏膜肌层及黏膜下层覆盖形成的桥层征（←），浆膜层未见异常。EGJ管壁及管腔结构清晰，形态自然。（c）结节源于胃壁肌层，表面见黏膜层、黏膜肌层及黏膜下层形成的桥层征（←）。

超声诊断：EGJ下缘胃壁肌层内实性结节，考虑间叶源性肿瘤（平滑肌瘤或 GIST）可能。

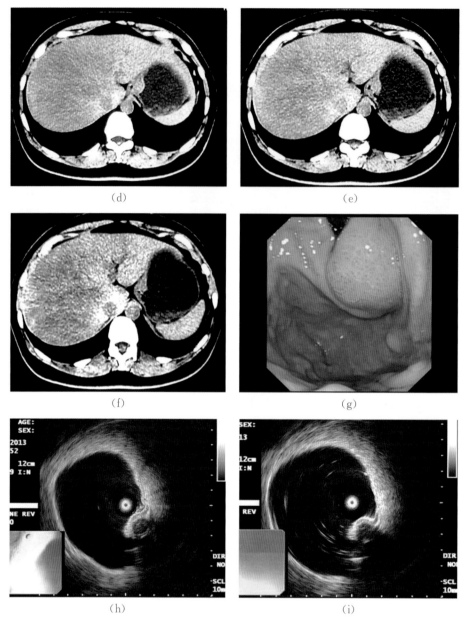

（d）　　　　　　　　　　　（e）

（f）　　　　　　　　　　　（g）

（h）　　　　　　　　　　　（i）

多排螺旋CT上腹部检查（平扫）（d～f）示：胃腔充盈良好，贲门部局部胃壁稍增厚。肝、脾、胆囊、胰腺、双肾未见明显异常。腹膜后未见肿大淋巴结影。

CT诊断：贲门部胃壁稍增厚。

胃镜图像（g）示：贲门下方一黏膜下隆起，表面水肿，周边散在直径约0.5 cm的扁平息肉样增生。

超声内镜图像（h，i）示：贲门下方黏膜下隆起呈低回声改变，内部回声均匀，起源于固有肌层，直径约1.5 cm。

超声内镜诊断：贲门下方黏膜下隆起，起源于固有肌层，考虑GIST可能。

术后病理免疫组化诊断：（胃壁肌层）平滑肌瘤。

病例 9—4

EGJ 重度慢性糜烂性炎症并多发性小溃疡

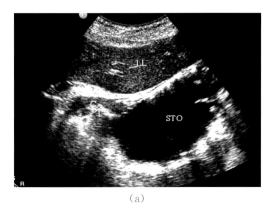

（a）

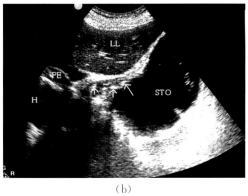

（b）

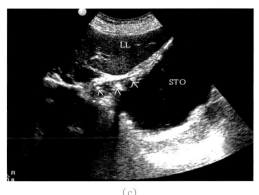

（c）

LL—肝左叶;STO—胃腔;C—贲门;SP—脾;

H—心脏;PE—心包积液。

患者男,79 岁,胃食管反流 20 年余。

饮水胃充盈后,仰卧位,常规腹部超声探头检查,取食管胃结合部（EGJ）及胃体上段长轴切面（a,b）与斜切面（c）图像示:EGJ 显像失常,外径稍增大,前后径约 1.9 cm,尚可见"喇叭口"形态,前后壁不对称,贲门内腔（靶形结构）不规则,"靶心"增多,管壁轻度非均匀性环周性增厚,长度约 4.7 cm,最厚处约 1.1 cm,内部以低回声为主,部分区域回声层次可见,黏膜皱襞粗厚不均、高低不平且断续不连,回声不均匀,可见多个深浅不一、形态不规则的凹陷（↑）并高回声结构充填其中,最大凹陷为 0.7 cm×0.6 cm,病区浆膜层连续完整,厚薄均匀,与周围组织分界清楚。嘱患者半坐位、连续饮水,沿 EGJ 长轴实时动态观察可见 EGJ 管壁柔软性差,但开放未见明显受限,液体通过时较顺畅,无间断或停顿现象。

超声诊断:EGJ 管壁轻度非均匀性增厚并多发性溃疡,管腔未见明显狭窄。结合临床,考虑 EGJ 炎症可能性大,浸润溃疡型占位待除外。

胃镜诊断:EGJ 重度慢性糜烂性炎症并多发性小溃疡。活检病理诊断:未见癌细胞。

第 10 章
AEG 的超声诊断报告模板

一、局限肿块型 AEG(Borrmann Ⅰ型)

空腹与饮水胃充盈后,仰卧位或仰卧右前斜位,常规腹部超声探头检查,取食管胃结合部(EGJ)长轴与短轴切面图像示:EGJ 显像失常,外径增大,"喇叭口"形态消失,前后壁不对称,该区可见一菜花状/蕈伞状/核桃状/分叶状实性肿块(中心跨越EGJ/位于 EGJ 以上 1 cm 至 EGJ 以下 2 cm 并累及 EGJ/中心位于 EGJ 以下2~5 cm并向上累及 EGJ),大小为_____ cm×_____ cm,边界清晰/不清,表面粗糙不平,局部可见一大小为_____ cm×_____ cm 的凹陷,其整体/大部分填塞于贲门部/突向胃腔内,EGJ 管腔受压狭窄、变形,所在区管壁结构(黏膜层、黏膜下层与肌层)回声层次不清,以低回声/中低回声为主,其最外层(浆膜层)高回声线

T2 期:显示清晰,连续完整,厚薄均匀,与周围组织或器官界限分明。

T3 期:显示尚清晰,厚薄不均且粗糙不平,但连续性无明显中断,与周围组织或器官分界清晰。

T4a 期:粗糙不平,回声不均匀,厚薄不一,断续不连。

T4b 期:显示模糊,局部中断呈低回声,与周围组织或器官分界欠清/侵入周围组织与器官,无明显分界/呈相融状态。

CDFI 检测管壁增厚区/团块可见点条状血流信号(Adler 半定量分级:Ⅰ/Ⅱ/Ⅲ级)。嘱患者半坐位、连续饮水,沿 EGJ 长轴实时动态观察可见该区管壁僵硬/柔软性差,贲门开放受限,液体通过时较缓慢,进入胃腔有间断或停顿现象。EGJ 接壤或毗邻区结构(包括食管下段、胃底、胃体、肝左叶、周围膈肌、脾门等结构)未见异常回声;有关淋巴引流区(包括贲门、胃小弯、胃大弯、肝门及幽门上下、脾门、腹腔动脉及其分支等周围区)未见明显增大淋巴结。(女性患者)盆腔两侧附件区未见异常回声。

超声诊断:EGJ 局限性孤立实性肿块合并/不合并溃疡,管腔受压狭窄。结合临床,考虑进展期 AEG(Borrmann Ⅰa/Ⅰb 型,Siewert Ⅱ/Ⅲ型)可能。术前超声所获TNM 分期信息:T×N×M×。建议:临床结合其他影像学检查进一步评价。

二、局限溃疡型 AEG（Borrmann Ⅱ型）

空腹与饮水胃充盈后，仰卧位或仰卧右前斜位，常规腹部超声探头检查，取食管胃结合部（EGJ）长轴与短轴切面图像示：EGJ 显像失常，外径增大，"喇叭口"变形，前后壁不对称，管腔偏移、变形，其前壁小弯侧/后壁局限性非均匀性增厚并隆起于胃腔内，长度_____cm（中心跨越 EGJ/位于 EGJ 以上 1 cm 至 EGJ 以下 2 cm 并累及 EGJ/中心位于 EGJ 以下 2～5 cm 并向上累及 EGJ），最厚处_____cm，形态不规则，回声层次消失，以低回声为主，中心区黏膜面连续性中断，可见一整体位于胃轮廓之内的火山口样/弹坑样/不规则形凹陷，大小约_____cm×_____cm，底部粗糙不平（距离浆膜层_____cm），内呈不均匀性强回声，其四周隆起呈河堤状，两侧/一侧堤壁角＜90°，堤壁角内被片絮状高回声结构充填，边缘区与正常胃壁界限分明，其最外层（浆膜层）高回声线

T2 期：显示清晰，连续完整，厚薄均匀，与周围组织或器官界限分明。

T3 期：显示尚清晰，厚薄不均且粗糙不平，但连续性无明显中断，与周围组织或器官分界清晰。

T4a 期：粗糙不平，回声不均匀，厚薄不一，断续不连。

T4b 期：显示模糊，局部中断呈低回声，与周围组织或器官分界欠清/侵入周围组织与器官，无明显分界/呈相融状态。

CDFI 检测管壁增厚区可见点条状血流信号（Adler 半定量分级：Ⅰ/Ⅱ/Ⅲ级）。嘱患者半坐位、连续饮水，沿 EGJ 长轴实时动态观察可见 EGJ 管壁僵硬，开放受限，液体通过时较缓慢，进入胃腔有间断或停顿现象，其内凹陷形态无明显变化。EGJ 接壤或毗邻区结构（包括食管下段、胃底、胃体、肝左叶、周围膈肌、脾门等结构）未见异常回声。有关淋巴引流区未见明显增大淋巴结。（女性患者）盆腔两侧附件区未见异常回声。

超声诊断：EGJ 前壁小弯侧/后壁局限性非均匀性增厚、僵硬并溃疡征象，管腔狭窄。结合临床，考虑进展期 AEG（Borrmann Ⅱ型，Siewert Ⅱ/Ⅲ型）可能。术前超声所获 TNM 分期信息：T×N×M×。建议：临床结合其他影像学检查进一步评价。

三、浸润溃疡型 AEG（Borrmann Ⅲ型）

空腹与饮水胃充盈后，仰卧位或仰卧右前斜位，常规腹部超声探头检查，取食管胃结合部（EGJ）长轴与短轴切面图像示：EGJ 显像失常，外径增大，"喇叭口"变形，前后壁不对称，管腔偏移、变形，其前壁小弯侧/后壁节段性非均匀性增厚并轻微隆起于胃腔内，长度_____cm（中心位于 EGJ 以上 1～5 cm 并向下生长累及 EGJ/中心跨越 EGJ/位于 EGJ 以上 1 cm 至 EGJ 以下 2 cm 并累及 EGJ/中心位于 EGJ 以下 2～5 cm 并向上累及 EGJ），最厚处_____cm，形态不规则，回声层次消失，以低回声为主，中心区/近中心区可见一整体/大部分位于胃轮廓之内的不规则形/弹坑样/火山口样/

残月形凹陷,大小为_____cm×_____cm,凹陷底部粗糙不平(最深处距离浆膜层约_____cm),可见少许团絮状、条片状/宽窄不一的半弧形高回声或强回声分布,凹陷四周隆起呈堤坡状(堤壁角＞90°)/凹陷周缘无明显隆起,增厚管壁边缘与正常管壁无明显分界,其最外层(浆膜层)高回声线

  T2 期:显示清晰,连续完整,厚薄均匀,与周围组织或器官界限分明。

  T3 期:显示尚清晰,厚薄不均且粗糙不平,但连续性无明显中断,与周围组织或器官分界清晰。

  T4a 期:粗糙不平,回声不均匀,厚薄不一,断续不连。

  T4b 期:显示模糊,局部中断呈低回声,与周围组织或器官分界欠清或侵入周围组织与器官乃至无明显分界或呈相融状态/周围腹膜及脂肪组织稍增厚。

CDFI 检测管壁增厚区可见血流信号增多(Adler 半定量分级:Ⅰ/Ⅱ/Ⅲ级)。嘱患者半坐位、连续饮水,沿 EGJ 长轴实时动态观察可见管壁增厚区僵硬,管腔轻度狭窄、变形/无明显狭窄,贲门口开放受限/无明显受限,液体通过时较缓慢,进入胃腔有间断或停顿现象,其内凹陷形态无明显变化。与 EGJ 上缘接壤的食管下段管壁节段性增厚,长度_____cm,最厚处_____cm;与 EGJ 下缘邻接的胃体上段胃壁未见明显增厚,但彼此分界不清。有关淋巴引流区未见明显增大淋巴结。(女性患者)盆腔两侧附件区未见异常回声。

  超声诊断:①EGJ 管壁节段性非均匀性环周性增厚并溃疡/多发性浅溃疡,管腔狭窄。②食管下段管壁增厚(长度_____cm)。结合临床,考虑进展期 AEG 占位(Borrmann Ⅲ 型,Siewert Ⅰ/Ⅱ/Ⅲ 型)可能。术前超声所获 TNM 分期信息:T×N×M×。建议:临床结合其他影像学检查进一步评价。

四、浸润型 AEG(Borrmann Ⅳa 型,Siewert Ⅱ 型)

  空腹与饮水胃充盈后,仰卧位或仰卧右前斜位,常规腹部超声探头检查,取食管胃结合部(EGJ)长轴与短轴切面图像示:EGJ 显像失常,外径增大,前后径_____cm,失去正常"喇叭口"形态,前后壁不对称,管腔偏移、变形,整个 EGJ 管壁非均匀性环周性增厚,长度_____cm(中心跨越 EGJ/位于 EGJ 以上 1 cm 至 EGJ 以下 2 cm 并累及 EGJ),最厚处_____cm,内部回声层次消失,以低回声为主,黏膜皱襞粗厚不均、高低不平且断续不连,回声不均匀,高、低回声相间,其最外层(浆膜层)高回声线

  T2 期:显示清晰,连续完整,厚薄均匀,与周围组织或器官界限分明。

  T3 期:显示尚清晰,厚薄不均且粗糙不平,但连续性无明显中断,与周围组织或器官分界清晰。

  T4a 期:粗糙不平,回声不均匀,厚薄不一,断续不连。

  T4b 期:显示模糊,局部中断呈低回声,与周围组织或器官分界欠清或侵入周围组织与器官乃至无明显分界或呈相融状态/周围腹膜及脂肪组织稍增厚。

CDFI 检测管壁增厚区可见血流信号增多(Adler 半定量分级:Ⅰ/Ⅱ/Ⅲ级)。嘱患者半坐位、连续饮水,沿 EGJ 长轴实时动态观察可见管壁增厚区僵硬,管腔狭窄、变形,贲门口开放受限,液体通过时较缓慢,进入胃腔有间断或停顿现象。与 EGJ 上缘接壤的食管下段管壁节段性增厚,长度_____cm,最厚处_____cm;与 EGJ 下缘邻接的胃体上段胃壁未见明显增厚,但彼此分界不清。有关淋巴引流区未见明显增大淋巴结。(女性患者)盆腔两侧附件区未见异常回声。

超声诊断:EGJ 管壁非均匀性环周性增厚、僵硬,管腔狭窄。结合临床,考虑进展期 AEG(Borrmann Ⅳa 型,Siewert Ⅱ 型)可能。术前超声所获 TNM 分期信息:T×N×M×。建议:临床结合其他影像学检查进一步评价。

五、浸润型胃体/胃底癌并 AEG(Borrmann Ⅳ型)

空腹与饮水胃充盈后,仰卧位或仰卧右前斜位,常规腹部超声探头检查,取食管胃结合部(EGJ)长轴与短轴切面图像示:EGJ、胃底和胃体上段显示异常,长度_____cm(中心位于 EGJ 以下 2～5 cm 并向上累及 EGJ),

Borrmann Ⅳa 型:胃底壁与胃体上段前壁节段性非均匀性/渐进性增厚,最厚处_____cm,

Borrmann Ⅳb 型:整个胃底与胃体中上段大、小弯侧胃前壁弥漫性非均匀性,最厚处位于胃底部,局部呈不规则性团块状改变,厚度_____cm,回声层次消失,以低回声为主,黏膜面高回声线粗糙不平、断续不连,浆膜层高回声线粗糙,与周围组织分界尚清楚,胃底腔略缩小。EGJ 外径增大,前后径_____cm,形态失常,前后壁不对称,内腔偏移、变形,管壁非均匀性环周性增厚,以左前壁最为显著,最厚处_____cm,内部回声层次消失,以低回声为主,黏膜面高回声线断续不连,回声不均匀,管壁最外层(浆膜层)高回声线

T4a 期:显示尚清晰,厚薄不均且粗糙不平,但连续性无明显中断,与周围组织或器官分界清晰;

T4a 期:显示模糊,局部中断呈低回声,与周围组织或器官分界欠清或侵入周围组织与器官乃至无明显分界或呈相融状态/周围腹膜及脂肪组织稍增厚。

CDFI 检测胃壁增厚区及 EGJ 管壁血流信号增多(Adler 半定量分级:Ⅰ/Ⅱ/Ⅲ级)。嘱患者半坐位、连续饮水,沿 EGJ 长轴实时动态观察可见 EGJ 管壁僵硬,管腔狭窄、变形,贲门口开放受限,液体通过缓慢。与 EGJ 上缘接壤的食管下段管壁节段性增厚,长度_____cm,最厚处_____cm。贲门下方、胃小弯周围可见数个(_____个)大小不一的实性结节,最大者为_____cm×_____cm,形态不规则,边缘粗糙,边界可见,内部以低回声为主。肝、胰腺、脾、肾未见明显转移灶。(女性患者)盆腔两侧附件区未见异常回声。

超声诊断:①EGJ 管壁非均匀性环周性增厚、僵硬。②胃底壁和胃体上段前壁节

段性非均匀性增厚、僵硬，胃底腔略变窄。③食管下段管壁增厚（长度_____cm）。④贲门下方、胃小弯周围多发淋巴结增大（_____个）。结合临床，考虑进展期胃底/胃体癌并AEG（Borrmann Ⅳa/Ⅳb型，Siewert Ⅲ型）、食管下段受侵及多发淋巴结转移可能。术前超声所获TNM分期信息：T×N×M×。建议：临床结合其他影像学检查进一步评价。

六、浸润型食管癌并AEG（Borrmann Ⅳa型）

空腹与饮水胃充盈后，仰卧位或仰卧右前斜位，扇扫或常规腹部超声探头沿食管下段、EGJ长轴与短轴扫查示：左心房后方之食管下段与贲门显示异常，长度_____cm（中心位于EGJ以上1～5 cm并向下生长累及EGJ），食管下段外径增大，最大前后径≥_____cm，管壁非均匀性环周性增厚，最厚处_____cm，以低回声为主，黏膜面高回声线粗细不均、断续不连，管壁外缘粗糙不平，断续不连。EGJ外径增大，前后径_____cm，形态失常，前后壁不对称，内腔不规则，"靶心"偏移、变形、增多，管壁非均匀性环周性增厚，最厚处_____cm，内部回声层次消失，以低回声为主，黏膜面高回声线断续不连，回声不均匀，管壁最外层（浆膜层）高回声线

> T3期：显示尚清晰，厚薄不均且粗糙不平，但连续性无明显中断，与周围组织或器官分界清晰。

> T4a期：粗糙不平，回声不均匀，厚薄不一，断续不连。

> T4b期：显示模糊，局部中断呈低回声，与周围组织或器官分界欠清或侵入周围组织与器官乃至无明显分界或呈相融状态/周围腹膜及脂肪组织增厚，与其接壤的胃底及胃体壁未见明显增厚。

CDFI检测增厚EGJ管壁可见血流信号增多（Adler半定量分级：Ⅰ/Ⅱ/Ⅲ级）。嘱患者半坐位、连续饮水，沿食管下段及EGJ长轴实时动态观察可见管壁僵硬，管腔狭窄、变形，贲门口开放受限，液体通过时较缓慢，进入胃腔有间断或停顿现象。

> 超声诊断：食管下段及EGJ管壁非均匀性环周性增厚、僵硬。结合临床，考虑进展期食管癌并AEG（Borrmann Ⅳa型，Siewert Ⅰ型）可能。术前超声所获TNM分期信息：T×N×M×。建议：临床结合其他影像学检查进一步评价。

七、AEG其他各种所见

（1）EGJ接壤或毗邻区（包括食管下段、胃底、胃体、肝左叶、周围膈肌、脾门等结构）未见异常回声。

（2）食管下段浸润：食管下段外径增大（最大前后径_____cm），管壁非均匀性环周增厚，长度_____cm，最厚处_____cm，以低回声为主，管腔形态不规则，黏膜层高回声线粗细不均、断续不连，管壁外膜粗糙不平。

（3）胃底或胃体浸润：胃底部胃壁/胃体上段胃壁/胃底与胃体上段胃壁非均匀性

渐进性增厚,可视范围长度_____cm,最厚处_____cm,结构层次不清,回声减低,黏膜层粗细不均、断续不连,浆膜层回声线粗糙不平。

（4）肝左叶被侵犯:EGJ前方肝左叶粗糙不平,肝包膜高回声线不连续,局部肝实质呈片状/团块状低回声结构,大小_____cm×_____cm,边界欠清,形态不规则,与EGJ病区分界不清/融为一体。

（5）有关淋巴引流区(包括贲门、胃小弯、胃大弯、肝门及幽门上下区、脾门、腹腔动脉及其分支周围等区域)未见明显增大淋巴结/于_____周围可见单个或多个(2个/3~6个/7~15个/16个以上)大小不一的实性结节,形态呈类圆形/形态不规则,边缘粗糙,边界清晰/部分边界不清晰,内部呈低回声。

（6）盆腔两侧附件区未查见正常卵巢回声,于子宫左后方及右后方分别查见_____cm×_____cm×_____cm、_____cm×_____cm×_____cm 的肿块/双侧卵巢增大,左侧大小为_____cm×_____cm×_____cm,右侧大小为_____cm×_____cm×_____cm,边界清晰,包膜完整,形态呈肾形/卵圆形,表面凹凸不平,局部见分叶/结节样突起,内部回声不均匀,以实性中等回声/低回声为主,兼有不规则性囊性无回声区。CDFI检测团块内部可见粗大条状或分支样彩色血流信号,PW检测显示为高速、低阻动脉流速曲线,RI为_____。

参考文献（上篇）

[1] DEBAS H T. 消化外科学 病理生理与治疗 [M]. 韦军民,译. 北京:人民卫生出版社,2007:1—2,7,69.

[2] 欧文斯,艾佩尔曼. 食道和胃病理学图谱 [M]. 王东旭,杜宏伟,张雷,译. 天津:天津科技翻译出版有限公司,2016:74.

[3] 杨琳,朱玥璐,王斌,等. 进展期食管胃交界腺癌临床病理分析319例 [J]. 世界华人消化杂志,2012,20(9):784—789.

[4] 国际食管疾病学会中国分会(CSDE)食管胃结合部疾病跨界联盟,中国医师协会内镜医师分会腹腔镜外科专业委员会,中国医师协会外科医师分会上消化道外科医师专业委员会,等. 食管胃结合部腺癌外科治疗中国专家共识(2018年版)[J]. 中华胃肠外科杂志,2018,21(9):961—975.

[5] 张敬安,程东风. 体表超声对进展期贲门癌的诊断价值 [J]. 中国中西医结合影像学杂志,2011,9(4):318—321.

[6] 梅红,侯彩霞,金艳青,等. 腹部超声对贲门癌的显像效果及其用于术前分期的临床观察 [J]. 现代消化及介入诊疗,2017,22(6):788—789.

[7] 尚晓滨,于振涛. 食管胃交界部腺癌:概念与对策 [J]. 中国癌症杂志,2008,18(5):339—344.

[8] KIM S L, WARING J P, SPECHLER S J, et el. Diagnostic inconsistencies in Barrett's esophagus [J]. Gastroenterology,1994,107(4):945—949.

[9] MISUMI A, MURAKAMI A, HARADA K, et el. Definition of carcinoma of the gastric cardia [J]. Langenbecks Archiv fü Chirurgie,1989,374(4):221—226.

[10] SIEWERT J R, STEIN H J. Classification of adenocarcinoma of the esophagogastric junction [J]. British Journal of Surgery,1998,85(11):1457—1459.

[11] GINSBERG G G, KOCHMAN M L, NORTON I, et al. 临床胃肠内镜学 [M]. 林三仁,译. 北京:北京大学医学出版社,2008:385.

[12] 李建国. 胃肠肿瘤超声检查 [J]. 中国超声医学杂志,1997,13(9):56—59.

[13] 丁柏成,徐阿曼,叶早群,等. 食管胃结合部腺癌65例形态超声及其分型和病理诊断 [J]. 安徽医药,2017,21(4):657—660.

[14] 曲智锋,徐远,王培,等. 5-氟尿嘧啶同步化、放疗治疗局部晚期贲门癌32例临

床观察［J］. 中华实用诊断与治疗杂志,2010,24(4):392－393.

［15］FORBES A,MISIEWICZ J J,CAROLYN C,et al. 临床胃肠病学图谱［M］. 孙刚,等译. 北京:北京大学医学出版社,2006:53.

［16］HASEGAWA S,YOSHIKAWA T,CHO H,et al. Is adenocarcinoma of the esophagogastric junction different between Japan and western countries? The incidence and clinicopathological features at a Japanese high-volume cancer center［J］. World Journal of Surgery,2009,33(1):95－103.

［17］白纪刚,党诚学. 食管胃连接部腺癌新的分型标准在中国的应用［J］. 中南大学学报(医学版),2007,32(1):138－143.

［18］杨宏,武爱文,季加孚,等. 食管胃结合部腺癌 471 例 Siewert 分型临床研究［J］. 中国实用外科杂志,2012,32(4):310－315.

［19］陈星荣,陈九如. 消化系统影像学［M］. 上海:上海科学技术出版社,2010:119－126.

［20］Compton C C,Goldman H,Haggitt R C,et al. Protocol applies to all invasive carcinomas of the esophagus［M］// AJCC Cancer Staging Manual. 7th ed. Berlin: Springer,2005.

［21］刘舒颖. 食管胃交界癌 107 例内镜下诊断及病理分析［J］. 中国医学工程,2015, 23(4):170－171.

［22］刘倩,王文奇,毛海婷. 胃癌［M］. 北京:人民卫生出版社,2004:299－301.

［23］WITTEKIND C,COMPTON C C,GREENE F L,et al. TNM residual tumor classification revisited［J］. Cancer,2002,94(9):2511－2516.

［24］KIM J W,SHIN S S,HEO S H,et al. Diagnostic performance of 64-section CT using CT gastrography in preoperative T staging of gastric cancer according to 7th edition of AJCC Cancer staging manual［J］. European Radiology,2012,22(3):654－662.

［25］HALLINAN J P D T,VENKATESH S K. Gastric carcinoma: imaging diagnosis,staging and assessment of treatment response［J］. Cancer Imaging,2013,13(2): 212－227.

［26］FUSTER D,MAYORAL M,RUBELLO D,et al. Is there a role for PET/CT with esophagogastric junction adenocarcinoma［J］. Clinical Nuclear Medicine,2015,40(3): e201－e207.

［27］王海燕,贵蕾,付宪伟. 胃镜联合二维超声在进展期胃癌术前分期中的应用探讨［J］. 安徽医药,2015,19(1):111－113.

［28］国家卫生健康委员会. 胃癌诊疗规范(2018 年版)［J］. 中华消化病与影像杂志(电子版),2019,9(3):118－144.

［29］LERUT T,DECKER G,COOSEMANS W,et al. Quality indicators of surgery for adenocarcinoma of the esophagus and gastroesophageal junction［J］. Recent Results in Cancer Research,2010,182(16):127－142.

[30] 吴涛,王志学,尹晓翔,等. 灌注化疗和粒子支架治疗高龄贲门癌疗效及术后生活质量对比研究 [J]. 中国医学影像学杂志,2014,22(7):505－507.

[31] GERTLER R,STEIN H J,LOOS M,et al. How to classify adenocarcinomas of the esophagogastric junction:as esophageal or gastric cancer [J]. The American Journal of Surgical Pathology,2011,35(10):1512－1522.

[32] 李一峰. B型超声在贲门癌诊断中的应用 [J]. 中国超声医学杂志,1991,7(4):267－268.

[33] 朱尚勇,廖新红,刘若川,等. 食管腹段的超声解剖及声像图研究 [J]. 中国超声医学杂志,2002,18(4):289－291.

[34] 杨利霞. 贲门癌750例术前超声显像、X线造影对预测手术可切除性的对比分析 [J]. 中国医学影像技术,1996,12(4):285－286.

[35] 陆文明. 临床胃肠疾病超声诊断学 [M]. 西安:第四军医大学出版社,2004:38.

[36] 周辅西,尹敬璧,梁海兰,等. 贲门癌X线与超声显象对照分析 [J]. 中国超声医学杂志,1986,2(3):165－168.

[37] TANOMKIAT W, CHONGCHITNAN P. Transabdominal sonography of gastroesophageal junctions [J]. Journal of Clinical Ultrasound,1999,27(9):505－512.

[38] 邵波,姚克纯,唐杰,等. 超声诊断贲门病变的临床应用 [J]. 中国超声医学杂志,1999,15(7):530－532.

[39] 刘廷洲,邵元伟,管秀红. 多层螺旋CT诊断食管胃交界腺癌 [J]. 中国医学影像技术,2014,30(4):636－637.

[40] OKAJIMA K, ISOZAKI H. Splenectomy for treatment of gastric cancer:Japanese experience [J]. World Journal of Surgery,1995,19(4):537－540.

[41] 张晓鹏. 胃肠道CT诊断学 [M]. 沈阳:辽宁科学技术出版社,2001:71－79.

[42] 孙建杭,彭兆玉,胡文江,等. 胃癌B超定位与手术病理对照 [J]. 中国超声医学杂志,1991,7(1):16－18.

[43] HUANG L,XU A M. Adenocarcinoma of esophagogastric junction:controversial classification,surgical management,and clinicopathology [J]. Chinese Journal of Cancer Research,2014,26(3):226－230.

[44] NATSUGOE S,YOSHINAKA H,MORINGA T,et al. Assessment of tumor invasion of the distal esophagus in carcinoma of the cardia using endoscopic ultrasonography [J]. Endoscopy,1996,28(9):750－755.

[45] 纪小龙. 消化道病理学 [M]. 北京:人民军医出版社,2010:248,320.

[46] 张晓鹏,唐磊. 食管胃结合部腺癌的影像学评价 [J]. 中国实用外科杂志,2012,32(4):273－277.

[47] 刘秀民,刘晓梅,左自军. 螺旋CT在贲门癌诊断中价值 [J]. 中华实用诊断与治疗杂志,2012,26(6):578－579.

[48] IKEDA Y,KURIHARS H,NIIMI M,et al. Esophageal intramural spreading from an adenocarcinoma of the esophagogastric junction [J]. Hepato-Gastroenterology, 2004,51(59):1382－1383.

[49] 于振涛,赵锡江,尚晓滨,等.贲门癌的诊断和治疗进展 [C]//中国抗癌协会,山东抗癌协会,青岛抗癌协会.全国食管癌诊断与治疗新技术研讨会论文集.2006,241－248.

[50] QIN H L,LIN C H. Radical resection of gastric carcinoma with pancreas and spleen preservation and functional cleaning of lymph nodes [J]. Chinese Medical Journal, 2002,115(5):736－739.

[51] 杨利霞,寿化山,张灿宇,等.超声显象术前估计贲门癌切除可能性的价值 [J]. 中国超声医学杂志,1991,7(1):19－20.

[52] 高敏,翟凤丽,张拉春,等.贲门癌 MDCT T 分期与病理对照 [J].中国医学影像技术,2012,28(2):307－310.

[53] 廖子君,雷光焰.肿瘤转移学 [M].西安:陕西科学技术出版社,2007:537.

[54] 李军,路少林,刘涵,等.从淋巴结转移规律探讨贲门癌合理治疗 [J].齐鲁肿瘤杂志,1997,4(3):197－198.

[55] WANG L S,WU C W,HSIH M J,et el. Lymph node metastasis in patients with adenocarcinoma of gastric cardia [J]. Cancer,1993,71(6):1948－1953.

[56] 马伟,赵仁.150 例贲门癌淋巴结转移特点及影响价值评价 [J].医药前沿, 2018,8(33):32－33.

[57] SAKAGUCHI T,SAWADA H,YAMADA Y,et al. Indication of splenectomy for gastric carcinoma involving the proximal part of the stomach [J]. Hepato-gastroenterology,2001,48(38):603－605.

[58] SUH Y S,HAN D S,KONG S H,et al. Should adenocarcinoma of the esophagogastric junction be classified as esophageal cancer? A comparative analysis according to the seventh AJCC TNM classification [J]. Annals of Surgery,2012,255(5):908－915.

[59] AJANI J A,D'AMICO T A,ALMHANNA K,et al. Esophageal and esophagogastric junction cancers,version 1. 2015 [J]. Journal of the National Comprehensive Cancer Network,2015,13(2):194－227.

[60] 郭瑞军,寇谦,张文云,等.贲门癌术前超声检查的意义 [J].中华超声影像学杂志,1992,1(1):17－19.

[61] 董磊,卢兆桐,梁春香,等.彩超在贲门癌检查中的应用及意义 [J].中国超声医学杂志,1995,11(8):601－602.

[62] 戴莹,陈敏华,廖盛日,等.体表超声对腹段食管癌浸润深度的诊断价值 [J].中华超声影像学杂志,2004,13(5):355－358.

[63] WANG W,CHEN X L,ZHAO S Y,et al. Prognostic significance of preoperative serum CA125,CA19-9 and CEA in gastric carcinoma [J]. Oncotarget,2016,7(23):

35423－35436.

［64］FENG F，TIAN Y，XU G，et al. The length of proximal margin does not influence the prognosis of Siewert type Ⅱ/Ⅲ adenocarcinoma of esophagogastric junction after transhiatal curative gastrectomy［J］. SpringerPlus，2016，5(1)：588.

［65］ZHANG W H，CHEN X Z，LIU K，et al. Comparison of the clinicopathological characteristics and the survival outcomes between the Siewert type Ⅱ/Ⅲ adenocarcinomas［J］. Medical Oncology，2014，31(8)：116.

［66］TELFORD J J，ENNS R A. Endoscopic missed rates of upper gastrointestinal cancers：parallels with colonoscopy［J］The American Journal of Gastroenterology，2010，105(6)：1298－1300.

［67］SUNG I K，KIM Y C，YUN J W，et al. Characteristics of advanced gastric cancer undetected on gastroscopy［J］The Korean Journal of Gastroenterology，2011，57(5)：288－293.

［68］RÄSÄNEN J V，SIHVO E I，KNUUTI M J，et al. Prospective analysis of accuracy of position emission tomography，computed tomography，and endoscopic ultrasonography in staging of adenocarcinoma of the esophagus and the esophagogastric junction［J］. Annals of Surgical Oncology，2003，10(8)：954－960.

［69］张敬安，张新书. 贲门癌的超声诊断进展［J］. 安徽医学，2005，26(3)：255－257.

［70］郑芝田. 胃肠病学［M］. 3版. 北京：人民卫生出版社，2002：446.

［71］李治安. 临床超声影像学［M］. 北京：人民卫生出版社，2003：1221.

［72］邹小明，黄志勇，王武军，等. 超声内镜对食管癌和贲门癌切除可能性的术前评估［J］. 第一军医大学学报，1999，19(3)：231－233.

［73］PEDRAZZANI C，BERNINI M，GIACOPUZZI S，et al. Evaluation of Siewert classification in gastro-esophageal junction carcinoma：What is the rule of endoscopic ultrasonography? ［J］. Journal of Surgical Oncology，2005，91(4)：226－231.

［74］KASPER D L，FAUCI A S，HAUSER S L，et al. 哈里森内科学：消化系统疾病分册［M］. 周丽雅，译. 19版. 北京：北京大学医学出版社，2016：34.

［75］王子干，许春梅，朱建常，等. 中老年非外伤性食管裂孔疝二维及三维超声诊断研究［J］. 中华医学超声杂志(电子版)，2014，11(4)：48－53.

［76］KINDBLOM L G，REMOTTI H E，ALDENBORG F，et al. Gastrointestinal pacemaker cell tumor (GIPACT)：Gastrointestinal stromal tumors show phenotypic characteristics of the interstitial cells of Gajal［J］. The American Journal of Pathology，1998，152(5)：1259－1269.

［77］HIROTA S，ISOZAKI K，MORIYAMA Y，et al.Gain-of-function mutations of c-kit in human Gastrointestinal stromal tumors［J］. Science，1998，279(5350)：577－580.

［78］王子干，许春梅，周峰，等. 组合超声影像技术诊断胃间叶源性肿瘤［J］. 中国医学影像技术，2014，30(3)：424－428.

下篇　进展期胃癌

　　胃癌系起源于胃黏膜上皮的肿瘤,临床上分为早期胃癌和进展期胃癌。早期胃癌的癌组织仅限于黏膜层和黏膜下层,未浸润肌层;进展期胃癌是指癌肿侵及肌层和浆膜层或侵入邻近结构或发生远处转移者,包括中期胃癌(癌组织浸润已达肌层,但无远处转移,未侵及邻近器官)和晚期胃癌(癌组织浸润超出肌层,有远处转移或侵及邻近器官)。

　　对于胃癌,目前尚无简便、有效的人群普查方法。内镜检查及活检虽然是目前诊断胃癌的"金标准",但由于是侵入性检查,常不被很多无症状、低胃癌风险人群所接受。采用非侵入性诊断方法筛选出胃癌高风险人群,继而进行有针对性的内镜下精查是较为可行的诊断策略。饮水胃充盈法(或饮用胃肠超声助显剂法)经腹超声检查虽难以诊断大多数的早期胃癌,但可用于进展期胃癌的筛查,具有无创伤、方法简便、接受面广且结果较为可靠等优点。

　　经腹超声诊断进展期胃癌主要包括以下内容:定位及定性诊断、大体病理形态判断(Borrmann 分型)、胃壁浸润深度及范围的判断、扩散与转移的判断、大体分期判断。

第 11 章
胃癌的临床概述

一、胃的解剖构成、蠕动及毗邻

1.胃的解剖构成

胃在解剖构成上分为贲门、胃底、胃体、胃窦和幽门。国内对各区域的划分一般采用如下方法：食管进入胃的开口部位称为贲门。贲门水平线以上部位称为胃底。以贲门为中心、半径约 2 cm 的圆形范围称为贲门周围部（贲门部）。胃的右上侧边缘称为胃小弯，外下侧边缘称为胃大弯。胃部通向十二指肠的细短管状结构称为幽门或幽门管。胃小弯向下行，然后转向右上或略呈水平转向右方，转角处称为角切迹或胃角。对角切迹与胃大弯的最低点进行连线，该线与幽门之间的区域称为胃窦，胃窦与胃体之间的区域称为胃体。幽门近端 4～5 cm 的一段胃窦称为幽门前区。

2.胃的蠕动

胃最重要的运动形式是复合性蠕动性收缩，其主要发生于远端胃。近端胃的功能是紧张性活动，以便及时调节胃内压力。实时超声显像易于在自然状态下观察胃的收缩蠕动。

3.胃的毗邻

胃上方毗邻膈穹，下方关联横结肠，左缘有一部分与膈及胸廓为邻，右缘为左半肝所遮盖，各方毗邻有所不同。

（1）胃前上壁：右侧份连同食管腹段与肝左外侧叶和左内侧叶毗邻，因此胃小弯侧胃癌可能侵犯左半肝；左侧份直接毗邻左肋缘及膈的起始部；胃前上壁表面为游离面，此面贴邻腹前壁，空腹时横结肠可能位于其前方。因为胃前上壁及其所毗邻的胸壁、腹壁等均为活动器官，所以胃前壁溃疡或损伤一般不易被包裹或粘连。

（2）胃后下壁：毗邻结构甚多且共同组成胃床。以脾动脉（超声扫查可清楚显示该动脉沿胰腺上缘左行）和横结肠系膜根为界，将毗邻胃床分为上、中、下三份：上份结构自右向左包括膈左脚、左肾上腺、左肾上部和脾的上份；中份结构为胰体和胰尾的前上面；下份结构由横结肠系膜、十二指肠空肠曲、左肾下半部及结肠左曲组成。横结肠系膜和胃后下壁之间隔有网膜囊。十二指肠空肠曲同胃后下壁之间有网膜囊及横结肠系膜间隔。左肾盂下半部与胃后下壁之间隔有网膜囊、横结肠系膜及左系膜窦。因此，当胃后下壁发生病变时，可与胃床结构如胰腺、结肠等产生粘连；胃大弯侧胃癌常可累及横结肠；胃后下壁的溃疡可能向后方扩张，形成连累胃床脏器的穿透性溃疡或穿孔。

二、早期胃癌、进展期胃癌的定义与 Borrmann 分型

临床根据胃癌所处不同阶段将其分为两大类型：早期胃癌和进展期胃癌。

1.早期胃癌

参照日本胃肠道内镜学会提出的定义，早期胃癌是指癌组织仅限于黏膜层或黏膜下层，未浸润肌层，不论有无淋巴结转移[1]。除胃溃疡癌变外，一般分为 4 种类型。

（1）隆起型：癌肿向胃腔内生长，隆起明显，呈息肉状，高度超过 0.5 cm（为正常黏膜厚度的 2 倍以上），基底较宽，境界清楚，表面多为颗粒状、乳头状、绒毛状或菜花状，其以乳头状和分化型腺癌多见，浸润深度达黏膜下层者居多，易出现血行转移。

（2）表浅型：癌肿主要沿黏膜和黏膜下层浸润，病变区黏膜皱襞消失，边界与正常区分界不清，形态不规则，范围大小不一，病灶呈平坦状，但多数有轻微的低洼或突起，且深度或高度均不超过 0.5 cm。

（3）凹陷型：生长于黏膜或黏膜下层的癌肿，其表面坏死脱离，形成明显凹陷，凹陷深度在 0.5 cm 以上，形态、大小不一，边界欠清，在病理上以低分化癌、黏液腺癌和印戒细胞癌多见。

（4）混合型：同时具有上述 2 种以上类型的表现。

对于由日本胃肠道内镜学会提出的早期胃癌的定义，我国学者在 1984 年提出了异议，认为淋巴结转移是衡量恶性肿瘤进展程度及预后的重要指标，"不论有无淋巴结转移"都视为早期胃癌显然是不恰当的。目前，尽管早期胃癌的内镜下分型依照 2002 年、2005 年巴黎分型标准进行了更新[2,3]，但在病变形态的表述上仍然沿用了上述概念。

2.进展期胃癌

进展期胃癌是指癌肿侵及肌层及浆膜层者或侵入邻近结构或发生远处转移者，包括中期胃癌（癌组织浸润已达肌层，但无远处转移，未侵及邻近器官）和晚期胃癌（癌组织浸润超出肌层，有远处转移或侵及邻近器官）。国内资料报道，进展期胃癌的病灶大小以 4.1～6.0 cm 最为多见，其次为 6.0～8.0 cm、2.1～4.0 cm。胃癌预后与癌组织浸润深度直接相关，浸润越深，预后越差。进展期胃癌的病理分型方法很多，但病理、临床及放射学领域的大多数研究者仍沿用国际上通用的 Borrmann 4 型法或 5 型法（图 11—1）[4]。

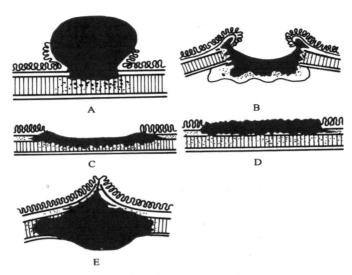

A—肿块型(Borrmann Ⅰ型);B—局限溃疡型(Borrmann Ⅱ型);C—浸润溃疡型(Borrmann Ⅲ型);

D—浸润型(Borrmann Ⅳ型);E—黏膜外型或混合型(Borrmann Ⅴ型)。

图11-1　进展期胃癌临床分型(Borrmann 5 型法)示意图

该图引自文献[4]:陈星荣,陈九如.消化系统影像学[M].上海:上海科学技术出版社,2010:215.

1981年,我国胃癌研究协作组提出新的方案,在 Borrmann 4 型法的基础上增加2个类型,将范围局限的胃壁增厚称为盘状蕈伞型,局限于胃一个分区内的浸润称为局限浸润型,超过胃的一个分区的浸润称为弥漫浸润型,同时明确小而浅表的溃疡不列入溃疡型中。该方案对超声诊断分型具有一定的指导意义,因为在超声声像图上,有时很难对小而浅表的溃疡和肿瘤表面经常出现的凹凸不平进行区分[5]。

三、胃癌的流行病学、主要病理及临床特点

1.胃癌的流行病学特点

胃癌系起源于胃黏膜上皮的肿瘤。进展期胃癌患者在临床上较为常见。在世界范围内,胃癌的发病率和死亡率均居恶性肿瘤前两位[6,7]。近年来,随着我国社会经济的发展和人们生活水平的提高,胃癌发病率有所下降[1]。由于我国人口众多,成人幽门螺杆菌感染率高达 40%～60%[8]。我国是胃癌高发国家,每年新发胃癌病例约40 万例,死亡人数为 30 万～35 万[5,6],新发和死亡病例约占全世界胃癌病例的 40%,其中农村发病率高于城市[10]。据报道,2009 年我国肿瘤登记地区胃癌发病率为3.621‰,同期胃癌的死亡率为 2.588‰,占恶性肿瘤死亡率的第三位,临床收治的胃癌患者 60%以上处于进展期[11]。如何降低我国胃癌的发病率和死亡率,仍是亟待解决的重大公共卫生课题。

已有研究表明,一些癌前疾病(如部分胃息肉、慢性胃溃疡、慢性萎缩性胃炎、肥

厚性胃炎、术后残胃、恶性贫血等）如不经恰当治疗可能演变为癌[1]。胃癌发病年龄以40～60岁多见，死亡率随年龄增长而增加，年轻人少见，约有3％～5％在35岁左右发病，30岁以下占1％。但是，年轻人发生的胃癌更具侵袭性，预后更差[4]。胃癌以男性发病率高，男女比例为（2～3）∶1。胃癌可发生于胃的任何部位，其中以胃窦幽门部最多见（50％～70％），其次为贲门部（约20％），发生于胃体前后壁、大弯侧和胃底者较少（约10％），另有少数病例累及范围在二区以上（广泛型）。近年来，我国发生于胃远端的胃癌数量逐渐减少，而发生于胃近端（贲门胃底部）的胃癌数量并未下降[1]。

2.胃癌的病理学特点

胃癌起自胃黏膜上皮细胞，均为腺癌，其在发生、发展过程中生物学行为不一，不仅病理形态多样，而且能够互相转化。1979年，WHO将普通型胃癌分为乳头状腺癌、管状腺癌、低分化腺癌、黏液腺癌和印戒细胞癌。国内有学者在WHO分类的基础上，根据肿瘤组织中是否富含黏液成分将胃癌分为胃黏液癌（包括黏液腺癌、印戒细胞癌与含部分黏液细胞或印戒细胞的低分化腺癌）与胃非黏液癌（包括中高分化腺癌与低未分化癌）[12]。胃黏液腺癌、印戒细胞癌及低分化腺癌，多数细胞分化程度低，缺乏细胞连接，一般不形成腺管，恶性程度高，癌细胞呈广泛浸润性生长，在胃壁内具有横向与深部浸润的倾向，常侵犯胃壁各层，且伴有广泛的纤维化和炎症，肿瘤界限不明显，较早出现淋巴结转移，容易发生种植转移，患者被发现时多属晚期。高分化腺癌和中分化腺癌一般具有明显的腺管结构，以癌细胞间紧密结合为特征，病灶多呈非浸润性生长，肿瘤界限比较明确。有研究表明，随着病程进展，肿瘤向组织深部浸润，组织学类型也可能由中高分化型逐步向低分化型转化，癌细胞的分化程度会越来越低[13,14]。

3.胃癌的临床特点

早期胃癌多数无特异性症状，患者常疏于就诊或未进行相应检查，从而导致胃癌的诊断被延迟[4]。当肿瘤发展到一定程度，影响胃的功能时，始有较明显的症状出现，如上腹痛或不适、消瘦、食欲减退及呕吐、出血、黑便等，但与许多胃良性疾病（如胃炎、糜烂、溃疡等）症状类似，并无特异性。中后期胃远端癌常表现为幽门梗阻和胃潴留症状，如腹部饱胀、隐痛、自动限制饮食、呕吐宿食等。AEG患者可出现进食异物感、食物反流症状，后期可出现吞咽困难、消瘦、贫血等。查体：早期癌常无明显体征，少数患者可有上腹部深压痛或伴有轻度肌抵抗感（此为唯一值得注意的体征）。上腹部肿块、直肠前陷窝肿物、脐周肿块、左锁骨上淋巴结肿大等，均为胃癌晚期转移后的体征。

四、胃癌的临床病理分期

UICC和AJCC共同制定的TNM（Tumor Node Metastasis，TNM）分期系统是

当前胃癌临床治疗决策和评估预后的最为重要的参考标准。UICC/AJCC 于 1988 年发布胃癌 TNM 分期系统，其中 T、N、M 分别代表肿瘤浸润胃壁深度、淋巴结转移及远处转移情况。该系统着重强调了肿瘤的浸润深度、转移淋巴结与原发癌边缘的距离，将胆总管旁、胰十二指肠后、肠系膜根部、腹主动脉旁淋巴结转移视为远处转移（M1）。此后，UICC/AJCC 进行了数次更新。1997 年，UICC/AJCC 将胃癌的胃壁浸润深度分为 4 期并按照转移淋巴结的数目进行分期[15]。2018 年 1 月 1 日起，第 8 版胃癌 TNM 分期系统（表 11-1）正式启用。与之前的数个版本比较，第 8 版中的 T 分期标准更加明确细致，易于掌握和应用。新版本的启用为临床影像实战提供了新的依据，对影像学精细化诊断而言也是新的挑战。

表 11-1 UICC/AJCC 第 8 版胃癌 TNM 分期系统

	分期	内容
	Tx	原发肿瘤无法评估
	T0	无原发肿瘤证据
	原位癌	肿瘤位于上皮内，未浸及黏膜固有层，重度异型增生（Tis 期）
	T1	肿瘤侵及黏膜固有层、黏膜肌层或黏膜下层
	T1a	肿瘤侵及黏膜固有层或黏膜肌层
	T1b	肿瘤侵及黏膜下层
T 分期	T2	肿瘤侵及固有肌层
	T3	肿瘤侵及浆膜下层结缔组织，未侵及内脏腹膜或邻近结构（注：侵及大小网膜但未穿透腹膜脏层视为 T3 期）
	T4	肿瘤侵及浆膜层（腹膜脏层）或邻近结构
	T4a	肿瘤侵透浆膜层（腹膜脏层）
	T4b	肿瘤侵及邻近组织结构（包括膈肌、肾上腺、肾、横结肠、小肠、胰腺、脾、肝、腹壁、腹膜后间隙）
	Nx	区域淋巴结无法评估
	N0	无区域淋巴结转移
	N1	1～2 个区域淋巴结转移
N 分期	N2	3～6 个区域淋巴结转移
	N3a	7～15 个区域淋巴结转移
	N3b	16 个以上区域淋巴结转移
	M0	无远处转移
M 分期	M1	有远处转移（注：远处转移包括腹膜种植转移、腹腔细胞学检测阳性以及非持续性延伸的大网膜肿瘤）

五、胃癌的预后及术前诊断

1.胃癌的预后

胃癌的预后与诊治时机密切相关。进展期胃癌患者即使接受了以外科手术为主的综合治疗,5 年生存率仍低于 30%[16];而大部分早期胃癌患者在内镜下即可获得根治性治疗,5 年生存率超过 90%[17]。但是,目前我国早期胃癌的诊治率低于 10%,远远低于日本(70%)和韩国(50%)[1]。19 世纪末至 20 世纪初,胃癌患者从初诊到确诊的平均时间在 110 天左右,有时甚至在出现幽门梗阻、腹部扪及肿块或出现转移淋巴结时始被诊断,确诊时Ⅲ期与Ⅳ期患者比例分别达 31.7% 及 42.4%。在此期间,经腹超声检查在进展期胃癌的诊断中发挥了重要作用。赵静等[18]报道 41 例老年胃癌患者,从发病到就诊的时间在 3 个月以下的有 21 例(占 51.2%),6 个月以下的有 13 例(占 31.7%),1 年以下的有 5 例(占 12.2%),超过 1 年的有 2 例(占 2.4%)。近年来,随着胃镜的广泛应用以及大众健康意识的提高,临床对早期胃癌的发现率得到明显提升,Ⅲ期、Ⅳ期胃癌发生率下降,经腹超声诊断进展期胃癌的作用被渐渐弱化。

2.胃癌的术前诊断

目前,联合应用胃镜、上消化道 X 线钡剂造影、超声(经腹超声或超声内镜)、螺旋CT 或 PET-CT 等多种检查手段,仍是临床实现胃癌术前诊断及病理分期的重要途径。

我国当前检出的早期胃癌病例只占胃癌病例的 5%～20%[1],仍有部分早期及进展期胃癌患者在行常规经腹超声检查时被首先发现。因此,对于超声诊断工作者和医学影像学相关专业学生而言,学习并掌握进展期胃癌的超声声像图表现仍然是很有必要的。

饮水胃充盈法(或饮用胃肠超声助显剂法)经腹超声具有无创伤、方法简便、接受面广且结果较为可靠等优点,可应用于胃癌筛查。尤其对于胃镜检查不能耐受的群体,饮水胃充盈法经腹超声可广泛应用于诊断、治疗、随访复诊等环节,临床价值更为显著。

第 12 章
胃癌的超声检查方法

一、传统检查方法

胃、肠为空腔脏器,具有生理性节律性蠕动的特点,正常时表现为收缩与舒张交替进行的状态,内容物的量对管腔的充盈程度起到决定性作用。胃肠道形态的不恒定性,以及呼吸和心血管的搏动、胃肠腔胀气或(和)患者肥胖等诸多因素的影响,常常给经腹超声检查带来一定难度。尽管空腹状态下经腹超声检查可发现一定数量的进展期胃癌[18],但对早期胃癌多数难以检出。

笔者认为,胃肠管腔充盈程度如何,是否获得良好的扩张,胃肠壁结构是否得以清晰显示,是决定经腹超声诊断胃肠道疾病能否成功的重要因素。因此,胃肠道疾病的超声检查方法主要应围绕 2 个方面进行:一是促使胃肠管腔充盈良好;二是通过变换体位,选择合适的超声探头,对胃肠壁的结构及形态进行全面系统地观察,充分显示其解剖学层次。

1.应用仪器

彩色多普勒超声诊断仪(凸阵、小凸阵或扇扫探头,2.0~5.0 MHz;高频线阵探头,5~12 MHz)。

2.检查前准备

□ 患者空腹 8~12 h。

□ 纯净水或温开水 800~1200 mL,备用。

□ 高枕一个(厚度为 30~40 cm)。

□ 盐酸山莨菪碱(654-2)10 mg,备用。

3.检查方法与步骤

先行使用常规腹部二维超声探头或(和)扇扫探头检查,条件允许时使用高频线阵探头补充检查。

(1)空腹时常规经腹超声检查方法。取仰卧位及侧卧位,使用凸阵探头或(和)扇扫探头,常规观察肝、胆道、胰腺、脾、胃及十二指肠区域,注意观察有无异常以及所见病灶的大小、形态、内部回声及其与周围组织或器官存在的关系等。

二维图像显示清楚后,利用彩色多普勒血流成像(CDFI)观察病灶周边和内部血流信号的分布及状态(通常采用 Adler 半定量分级法进行评价)。条件允许时,利用脉冲多普勒(PW)测量病灶内动脉流速曲线的收缩期流速峰值(PSV)、脉动指数(PI)和阻力指数(RI)。

(2)饮水胃充盈后常规经腹超声检查方法。视患者不同情况,嘱一次性饮水600～800 mL,3～5 min 之后,先取半坐位,使用凸阵探头,按顺序观察胃体部大小弯及前后壁、角切迹、胃窦及幽门管与十二指肠情况,然后取平卧位、仰卧右前或左前斜位、侧卧位,使用凸阵探头或(和)扇扫探头,按顺序观察贲门、胃底、胃小弯、胃体以及食管下段情况。采用多种体位观察时,应力求将胃部各区及十二指肠上段各种结构显示清楚。

胃癌好发于胃窦幽门部,其次是贲门和胃底部,发生于胃大弯者相对少见。因此,扫查时应重点观察胃贲门、胃小弯、胃角、胃窦及幽门管区域,仔细观察胃壁层次结构、胃黏膜和浆膜的完整性[19]。

二维图像显示清楚后,利用 CDFI 观察病灶周边及内部血流信号显示情况(常规采用 Adler 半定量分级法进行评价,并与空腹时检查的情况比较,记录其最佳显示状态)。

胃底是贲门左侧向上膨隆的部分,在左锁骨中线正对第五肋骨,深居肋弓之内,超声探测时易受骨骼干扰;肝左叶居胃底之右侧而不是其前方,不能为之提供透声窗;活体胃泡内的气体可造成强烈反射。这些因素都使胃底的超声检查比较困难[20]。针对这一情况,选择小凸阵或扇扫探头检查,有助于改善显像效果。

胃癌超声扫查技巧

①检查时要做到全面、细致,多切面依次观察贲门、胃底、胃体、胃角、胃窦、幽门及十二指肠球部,同时让患者变换不同体位,从多角度观察病灶,尽可能显示病灶全貌[21]。

②胃底后壁因胃底后倾或后倒而走行弯转,可由后上至前下或由前至后下,且常与其前部胃壁及胃泡重叠,故此区对钡剂造影和胃镜检查都是相对盲区,因此此区胃癌易于漏诊[22]。当饮水致胃腔良好充盈后,取仰卧右前斜位检查,探头略向左肋缘下倾斜,声束指向胃底穹窿区,通常可清晰显示胃底整体状态,对诊断胃底后壁进展期胃癌具有重要作用。

③当发现或考虑肿瘤可能或已经转移至大网膜时,由于超声切面图像不能完整地显示大网膜结构,所以必须进行全腹部拉网式纵、横、斜切扫查,尤其注意上腹部、右侧腹部的扫查。扫查时探头轻放于腹部,不加压,以便使大网膜与腹膜壁层及肠管回声更好地区分开来。若用力加压,大网膜可能紧贴于腹壁与肠管,往往被误认为肠管回声,大网膜病变不易被发现。对于漂浮于腹水中的大网膜,由于其前方与腹膜壁层粘连,若加压扫查,病变易被误认为是腹壁病变,这也是大网膜病变常常被漏诊的原因[23]。

（3）高频线阵探头检查方法。高频线阵探头检查系常规腹部超声探头或（和）扇扫探头检查之后的一种补充，可用于观察病灶的细微层次变化[24]及其与周围组织器官的关系，进一步显示腹膜有无增厚、淋巴结有无增大等。必备条件：患者不过度肥胖，腹壁较薄，病灶位置表浅，或加压后病灶位于声场中且能够观察清晰。

高频线阵探头检查过程与常规腹部超声探头检查过程一致，待病灶二维图像显示清楚，利用 CDFI 观察其周边和内部血流信号情况（采用 Adler 半定量分级法进行评价，并与凸阵探头检查情况比较，记录其最佳显示状态）。

Giovanni 等[25]明确指出，虽然 3～4 MHz 的弧形阵列探头常规用于筛查胃癌，但精细的检查包括对胃壁各层结构的评估都应该使用有优越空间分辨率的高频线阵探头（5～12 MHz）。

（4）进展期胃癌近、远处器官有无转移的检查方法。在发现胃部可疑肿瘤的情况下，对所有患者，应常规观察近、远处器官有无转移、淋巴结是否肿大、有无腹水等情况。观察与胃部相邻或远处的腹部脏器时，应重点观察腹膜、肝、胰腺、卵巢、淋巴结等组织或器官的情况。

淋巴结观察的 2 个原则

①扫查区域尽可能全面，应包括上腹部（特别是胃周围、胰腺周围、脾门周围）、腹膜后及肠系膜根部（包括腹腔动脉、肠系膜上动脉、肾静脉平面）、左锁骨上区等部位[19]。

②仔细评估增大淋巴结的数目。当区域淋巴结增大并发生融合而难以确定数目时，通常认定为 3 个以上。

（5）特殊情况下使用的超声检查方法。应用经腹超声诊断胃部病变，不仅受病灶大小、部位、深度等客观因素的影响，同时还受其他一些内在或外在因素的干扰，如过度肥胖、肋骨或肋弓的声影、呼吸运动、组织运动（胃壁蠕动亢进）、胃肠腔内充气过多、食糜潴留、胃内液体排空过快等。这些因素常常造成局部胃壁显像效果不良，尤其对体积较小、位置较深的肿瘤，其诊断可能受到限制[18,26,27]。如何消除不利因素的影响，达到相对理想的显像效果，是胃肠超声检查必须解决的问题。在临床实践中，应首先采用常规方法，必要时再采用一些特殊方法，如两次饮水法、低张显像法、多探头联合应用法等，以提高胃肠病变的诊断效果。

①两次饮水法。在患者第一次饮水 600～800 mL 之后，间隔 5～10 min，再追加饮水 300～400 mL（少数肥胖者及胃内气体较多者，可追加 500 mL），然后对胃部进行超声扫查。该方法可有效减少胃内气体造成的干扰，有利于观察胃壁厚度及局部黏膜情况。Giovanni 等[25]指出，通过常规的超声筛查手段来检测早期胃癌是比较困难的，因为胃壁增厚和分层的改变太过于细微，经腹超声难以检测。为获得反映细微

变化的清晰图像,饮水是非常有用的。

②低张显像法(选择性使用)。常规超声检查初步发现胃部存在某些异常时,为进一步明确诊断,在无明显禁忌证并征得患者同意的情况下,肌注盐酸山莨菪碱(654-2)10 mg,3～5 min 之后,一次性饮水 800 mL 左右,然后对胃部进行超声扫查。此法可减少或消除胃壁蠕动产生的动态干扰,增强经腹超声对病变的辨别力,显著提高胃壁层次结构及毗邻器官显像的清晰程度,有利于区别早期癌与进展期癌,判断胃癌浸润深度及范围,诊断胃黏膜下病变,从而提升经腹超声对胃内病变的检出率。

纯净水适合各种体质的患者,结合使用 654-2,既能使胃扩张,又能减少胃蠕动干扰和胃收缩产生的假性胃壁增厚,以更好地评价胃壁受累的层次[6],显示和发现病变。检查前肌肉注射 654-2、服用适量的水使胃腔良好充盈,也是 CT 评价胃壁结构经常使用的方法。于波等[28]采用经腹超声辅以饮水加 654-2 静注诊断 94 例胃及十二指肠球部病变(包括胃癌等多种疾病),直径在 0.5 cm 以上的病灶检出率为96.8%,诊断符合率为 80.9%,区别早期癌与进展期胃癌的准确率为 87.5%,判断胃癌浸润胃壁深度的准确率为 82.9%。

③多探头联合应用法。将常规腹部超声探头、扇扫探头、高频线阵探头联合应用,可充分发挥各种超声探头在显像上的优点,实现优势互补,以提高对各解剖学部位或胃壁层次结构的超声显像效果,有效实现对进展期胃癌之胃壁、胃腔及周围关系的"四定"诊断,即定位、定性、定期、定范围[29]。

4.观察要点

(1)病变累及的解剖部位(单一区域、2 个区域或更多区域)。

(2)病区胃壁增厚的程度(厚度),病灶或(和)肿块及其溃疡的形态、大小。

(3)浸润的深度及内部回声(内部回声层次)。一般先观察病灶中心区的胃壁回声层次,明确受侵的层次和深度,然后移动探头至浸润边缘,直至显示胃壁正常回声层次。通常按照胃癌的 T 分期对观察结果进行量化:由浅至深、由轻到重分为 4 个层次,即 T1 期(胃壁 1～3 层回声异常)、T2 期(胃壁 1～4 层回声失常)、T3 期(胃壁 1～5 层回声失常)、T4 期(胃壁全层结构紊乱,突破浆膜层侵及邻近器官)。观察时应对所见行 2～3 次重复观察并应用仪器的放大功能突显细节。

(4)病灶与周邻胃壁的关系(边界情况)。先确定病灶是否沿胃壁横向浸润以及浸润的范围,然后确定病灶的长径和宽径(在长轴切面上测量病灶的长径,在短轴切面上测量病灶的宽径)。

(5)连续动态观察胃壁的蠕动情况,通常观察 3～5 个蠕动周期。

(6)多切面、多体位观察胃腔有无变形、狭窄以及贲门和幽门的开放情况。

(7)多切面观察有无累及周围组织(如肝、胰腺、腹膜等)、引流区域淋巴结是否增大。当发现引流区域淋巴结增大时,应明确增大淋巴结与原发肿瘤的距离(3.0 cm以内或以外)以及数目(大体按 1～2 个、3～6 个、7～15 个、16 个以上进行量化)。

（8）对于所有女性患者，常规观察双侧卵巢情况。

5.测量内容

于胃腔充盈后测量并记录胃壁的厚度、病灶的位置，测量病灶的最长径（肿瘤累及胃壁的范围或肿块占据胃壁的长度）并垂直测量此切面上的最厚径[30]。对于所见溃疡，通常测量其最大口径、深度及溃疡底部（最深处）至胃壁浆膜层的距离。

注意事项

胃是一个形态不规则的囊袋状器官，解剖结构复杂，超声图像质量难免受到患者个体差异、充填剂（水或胃肠超声助显剂等）的饮用量、所用设备及检查技术等多种因素的影响。当病灶较小时，凭二维超声切面图可以准确测量其大小；当病灶较大时，二维切面图可能难以完整显示其全貌，测量值往往偏小。据叶秀芳等[31]报道，病灶长度在2.0 cm以下者，测量值的符合率为85.7%；病灶长度为2～5 cm者，测量值的符合率为82.5%；病灶长度大于5.0 cm者，测量值的符合率为61.8%。

肿瘤厚度（肿瘤与胃壁垂直方向的长度）可反映肿瘤浸润的深浅程度，且与淋巴结转移有很大的相关性，在胃癌诊断中具有一定的参考意义，对进展期胃癌的临床分期及治疗疗效评价有重要指导作用，因此被视为常规测量参数之一，对此应予以重视[32,33]。

胃是空腔脏器，超声检查时所测正常胃壁厚度与胃腔充盈程度有关。因为胃体大弯黏膜皱襞粗大，肌层较薄，胃腔空虚时胃壁聚拢，充盈后伸展性较大，所以胃体大弯厚度受胃腔充盈程度影响最大；而贲门及胃窦部肌层发达，伸展性相对较小[32]。因此，在测量时要考虑具体解剖区域及胃腔充盈程度。

二、新型检查方法

超声双重造影（double contrast-enhanced ultrasonography，DCEUS）是近期发展的一项新技术，即在口服胃肠超声助显剂显示胃内病灶解剖结构的基础上，同时应用静脉超声造影，进一步显示病灶的血流灌注特点，及时获得在体病灶生物学性质和某些病理改变信息[34]。

新生血管的形成是肿瘤浸润性生长的特点之一。肿瘤新生血管缺乏正常血管形成所需的生理过程，往往含有动静脉瘘，管壁平滑肌缺如或无血管收缩舒张变化过程，导致血流阻力低、流速快。DCEUS主要根据肿瘤组织血流灌注的动脉期"正性显影"和静脉期"负性显影"这一显像特点实时判断肿瘤的浸润情况并对肿瘤与非肿瘤组织进行区分，因此对肿瘤的形态及浸润深度的判断更加准确[35]。

常规胃充盈法（饮水或饮用胃肠超声助显剂等）与组织谐波成像（tissue harmonic imaging，TIII）技术联合应用能够明显改善常规超声的整体图像质量，使部分病灶显示的清晰度增加,提高病灶与周边正常组织的对比度,有利于确定病变范围和准确测量[31,36-38]。

1.应用仪器

彩色多普勒超声诊断仪(配有 CPS 声学定量分析功能或/和组织二次谐波成像技术;凸阵探头,2.0~5.0 MHz)。

2.检查前准备

□ 患者空腹 6 h 以上。

□ 胃肠超声助显剂(多为食品型粉剂、糊剂或中药制剂,如大豆粉、藕粉糊、淀粉糊、稀土豆泥,常见品种有"胃窗-85"超声助显剂、天下牌胃肠超声助显剂等),一般需按说明书调制成 600 mL 溶液。

□ 生理盐水若干。

□ 超声造影剂(声诺维,注射用六氟化硫微泡),使用前注入生理盐水 5 mL,震荡混匀后抽出 2.4 mL,备用。

□ 盐酸山莨菪碱(654-2)10 mg,备用。

3.检查方法与步骤

先行空腹时常规检查,然后行口服胃肠超声助显剂检查,再行 DCEUS 或 THI 检查。

空腹时常规检查与口服胃肠超声助显剂检查之方法、步骤、采用体位、观察内容等与前述传统检查方法基本一致。对于行 DCEUS 者,检查前 0.5 h 应常规肌注阿托品 0.5 mg 以减少胃蠕动。

(1)DCEUS 检查方法[11,15,34,36,39]:在先行观察(通过空腹时常规检查与口服胃肠超声助显剂检查)病灶形态、回声特点并测量大小、确定位置的基础上,局部放大病灶区域,进入 Cadence 造影模式,调节图像至 CA 状态,探头输出功率为-15~-21 dB,机械指数(mechanical index,MI)为 0.18~0.35,按图像自动优化键,嘱患者平静呼吸,于患者左肘静脉内团注超声造影剂 2.4 mL,将超声检查程序设置在造影剂谐波成像(contrast agents harmonic imaging,CAHI)上,同步记录注射时间,动态存储造影全过程。检查结束前对腹腔内其他脏器再行扫查,重点观察肝、肾等器官的超声造影情况,必要时再次注射超声造影剂行二次造影检查。

黄品同等[36]指出,行超声双重造影时,由于动脉期灌注较快,从一个观察切面调整到另一个观察切面时,肿瘤及周边组织往往已进入整体增强状态,因此需要对整个过程的图像进行动态存储,以备逐帧回放和分析。另外,静脉期图像变化相对缓慢,持续时间较长,利于整体观察判断,因此要把"正性显影区"与"负性显影区"结合起来以提高诊断率。

(2)常规胃充盈法经腹超声与 THI 联合检查方法[31,37]:饮水或饮用胃肠超声助显剂使胃部良好充盈后,先行常规基波成像(fundamental imaging,FI)显示胃轮廓结构。确定病灶所在位置后,采用 FI 和 THI 进行对比检查。在保持仪器相关条件和切面位置一致的基础上,双图(左右)对比 2 种成像方式图像的差别。在获取的 THI 显示图像最为理想的情况下,测量病灶范围,确定病灶浸润深度并预测肿瘤分期。

4.数据分析

检查后 1～2 d 内,由 1 名或 2 名有多年超声诊断经验的医生对造影动态图像进行脱机分析,逐帧回放,观察病灶,根据口服胃肠超声助显剂后经腹超声显示的 5 层结构,参照美国癌症联合委员会(AJCC)和国际抗癌联盟(UICC)共同制定的肿瘤分期标准(TNM),根据造影剂动脉相快速增强(正性显影区)和静脉相快速廓清(负性显影区)所累及的范围对可疑胃癌进行 TNM 分期。

判断标准:未侵犯是指相应层次分明、连续、均匀;侵犯是指相应层次不平坦、增厚、变细,但尚未中断;突破是指相应层次不连续、中断[36]。

为获得病灶的量化指标或对已经确诊的进展期胃癌进行新辅助化疗(neoadjuvant chemotherapy,NAC)需要评价疗效时,可使用分析软件 AcqKnowledge 对胃癌组织进行声学定量分析,描记肿瘤组织超声造影感兴趣区(region of interesting,ROI)。ROI 应尽量包绕病灶整体,避开胃腔和周围组织。通过时间-强度曲线(time-intensity curve,TIC)可以获得胃癌组织的造影到达时间(arrival time,AT)、达峰时间(time to peak,TTP)、灌注时间(infusion time,IT)、基础强度(baseline intensity,BI)、峰值强度(peak intensity,PI)和增强强度(enhanced intensity,EI)。其中,EI＝PI－BI,IT＝TTP－AT。对于行 NAC 者,应评价 NAC 前后肿瘤组织血流灌注变化情况[11]。

第 13 章
胃癌的基本超声表现

一、正常胃壁的二维超声及超声造影表现

1.胃壁超声切面的组织学基础

正常胃壁由内(从黏膜开始)至外(到浆膜层)依次显示为 5 层回声结构[25,40-47]，即高回声—低回声—高回声—低回声—高回声。第 1 层高回声是胃黏膜表面与腔内液体(主要是胃内黏液)的界面回声;第 2 层低回声是黏膜肌层和黏膜下层的界面回声;第 3 层高回声是黏膜下层至浅肌层的界面回声;第 4 层低回声是固有肌层产生的回声;第 5 层高回声是浆膜层与其周围组织产生的回声。简而言之,胃壁在超声切面图上显示为 5 层回声结构,即 3 层高回声带夹 2 层低回声带,由内到外对应胃黏膜表面层、黏膜肌层、黏膜下层、固有肌层及浆膜层。

腹壁较薄者,用 7.5 MHz 高频超声探头检查可显示为 7 层回声,即肌层的内环肌与外纵肌间的肌膜呈纤细的亮线将其分开,浆膜层与浆膜下层分开[48]。

在常规超声检查过程中,个别人还可显示 5 层高回声带夹 4 层低回声带的 9 层回声结构,分别对应黏液层、黏膜上皮及固有层、黏膜固有层与黏膜肌层间的声反射介面、黏膜肌层、黏膜下层、内侧肌层、肌层间结缔组织、外侧肌层及浆膜层[49]。

正常胃壁各层次之间境界分明,主要是因为各层的组织成分与密度不一,产生了不同的声反射界面。平滑肌层较致密、均匀,表现为相对低回声;而黏膜下层组织结构较疏松,胶原排列紊乱导致超声反射界面多,表现为高回声。

癌组织中黏膜下层的胶原与固有肌层内的胶原相延续,胶原的致密度与平滑肌相近,彼此间声阻抗差减小,因而在超声图像上无法分辨层次,表现为受侵层次断裂或混为一体的不均匀性低回声[46]。

明确胃壁超声切面的组织学基础,对于判断胃癌浸润胃壁的深度有重要意义。胃癌起源于胃黏膜上皮层,在超声声像图上位于第 2 层[50]。要提高对早期胃癌的检出率,必须注意对胃壁第 2 层低回声带的观察[49]。

．

胃壁的厚度

正常胃壁的厚度通常小于 0.5 cm。若胃壁厚度大于 0.6 cm,则考虑为病理变化[25]。对可疑胃壁增厚者,在饮水 600~800 mL 后观察:若厚度仍大于 0.6 cm,则可提示增厚。对于厚度大于 1.0 cm 者,无需饮水即可诊断为胃壁增厚。

2.空腹时超声所见（图 13—1）

大多数正常人可清晰显示食管胃结合部(贲门部)结构:长轴切面呈倒置的漏斗状结构,短轴切面显示为靶环征或纽扣征[40](详见本书第 3 章)。由于空腹时胃底及胃体常常充满气体,因此较难全面显示。若被检查者体型较好,可见胃底和胃体紧邻肝左叶、胰尾前方、脾内侧,胃皱襞显示为自胃壁向内屈曲的皱褶,垂直于胃长轴横切扫查时表现为轮辐状图像[25],纵切扫查时可表现为分层状平行排列的长条状或隆脊状高回声结构,部分胃体前壁(与肝组织脏面相贴的区域)及大部分胃窦壁显示为连续完整的 3 层高回声带夹 2 层低回声带的 5 层回声结构。

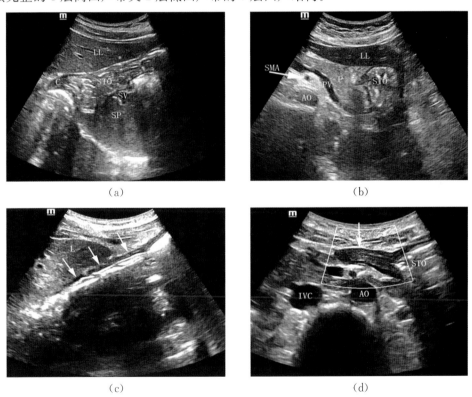

(a)　　　　　　　　　　　　　(b)

(c)　　　　　　　　　　　　　(d)

111

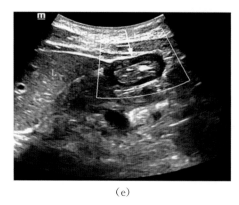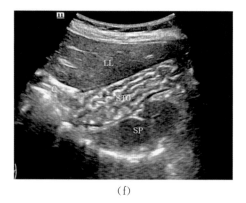

(e)　　　　　　　　　　　　　　　(f)

LL—肝左叶；L—肝；AO—腹主动脉；C—贲门；STO—胃腔；IVC—下腔静脉；

SP—脾；SV—胰体后脾静脉；SMA—肠系膜上动脉；P—胰腺。

图 13-1　空腹状态下，常规腹部探头扫查所获正常胃壁结构超声声像图

胃底纵切面及横切面图像（a,b）：胃底紧邻肝左叶、胰尾前方、脾内侧，胃皱襞显示为自胃壁向内屈曲的皱褶。胃体前壁（与肝组织脏面相贴的区域）纵斜切面图像（c）：显示连续完整的 3 层高回声带夹 2 层低回声带的 5 层回声结构，同时可见 2～3 条胃黏膜皱襞形成的长条状高回声。胃窦纵切面（长轴）及横切面（短轴）图像（d,e）：胃壁厚度均匀，浆膜层清晰光滑，形态自然。胃底—胃体纵斜切面图像（f，左侧斜卧位，探头声束指向左膈下区）：可见多条平行排列的胃黏膜皱襞形成的隆脊状高回声。

3.饮水致胃腔充盈后超声所见（图 13-2～图 13-4）

（1）常态下连续动态观察：可见胃壁柔软，胃的环形收缩自胃体上段 1/3 处起，蠕动波呈波浪状有节律地从胃底向幽门方向推进（3～4 次/min），初始时波幅浅小，以后逐渐加深，愈近幽门波幅愈为深大，且大弯侧的波幅多比小弯侧深，有时还可同时见到 2～3 个蠕动波。经过数次重复蠕动，食物通过幽门进入十二指肠。常态下胃蠕动每分钟不超过 6 次，一般为 3～4 次。

（2）饮水胃充盈后超声所见胃蠕动的特点。

①蠕动波的开始及其深浅与饮水后胃的扩张状况有关，通常扩张愈快蠕动开始愈快，扩张度愈大蠕动波愈深。

②在较短时间内不出现蠕动波不能判断为异常。

③胃幽门前区没有蠕动波，而表现为向心性收缩。动态观察可见蠕动波到达幽门前区的近端之后不再继续前进，而是进一步加宽加深。此时，幽门前区的小弯侧胃壁从蠕动到达前的向腔外膨出变成向腔内凹陷并不断缩短，对着大弯侧的 2 个收缩区。当幽门前区加宽加深到一定程度之后，二区协同收缩，幽门前区呈细管状，然后再放松至原来状态。

此外，在实践中可见少数人饮水胃充盈后，由于胃受容受性舒张的反射性抑制作用，在一段时间内无排空运动，时长为 3～5 min 不等，有学者将其称为怠滞期。在此期间，胃内无蠕动波出现，黏膜皱襞展平，超声检查时不能误判为胃蠕动功能迟缓。

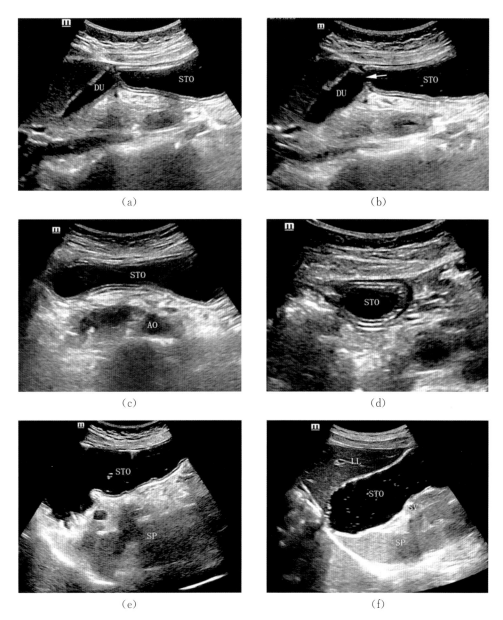

(a)

(b)

(c)

(d)

(e)

(f)

DU—十二指肠球部;STO—胃腔;AO—腹主动脉;SP—脾脏;LL—肝左叶;SV—脾门静脉。

图13-2 饮水胃充盈状态下,半坐位,常规腹部探头扫查所获正常胃壁超声声像图

　　胃体下段一胃窦一幽门[闭合(a)和开放(b)]一十二指肠上段纵切面图像:胃壁显示为连续完整、形态自然、厚薄均匀的5层回声结构,幽门开放自如,十二指肠球壁大致显示为3层回声结构。胃体部长轴纵斜切面图像(c):前壁(多为大弯侧)、右侧壁及后壁(多为小弯侧)5层回声结构清晰可见。胃窦部短轴切面图像(d):显示为圆环状、厚薄均匀的5层回声结构。胃体上段大弯侧前、后壁斜切面图像(e):可见胃壁5层回声结构及胃壁蠕动征象。胃底纵斜切面图像(f):胃底、胃体上段前壁与后壁显示清楚,但所见胃壁5层回声结构不如图(a～e)层次分明。

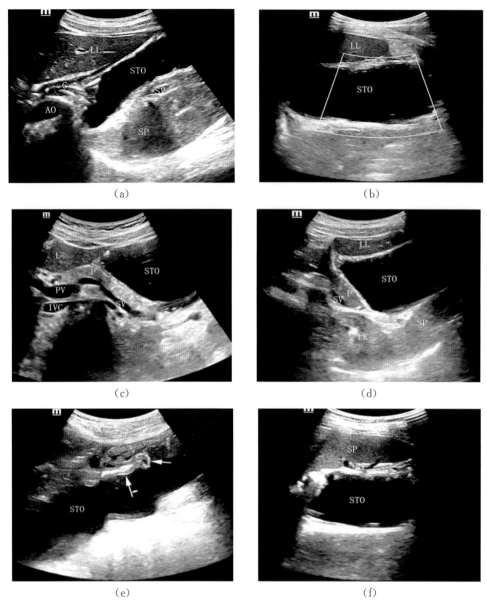

C—贲门；STO—胃腔；AO—腹主动脉；IVC—下腔静脉；P—胰腺；SP—脾；

L—肝；LL—肝左叶；LK—左肾；SV—脾门静脉。

图13-3 饮水胃充盈状态下，仰卧位、仰卧右前斜位及左前斜位，

常规腹部超声探头扫查所获正常胃壁超声声像图

仰卧位检查图像：贲门一胃底一胃体上段长轴纵斜切面图像(a)可见贲门呈倒置的漏斗状结构，边缘光滑、规则，管壁厚度均匀，胃底及胃体上段胃壁结构显示清楚。胃体部短轴切面图像(b)可见前、后壁结构显示清晰。胃体短轴一胰腺长轴切面图像(c)可见胃体小弯侧、胰腺及周围结构显示清楚。

仰卧右前斜位检查图像：胃体短轴切面图像(d)可见胃壁被部分肝左叶、胰尾、脾、左肾共同包围。角切迹(↑)纵斜切面图像(e)可见部分胃体大弯及胃窦小弯结构。

仰卧左前斜位检查图像（f）：胃体部短轴切面示大弯侧部分区域被脾结构（脾门）包围。

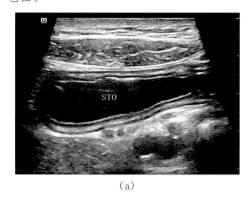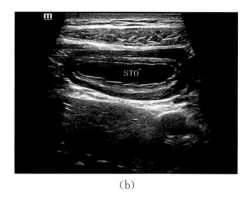

(a) (b)

STO—胃腔。

图13-4　饮水胃充盈状态下,高频线阵探头扫查所获正常胃壁超声声像图

半坐位,使用5～12 MHz线阵超声探头检查：胃体下段短轴切面图像（a）可见胃壁显示为形态自然、厚度均一、边缘清晰、连续完整的5层回声结构（3层高回声带夹2层低回声带）。胃窦短轴切面图像（b）可见连续完整的5层回声结构,与胃体下段短轴切面图像（a）比较,可见第4层回声（胃壁固有肌层）稍厚,此与所在解剖区域及胃壁收缩功能有关。

4. 静脉注射超声造影剂后所见

胃的血供特点：经浆膜穿过肌层,在黏膜下层形成动脉丛,再由这些丛发出许多小支进入黏膜固有层内,并在该层或腺体之间形成毛细血管网。

正常情况下,胃壁厚度小于0.5 cm,常规CDFI和彩色多普勒能量图均不易显示血流信号,更无法显示微小血管的血流灌注[34]。近年发展的低机械指数静脉超声造影已能够获取胃壁血流灌注的动态图像。

单纯饮水或口服胃肠超声助显剂致胃腔充盈后超声检查所见正常胃壁呈5层结构,而双重造影下（胃充盈联合静脉注射造影剂）正常胃壁均表现为动脉期和实质期的3层结构。其中,内层（黏膜层）稍增强,中层（黏膜下层）低增强,外层（肌肉-浆膜层）高增强；门静脉期呈单层等增强[51,52]。

二、胃癌的基本超声表现

胃癌起源于胃黏膜上皮层,肿瘤细胞有垂直浸润胃壁的倾向,因此常导致胃壁不同程度的增厚。共性特点：当癌组织浸润至胃壁的某一层时,该层结构出现增厚、模糊不清、紊乱、断裂或回声层次消失等异常改变,随病程进展,相应区域胃壁出现明显增厚并以低回声改变为主[39]。

胃癌早期阶段,胃壁改变多为局限性,增厚程度较轻,最厚处通常在0.8 cm以下,表现为第1层高回声和第2层低回声局限性增厚,2层之间界面消失,回声减低,表面呈毛刺状。胃癌发展至进展期阶段,胃壁增厚程度较明显,最厚处通常大于

1.0 cm，多数范围较大，可呈结节状、节段性或弥漫性低回声改变，局部回声层次消失，胃壁僵硬，蠕动消失[53]。有少数病例显示为自增厚胃壁黏膜层向胃腔内隆起的不规则形实性低回声肿块。章建全等[46]研究认为，胃癌呈低回声改变，不仅与癌细胞的浸润、增生特性有关，而且与超声声束的穿透与传播有关。

胃癌的发生、发展体现出 2 种相辅相成的生物学行为：一种是癌细胞浸润，另一种是癌基质内胶原纤维增生。这 2 种生物学行为构成了胃癌声像图表现的物质基础。

当使用经腹超声检查胃部时，探头发射的声束一般垂直于胃壁。根据冯氏对横纹肌传导声速的研究结果，正常情况下，由于幽门平滑肌纤维呈纵、斜、环向走行，超声声束与平滑肌纤维方向不平行，夹角大小不定，因此多数显示为高、低回声相间，呈水平状排列的多层状表现。发生胃癌时，胃壁黏膜下层内出现明显的胶原纤维增生、增厚，且排列均匀致密，其固有肌层内增生的胶原纤维与黏膜下层中的胶原相连续，穿插于平滑肌之间，且与肌组织紧密相连，使黏膜下层与固有肌层间境界不明，融为一体。因为胃癌内增生的胶原纤维垂直于胃壁，超声声束与病灶内的胶原纤维夹角较小或接近平行，所以在超声声像图表现上明显低于平滑肌回声。

冯氏对横纹肌传导声速的研究结果

当声束与横纹肌纤维方向不平行时，声速大；反之，声速小。

声速大，声阻抗亦大，回声增强；声速小，声阻抗亦小，回声减低。

三、早期胃癌的二维超声及静脉造影表现

早期胃癌通常表现为起源于第 2 层的局部胃壁增厚[25]。多数病变范围小、局限，胃壁轻度增厚或隆起，最厚处通常在 0.8 cm 以下，黏膜面粗糙、凹凸不平或出现第 2 层回声中断，第 3 层（黏膜下层及浅肌层）存在或呈断续状[54,55]。

在早期胃癌中，以隆起型或厚壁型为主要表现者，经腹超声显示率高；而以平坦型或凹陷型为主要表现者，经腹超声显示率低[55]。有学者认为，在经腹超声检查中，常有过深判断的误差发生，故一般以超声能清晰显示的固有肌层无明显异常改变作为早期癌的诊断标准[56]。

早期胃癌静脉超声造影显示动脉期快速强化征象，时间-强度曲线（TIC）显示增强部位位于黏膜下层[45]。

四、进展期胃癌的二维超声表现

1.进展期胃癌二维超声表现

(1)多数病例胃壁增厚程度较明显,范围较大,病灶直径(长度)通常在5.0 cm以上,以4.1～6.0 cm最多,呈团块状、节段性或弥漫性增厚,最厚处多数为1.0～1.5 cm[24,54]。通常情况下,由于所测胃壁的厚度被视为肿瘤的厚度(肿瘤与胃壁垂直方向的长度),因此准确测量尤为重要。一般选取胃腔充盈后肿瘤最大厚度层面进行测量,测量方向与胃壁垂直,溃疡型病灶测量时应包含环堤厚度[32]。

(2)病区胃壁结构紊乱[39],回声层次失常,黏膜层高回声线凹凸不平、连续性中断或显示不清,胃壁固有的回声层次模糊不清或连续性中断。

(3)部分增厚胃壁或(和)瘤体黏膜面显示深浅不一的凹陷且多数居于胃轮廓之内(多呈腔内型),形态不规则或呈半月形、火山口样或弹坑样,多个溃疡显示"多峰多谷"征象[34],凹陷表面常见不规则高回声或强回声结构附着,凹陷口僵直,凹陷底不平滑,且以凹底大于凹口多见,凹陷周缘胃壁隆起增厚且不匀称[24],部分显示小结节状回声。

(4)病灶与周围正常胃壁分界清楚或不清。以局灶性表现为主者(如肿块型、局限溃疡型),病区与周围正常胃壁多数分界清晰;以浸润性表现为主者(如浸润溃疡型、浸润型或混合型),病区与周围正常胃壁多数无明显分界。

(5)大多数瘤体呈低回声,极少数呈中等偏低回声。当瘤体较大时,内部回声不均匀,可合并高回声区或分布有不均匀性点絮状中高回声。低分化腺癌和胃黏液腺癌多数呈均质性低回声。

(6)胃腔狭窄、变形,多系晚期胃癌表现。病变部位的胃壁广泛性增厚或全周性增厚,导致胃腔不同程度向心性狭窄及不规则形变。空腹时或胃腔充盈后检查,可见增厚的胃壁连同狭窄的胃腔显示为线腔征、假肾征、靶环征或夹心面包征(面包圈征,系Borrmann Ⅳ型胃癌的特征性声像图)[24,39]等多种象形征象。

(7)发生胃幽门狭窄时,胃内常见大量潴留物形成的混合性回声(多由胃幽门窦癌引起)。

(8)病区胃壁僵硬,蠕动异常,可出现蠕动缓慢、减弱或消失现象。

(9)转移征象。其中,以胃周淋巴结异常最多见,可表现为单结型、多结型或融合型增大[57]。当肿瘤侵犯肝、胰腺、网膜、腹壁、卵巢等组织或脏器时,可见相应超声声像图表现。一些晚期患者可能出现腹膜转移性结节、肠粘连及腹水等征象。

2.胃(肠)壁增厚常见征象

胃(肠)壁增厚常用以下6种象形征象描述[55],如图13—5所示。

①新月征:表示胃(肠)壁局限性增厚。

②戒指征:在胃(肠)腔充盈时,可见壁结构局限性增厚或肿块形成。

③马蹄征:形似马蹄铁状胃(肠)壁增厚。

④靶环征:胃(肠)短轴断面所示全周性胃(肠)壁增厚及管腔狭窄。

⑤假肾征:胃(肠)长轴断面所示全周性或较广泛性胃(肠)壁增厚,也可见于胃(肠)外生肿瘤伴有假腔形成时。

⑥面包圈征:当胃(肠)壁发生全周性增厚并管腔充盈时,短轴断面扫查可见此征象,另外还可见于溃疡环堤的冠状面。

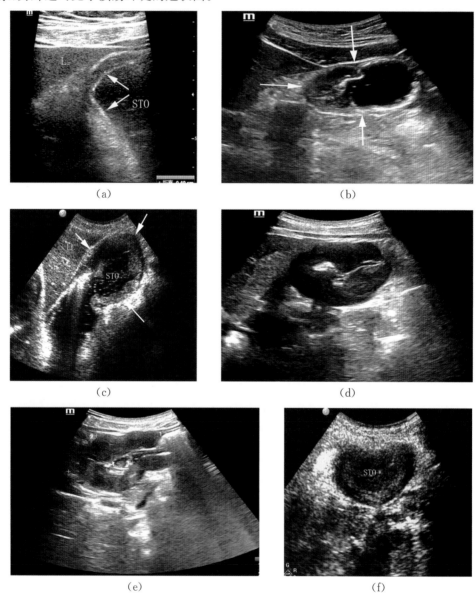

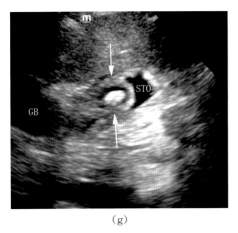

(g)

STO—胃腔;LL—肝左叶;L—肝;GB—胆囊。

图 13-5　胃壁增厚常见 6 种象形征象

（a）新月征：胃壁局限性增厚。（b）戒指征：胃腔充盈时，胃壁局限性增厚。（c）马蹄征：节段性胃壁增厚呈马蹄铁状。（d）靶环征：胃窦短轴切面示全周性胃壁增厚和内腔狭窄。（e）假肾征：胃窦长轴断面示全周性或较广泛性胃壁增厚。（f,g）面包圈征：胃窦短轴断面示全周性胃壁增厚(g 为溃疡环堤冠状面)。

3.典型溃疡征象

典型溃疡常用火山口征或弹坑征两种象形征象描述[55]，如图 13-6 所示。溃疡是发生于增厚的胃（肠）壁黏膜面或肿瘤所在区内腔面的一种凹陷，多数位于病变中心区，周围隆起处为溃疡环堤。当溃疡口大、底窄、边缘呈"V"形或飞鸟状时，称为"火山口征"；当溃疡口小、底大、边缘呈"C"形时，称为"弹坑征"。

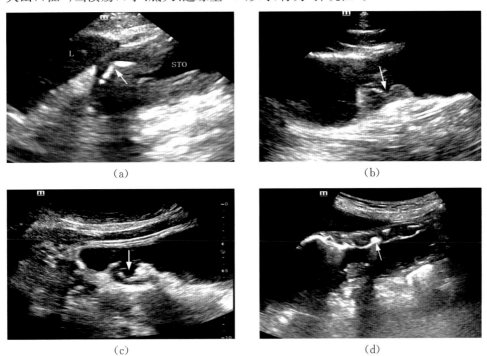

(a)　　　　　　　　　　　　　　　(b)

(c)　　　　　　　　　　　　　　　(d)

L—肝;STO—胃腔。

图 13-6　Bormann Ⅱ型及Ⅲ型胃癌的典型溃疡征象

恶性溃疡征象是诊断局限溃疡型胃癌（Borrmann Ⅱ型）或浸润溃疡型胃癌（Borrmann Ⅲ型）的最直接依据。溃疡通常位于增厚胃壁的中心区，周围隆起呈环堤状，典型者常用火山

119

口征(a,b)和弹坑征(c,d)来描述。凹陷表面常见不规则高回声或强回声结构附着(↑和↓)，凹陷口僵直，凹陷底不平滑，凹陷周缘胃壁隆起增厚且不匀称。

五、胃癌的 CDFI 显像及 PW 检测表现

肿瘤有诱导血管生成的能力。新生血管的形成和增补与恶性肿瘤的生长、增殖有直接关系，是肿瘤存活和扩散的必备要素[58,59]。胃癌的发生、发展和预后与其内部微血管丰富程度密切相关[60]。胃癌病灶内血流信号的形态和分布特征与正常胃壁血流存在明显差异[61]。血管造影显示，绝大多数胃癌在动脉期和毛细血管期血供丰富，在静脉期表现为肿瘤染色。当肿瘤侵犯胃壁时，肿瘤血管增多、迂曲、扩张[62]。胃癌病灶的血供主要有 2 种模式：一种是肿瘤自身生成血管，另一种是肿瘤侵犯夺取或共用宿主血管。分化程度越差的肿瘤获得血供的能力越强[63]。恶性肿瘤中血管分布数量是 CDFI 和 PW 检查胃癌的病理生理基础[64]。因病理类型及病程阶段不同，胃癌在 CDFI 显像上有一定差异。

根据 Adler 半定量分级标准，各型进展期胃癌的血流信号显示情况大致如下：

(1)肿块型胃癌(Borrmann Ⅰ型)：瘤体较小者，特别是 1.0 cm 以下者，血流信号可能为 0～Ⅰ级；较大者血流信号丰富，多数为Ⅱ～Ⅲ级，且以中央型分布为主。

(2)局限溃疡型胃癌(Borrmann Ⅱ型)：边缘区(环堤隆起区)血流信号丰富，多数为Ⅱ～Ⅲ级，可呈点状、棒状和条状分布，中心区血流信号多数为 0～Ⅰ级。

(3)浸润溃疡型胃癌(Borrmann Ⅲ型)：边缘血流信号丰富，多数为Ⅱ～Ⅲ级，内部血流信号多为Ⅰ级。

(4)浸润型胃癌(Borrmann Ⅳ型)：内部及边缘血流信号丰富且呈放散状排列，多数为Ⅱ～Ⅲ级。

(5)难以分型或混合型胃癌(Borrmann Ⅴ型)：内部及边缘血流信号丰富、紊乱，多数为Ⅱ～Ⅲ级。

Adler 半定量分级标准

Adler 等[65]于 1990 年提出 CDFI 检测血流信号由弱到强的半定量分级标准，目前被广泛应用。

0 级：病灶内无血流信号。

Ⅰ级：病灶内可见 1～2 处星点状或条状血流信号。

Ⅱ级：病灶内可见 3～4 条彩色血流信号。

Ⅲ级：病灶内可见 5 条以上彩色血流信号或血管相互连通。

在 CDFI 检测血流信号阳性病例中，PW 取样成功率在 80% 左右，其中以动脉流速曲线检出率高。主要参数测值：PSV 为 20～150 cm/s，PI 为 1.03～2.25，RI 为

0.55～0.90。由于胃息肉与胃间质瘤 PI 多数小于 1.0，因此，有学者提出，PI 大于 1.0、RI 大于 0.5 可作为诊断和鉴别诊断胃癌的指标[66]。

CDFI 检测对于进展期胃癌的诊断具有一定临床价值。如何正确判断胃癌病灶内新生血管的丰富程度，一直是超声诊断研究的热点[18,64,67-70]。

孙英等[68]报道的 67 例中，胃癌组血流信号检出率为 89.7%，其中Ⅱ级或Ⅲ级血流信号约占 85%；胃溃疡组血流信号检出率为 25%，其中 0 级或Ⅰ级血流信号为 89%。二者有明显差异。将超声与 CDFI 检测相结合，诊断胃癌的敏感性、特异性、诊断率分别为 94.8%、89.3%、92.5%。

钱孝纲[66]报道的 76 例中，联合使用二维超声声像图与 CDFI 检测，诊断胃癌的敏感性为 93.2%，诊断正确率为 90.8%。该组病例 CDFI 检测血流信号显示率高达 90.5%，其中Ⅱ～Ⅲ级者占 92.5%。该研究发现：CDFI 检测血流信号丰富程度（半定量分级）与癌肿的大小存在着密切关系。当癌肿在 4.0 cm 以下时，多显示为 0～Ⅰ级血流信号；当癌肿大于 4.0 cm 时，Ⅱ～Ⅲ级血流信号约占 90.3%。血流信号分布规律与胃癌的类型也有关：Borrmann Ⅰ型主要呈中央型分布；Borrmann Ⅱ型～Ⅳ型多呈边缘型分布。血流信号强度随癌肿浸润胃壁深度的加深而增强。作者同时分析了 PW 取样失败的原因：①血流信号强弱的限制，即对低级别（0～Ⅰ级）血流信号取样比较困难。②呼吸运动和胃肠气体干扰的影响。③贲门癌常受心脏搏动产生的低频多普勒噪声干扰。

据王国仁等[70]报道，进展期胃癌血流信号检出率为 93.8%。

据赵静等[18]报道，胃癌血流信号的检出率为 84.6%（33/41）。该研究发现其血流半定量分级与肿瘤病理分期及分化程度有关：T2 期血流分级最低，T3 期次之，T4期最高。

尽管胃癌病灶内血管的数量可以在一定程度上反映肿瘤的生长、侵袭、转移能力，影响胃癌的预后，但由于微小血管流速较低且检测过程中受伪影的影响，利用彩色或能量多普勒技术检测肿瘤微小、低流速的血管受到一定限制。新近问世的超微血管成像（superb microvascular imaging，SMI）采用多维过滤器消除伪像，可对低速血流信号成像，更易检测出血流速度较低的微血管。农志伟等[64]采用 SMI 技术观察了 69 例胃癌患者并逐一对照病灶的血流信号显示情况与 CDFI 检测结果：CDFI 检测病灶有血流信号 52 例，未检出血流信号 17 例，阳性率为 75.36%；SMI 检测病灶有血流信号 66 例，未检测出血流信号 3 例，阳性率为 95.65%。研究结果表明，SMI 技术较 CDFI 更易检出胃癌的血流信号，敏感度更高。

六、胃癌的静脉超声造影表现[27,34,38]

DCEUS 就是在口服胃肠超声助显剂凸显胃癌病灶的基础上，进一步运用超声造影技术对病灶的血流灌注进行分析。

由于胃癌滋养血管动静脉瘘的形成，静脉超声造影主要表现为动脉期胃壁层次结构消失且呈快速整体高增强，其增强时间明显早于周边正常胃壁，体积较大的肿块因生长迅速而缺血导致肿瘤组织液化坏死，肿瘤内不均匀增强，部分区域无造影剂充填[38]。

（1）肿块型胃癌（Borrmann Ⅰ型）。经静脉注入造影剂后，病灶内呈快速、均匀的高增强（整个肿块增强）或不均匀增强，造影剂填充整个病灶，病灶范围均较二维检查时扩大，至峰值时显示均匀增强和较均匀增强。

（2）局限溃疡型胃癌（Borrmann Ⅱ型）。经静脉注入造影剂后，动脉早期增厚隆起的胃壁（溃疡周围胃壁及黏膜）出现增强，多表现为整体高增强，表面不平整，其内出现无增强的缺损性凹陷，凹陷的基底部较宽且不平整，似火山口样或井口样，边缘隆起呈河堤状[34]，凹陷边界因此显示更为清晰。

（3）浸润溃疡型胃癌（Borrmann Ⅲ型）。经静脉注入造影剂后，动脉早期增厚隆起的胃壁出现较大范围的增强，多数呈整体增强，少数为分层增强，即近似黏膜面与近似浆膜层出现增强，其间为不均匀极低增强，增强时间提前或等同于周围正常胃壁，减退时间多提前[34]。

余秀华等[34]以病理结果为"金标准"，利用时间-强度曲线（TIC）获得的参数绘制ROC曲线并进行分析，得出结论：峰值强度（PI）＝39.04 dB、增强强度（EI）＝31.42 dB为诊断溃疡型胃癌的最佳阈值。该研究认为，PI 和 EI 可作为诊断溃疡型胃癌的有效指标，其准确率、敏感度、特异度、阳性预测值和阴性预测值分别为 72.0％、64.0％、95.5％、92.9％和 56.8％。与此同时，结合口服超声检查表现，特别是胃壁增厚程度，对胃溃疡良恶性鉴别诊断有重要意义。

（4）浸润型胃癌（Borrmann Ⅳ型）。

局限浸润型胃癌（Ⅳa 型）：经静脉注入造影剂后，动脉早期病区胃壁弥漫性快速增强（10～16 s），廓清较迅速，呈"快进快出"型，病变各层 TIC 达峰时间（TTP）、PI、上升支斜率一致，无明显差别，侵及浆膜外者可见增强的血管向外延伸。

弥漫浸润型胃癌（Ⅳb 型）：经静脉注入造影剂后，动脉早期病区胃壁于 7 s 时全层快速增强，肌层强度低于黏膜层，16 s 廓清，呈"快进快出"型，TIC 达峰时间（TTP）、PI、上升支斜率均低于黏膜层[45]。

第 14 章
胃癌的解剖定位诊断

区分胃癌的解剖定位,如胃底、贲门(包括 EGJ 或/和食管下段)、胃体上段或(和)下段、胃大弯或(和)胃小弯、胃窦或(和)幽门,以及明确其周围是否发生浸润(如浸润至胰头、胰体或胰尾),对手术方式的选择及术前准备很有帮助。

将食管癌与 AEG 区分开来,可帮助临床预判手术切除的范围[71]。当与脾毗邻的胃区(胃大弯左侧区)发生癌肿时,术前应考虑同时切脾的可能性。对于胃底及胃体上段的局限型癌,可行近端胃大部切除术,保留胃窦部。此手术通常采取胸腹联合切口,以扩大手术视野。对浸润至胰体或胰尾的癌,通常可行根治术;但浸润至胰头的癌多属手术禁忌。因此,术前对病变解剖部位的判定非常重要。

一、胃部肿瘤的解剖定位

目前,超声检查对胃部肿瘤的定位仍沿用经典的胃解剖学分区法:胃区,包括贲门(含 EGJ)、胃底、胃体、胃窦、胃幽门部;胃大弯或胃小弯;胃前壁或胃后壁。根据病变累及范围(单个区域、2 个区域、3 个或 3 个以上区域)分别进行解剖定位。

单个解剖区域定位的情形:主要有 AEG、胃底癌、胃体癌、胃角癌、胃窦或(和)幽门部癌等。

2 个解剖区域定位的情形:主要有食管-贲门癌、胃底-贲门癌、胃体-贲门癌、胃底-胃体癌、胃体-胃窦癌等。

3 个或 3 个以上解剖区域定位的情形:主要有食管-贲门-胃底/胃体癌(又称贲门周围癌)、胃底-胃体-胃角/胃窦癌(通常称为全胃癌)等。

二、胃癌准确定位的步骤和方法

已有研究表明,经腹超声检查对胃癌的解剖定位符合率为 77.50%,高于胃镜定位诊断符合率(54.79%)[18,72]。实践中发现,经腹超声对胃体部胃癌定位准确率最低,这可能与检查时仅进行胃体长轴斜切扫查,没有做胃体部短轴切面扫查有关。多切面扫查,同时注意观察 EGJ 长轴切面及胃腔短轴切面,对减少定位失误有较大帮助。

角切迹和贲门切迹是切面超声进行胃部分区的 2 个重要的解剖标志。贲门切迹在 EGJ 长轴切面上可显示；角切迹在胃腔长轴切面上可显示，但有时显示可能不十分明确，可将胃体及胃窦长轴切面之交点拟认为角切迹。超声显像时，若贲门切迹或角切迹观察不清，可能将 Siewert Ⅲ 型 AEG 及胃窦－胃体癌误定为 Siewert Ⅱ 型 AEG 或胃窦癌。

为实现对胃癌的准确定位，孙建杭等[71]建议采用如下检查方法：

（1）体位：仰卧位检查 EGJ，坐位检查胃底、胃体及胃窦，必要时左侧卧位检查胃底，右侧斜卧位检查胃窦及十二指肠。

（2）空腹时进行标准的 EGJ 长、短轴切面扫查。

（3）胃腔充盈后，进行胃体及胃窦长轴切面扫查，注意胃张力及胃前后壁情况。通常情况下，对于切面图上显示的胃壁结构能够进行正确的解剖定位，但有时也可能因经验不足而无法辨认某些切面（如胃体长轴斜切面）显示的胃壁前后解剖结构。注意：沿胃体长轴斜切时，若探头声束指向上方，所见解剖结构从前至后分别为肝、胃大弯前壁、胃小弯后壁；若探头声束指向下方，则所见解剖结构从前至后分别为肝、胃小弯前壁、胃大弯后壁。

（4）胃腔充盈后，常规进行胃腔短轴切面扫查，注意观察胃大小弯侧情况。

（5）发现肿瘤时，先进行局部多切面扫查，再循浸润及转移途径扫查。

第 15 章
胃癌的超声声像图分型判断

自 1926 年以来,国内外对进展期胃癌的大体分型多采用 Borrmann 分型法。该分型法非常简单明了地表达了进展期胃癌的形态特征,而且与癌的病理学类型有一定的联系,在判断胃癌的生物学行为、临床预后等方面,均有着重要的临床价值[21]。随着现代医学影像技术的发展和研究的不断深入,一些学者发现 Borrmann 分型法并不十分理想,并对此作了改进。目前,国内对进展期胃癌的超声声像图分型仍未形成统一认识。

罗福成[73]将 98 例胃癌分为 4 型:胃内肿块型(51%)、胃外肿块型(6.1%)、胃壁增厚型(31.6%)、混合肿块型(11.2%);胃内肿块型又进一步分为隆起型、双峰型和蕈伞型。

朱春山等[43]沿用 Borrmann 分型法,将胃癌大体分为肿块型、局限溃疡型、浸润溃疡型和浸润型。

李建国[55]参考我国 1981 年全国胃癌防治会议提出的分型法,将胃癌分为 6 型,即结节蕈伞型、盘状增厚型、局限溃疡型、浸润溃疡型、局限浸润型和弥漫浸润型。

郭心璋等[24]沿用改良的 Borrmann 分型法,将胃癌大体分为肿块型、溃疡型、浸润溃疡型、弥漫浸润型和未分类型。

相比而言,李建国提出的分型法较为合理,但在临床应用过程中难以明确区分盘状增厚型与局限浸润型,因此未被广泛采用。现如今,大多数临床医生仍然按传统的 Borrmann 分型法进行分型。

笔者在参考以上分型的基础上,主张采用进一步改良的 Borrmann 分型法,即将胃癌分为肿块型(Borrmann Ⅰ型)、局限溃疡型(Borrmann Ⅱ型)、浸润溃疡型(Borrmann Ⅲ型)、浸润型[Borrmann Ⅳ型,包括Ⅳa型(局限浸润型)和Ⅳb型(弥漫浸润型)]、难以分型或混合型(BorrmannⅤ型)。

一、肿块型胃癌(Borrmann Ⅰ型)

肿块型胃癌较少见,约占胃癌患者的 5%～8%,好发于胃窦部及贲门部(胃炎、胃腺瘤的好发部位)。

1.主要病理表现

癌肿向胃腔内生长,形成较明显的隆起型肿块,范围较局限,外形呈孤立的息肉状、结节状、巨块状、蕈伞状或菜花状，通常基底较宽，表面凹凸不平或有小溃疡[4]，极少合并大型溃疡，垂直浸润不明显或较轻微，一般仅侵及黏膜层、黏膜下层及肌层，较少侵犯浆膜层[35,43]，癌周浸润范围较小，一般不超过 1～2 cm，边缘与健胃界限清楚，周围胃壁结构正常。

2.超声声像图表现（病例 15－1～病例 15－4）

实性结节或肿块，基底宽窄不一，多数稍宽，向胃腔内隆起，形态不规则，呈菜花状、蕈伞状或核桃状，表面（黏膜层高回声）凹凸不平或断续不连，通常无明显溃疡凹陷；内部回声不均匀，以中低回声为主，部分兼有少许点絮状高回声，病区胃壁回声层次（黏膜层、黏膜下层或肌层）不清；多数浆膜层回声清晰、连续性好，少数浆膜层断续不连（穿透浆膜层）且与毗邻器官分界不清；肿块周围胃壁大多厚度正常，少数伴有程度不一的增厚，但范围局限（一般＜2 cm）。连续动态观察可见基底区胃壁略僵硬，蠕动度稍差或消失。CDFI 检测示稍大肿块内血流信号丰富，Adler 半定量分级多为Ⅱ～Ⅲ级，且以中央型分布为主。在临床上，肿块型胃癌多为腺瘤癌变所致。

二、局限溃疡型胃癌（Borrmann Ⅱ型）

在进展期胃癌中，局限溃疡型胃癌较多见，约占 30％～40％，好发于胃体中段及胃窦部（胃溃疡的好发部位）。

1.主要病理表现

溃疡发生于癌组织中，多位于病变中心区，开始较浅，呈不规则的扁盘状，随后可进一步溃烂、变大、变深，形态呈圆形、椭圆形或多边形，边缘不整齐，周围可见一圈高低不一、宽窄不等、形态不规则的明显隆起，典型者呈河堤状（放射学中称为"环堤征"[4]，由黏膜下层癌肿浸润增生导致），常伴有黏膜皱襞及胃小区的破坏消失，但癌周浸润不明显，癌肿基底与健胃界限清楚。典型的局限溃疡型胃癌可因环堤顶部的边缘外翻，在隆起区（环堤基底）与健胃（正常胃壁）形成堤壁角（≤ 90°），该堤壁角是恶性溃疡与良性溃疡在大体形态上的一个重要鉴别点。另外，部分溃疡型胃癌尚可见溃疡周围纠集的黏膜纹至环堤边缘突然中断、破坏，断端呈杵状或结节状。镜检结果显示，癌周浸润范围多在 2.0 cm 以内。

2.超声声像图表现（病例 15－5～病例 15－12）

胃壁局限性非均匀性增厚，长度大多大于 5.0 cm，其固有的回声层次消失，多数以低回声为主，病区中央的黏膜层、黏膜下层乃至肌层连续性中断，呈全部或部分位于胃轮廓之内的火山口样、弹坑样或半月形凹陷（绝大多数仅为 1 处，2 处以上者较罕见），凹陷基底区粗糙不平；回声不均匀，多数可见斑点状、片絮状或小结节状的高回声或强回声结构，其四周隆起呈河堤状[35,43]（溃疡病灶的纵切面或横切面图像）或环堤状（溃疡病灶的冠状切面图像）；典型病例溃疡堤壁角小于等于 90°，边缘区与正常胃壁界限较清晰,少数可见溃疡周围黏膜皱襞粗大呈片絮状高回声、纠集至环堤边缘并充填于堤壁角内。连续动态观察可见增厚区胃壁蠕动明显减弱或消失。CDFI 检测示边缘区血流信号丰富,Adler 半定量分级多为 Ⅱ～Ⅲ 级;中心区血流信号较少,Adler 半定量分级多为 0～Ⅰ 级。

当堤壁角内被片絮状高回声黏膜充填时,有助于良、恶性溃疡鉴别。

三、浸润溃疡型胃癌(Borrmann Ⅲ型)

在进展期胃癌中,浸润溃疡型胃癌临床最常见,约占 45%～55%。

1.主要病理表现（图 15-1）

病区胃壁节段性不均匀性增厚、僵硬,癌中心有明显溃疡,癌周环堤有明显浸润,外缘呈斜坡状,环堤顶略向内翻,环堤基底与健胃界限不清楚,堤壁角大于 90°,周围胃壁浸润明显[74]。

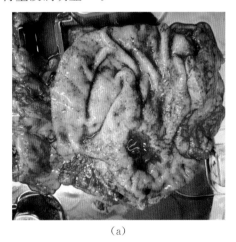 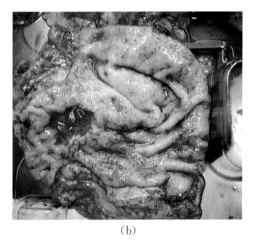

（a）　　　　　　　　　　　　　　　　（b）

图 15-1　浸润溃疡型胃癌(Borrmann Ⅲ型)术后病理大体标本

患者男,62 岁,溃疡型低分化腺癌。局部胃壁增厚并黏膜中断,中心区见弹坑样溃疡,溃疡口、底不平滑,周围隆起呈环堤状,部分胃黏膜增粗、纠集且不匀称。

2.超声声像图表现（病例 15-13～病例 15-24）

胃壁节段性非均匀性增厚,通常范围较大,病区长度多数在 5.0 cm 以上,形态不规则,多呈扁平状或宽带状低回声结构,内部回声层次消失,其中心区黏膜层、黏膜下层乃至肌层连续性中断,可见一处全部或部分位于胃轮廓之内的火山口样、弹坑样或半月形凹陷(2 处以上者少见),多数凹陷直径较小,底部粗糙不平,常见团絮状、条片状或宽窄不一的半弧形高回声或强回声结构分布,凹陷基底区胃壁增厚明显,且显示为弥漫性不均匀性低回声[43],凹陷周围隆起呈堤坡状,堤壁角大于 90°,少数四周无明显隆起,增厚胃壁边缘区与正常胃壁界限不清。与 Borrmann Ⅱ 型胃癌相比,Borrmann Ⅲ 型胃癌的溃疡周围胃壁有较大范围的不规则增厚区[35]。连续动态观察可见增厚区胃壁僵硬，蠕动消失。CDFI 检测示边缘血流信号丰富，Adler 半定量分级多为Ⅱ～Ⅲ级；内部血流信号较少，Adler 半定量分级多为Ⅰ级。

Borrmann Ⅱ型与Ⅲ型胃癌的区分

将溃疡型胃癌分为局限溃疡型（Borrmann Ⅱ型）和浸润溃疡型（Borrmann Ⅲ型），便于外科医生在术前确定手术方式。因此，对 Borrmann Ⅱ型与Ⅲ型胃癌的鉴别诊断具有重要临床意义。

以往二者的鉴别主要依靠 X 线钡剂造影（GI）和胃镜检查。据报道，术前 GI 对 Borrmann Ⅱ型胃癌的诊断准确率约为 60%，对 Borrmann Ⅲ型胃癌约有 1/3 病例未能正确定位。对于发生在胃前、后壁的溃疡，GI 检查往往受体位限制显示欠佳，不仅容易漏诊，而且在定位诊断上有一定困难；GI 判断溃疡周围胃壁有无浸润主要依据胃壁的舒张及蠕动性，通常准确性较低[62]。

饮水胃充盈法经腹超声检查不仅能够直接观察溃疡的大小、形态，而且可以大体判断胃壁浸润的程度和范围，根据环堤外缘的形态以及环堤与邻近胃壁构成的堤壁角的大小，可以准确鉴别 Borrmann Ⅱ型与Ⅲ型胃癌。

Borrmann Ⅱ型胃癌的特点是癌周浸润不明显，环堤外缘的胃壁结构连续性好，正常胃壁与异常胃壁分界清楚，堤壁角小于等于 90°。与 Borrmann Ⅱ型胃癌相比，Borrmann Ⅲ型胃癌具有明显不同的特点，其浸润广泛，正常胃壁与异常胃壁常无明确边界，环堤不规则，外缘境界不清，堤壁角大于 90°[4]。

四、浸润型胃癌（Borrmann Ⅳ型）

浸润型胃癌在临床上相对少见，约占 15%，可分为 2 个亚型：Borrmann Ⅳa 型（局限浸润型）和 Borrmann Ⅳb 型（弥漫浸润型）。

1.主要病理表现

Borrmann Ⅳa 型与 Borrmann Ⅳb 型的共性特点是癌细胞在黏膜下层、肌层及浆膜下层浸润，致使胃壁不规则性增厚、变硬，黏膜皱襞多消失或不整，但表面无明显隆起，有时可形成不明显的浅溃疡[4]，但通常不形成较大的溃疡，癌肿与健胃界限不清。

Borrmann Ⅳa 型的特点是癌肿浸润某一部位的胃壁，造成局部胃壁的节段性增厚、僵硬、蠕动消失，其好发于胃远端且通常自远端向近端发展。若癌肿仅累及胃窦部，可造成胃窦厚实，恰如宫颈样改变。

Borrmann Ⅳb 型的特点是全胃或大部分的胃壁被癌肿浸润，胃壁增厚、僵硬呈广泛性，胃腔缩小。若癌肿同时浸润胃体及胃窦，则胃壁呈肥厚、硬化状态，黏膜粗大、不规则，常呈独有的脑回状或玉米粒状；若大部分胃体受累，末期可导致整个胃部呈皮革袋状（简称"皮革胃"）。通常情况下，肿瘤浸润止于胃幽门环，越界直接侵及十二指肠者较少见。

2.超声声像图表现

根据癌肿累及范围,通常可将浸润型胃癌划分为 2 种类型:局限浸润型胃癌和弥漫浸润型胃癌。

(1)局限浸润型胃癌(Borrmann Ⅳa 型,病例 15－25～病例 15－27):胃壁节段性不均匀性增厚,通常局限在胃的一个解剖分区内,但程度不一,大部分区域回声层次消失,以低回声为主,黏膜面粗糙不平,但无明显凹陷;小部分区域回声层次可见,常显示黏膜肌层、黏膜下层及肌层增厚;增厚区胃壁与正常胃壁界限不清。连续动态观察可见增厚胃壁僵硬,蠕动消失。CDFI 检测增厚胃壁可见丰富点条状血流信号,Adler 半定量分级多为Ⅱ～Ⅲ级。

注意:若该类型病灶向腔外生长浸润,可能形成一个不规则形低回声肿块并向壁外突出,与周围脏器粘连并发生转移,此种情况可归类于 Borrmann Ⅴ 型(难以分型或混合型)。

(2)弥漫浸润型胃癌(Borrmann Ⅳb 型,病例 15－28～病例 15－31):胃壁明显增厚,范围广泛,常累及全胃或 2 个以上的解剖分区(如胃底＋胃体、胃体＋胃窦、胃底＋胃体＋胃窦等),大多数侵犯肌层甚至浆膜层,内部回声层次消失,以低回声为主,黏膜面凹凸不平或呈断续状,少数可见胃黏膜残存,有时可合并不明显的浅凹陷。增厚区胃壁与正常胃壁界限不清。连续动态观察可见增厚区胃壁僵硬,蠕动消失。CDFI 检测增厚区胃壁可见丰富点条状血流信号,Adler 半定量分级多为Ⅱ～Ⅲ级。若全胃受累,则整个胃壁弥漫性增厚、僵硬,常致胃腔狭窄呈皮袋状,短轴切面呈现面包圈征[35]。若一部分胃壁受累,则常造成病区胃腔狭窄呈鼠尾状或漏斗状。

皮革胃

皮革胃系弥漫浸润型胃癌(Borrmann Ⅳb 型)的一个严重类型,其主要生物学特性是癌细胞弥漫性浸润生长、波及胃壁全层并伴有高度结缔组织增生及慢性炎性细胞浸润,癌细胞通常先累及黏膜下层,然后沿胃壁各层间隙向四周浸润扩散。皮革胃按发生、发展过程可分为浸润期、水肿期和硬化期[75]。

1.主要病理表现

大部分区域或整个胃壁明显增厚、变硬,胃腔缩小、狭窄,形如皮囊,黏膜皱襞大部分消失或呈脑回状或玉米粒状,无肿块突入腔内。

2.临床特点

①发病年龄轻,进展快。②早期发现极困难。③易引起腹膜播散并侵犯其他脏器,淋巴结转移率高。④判定癌肿边缘困难。⑤即使施行根治切除,术后亦常发生癌性腹膜炎,预后不佳。

3.超声声像图表现

作为弥漫浸润型胃癌的一个严重且特殊的类型,皮革胃(病例 15－32)的超声声像图表现除具有上述 Borrmann Ⅳb 型胃癌的特征外,因病程早晚不同,尚具有其他阶段性表现。

（1）病程早期（浸润期，即硬化期之前）：由于肿瘤的生长是沿胃壁各层间隙向四周扩散，故此期胃壁增厚明显，厚度多数大于1.0 cm，但回声层次可辨，两处低回声层呈均匀性增厚[75]，黏膜下层增厚更加明显且回声增强[76]，胃壁蠕动减弱，胃腔轻度缩小，充盈扩张受限。

（2）病程中后期：①一部分增厚胃壁回声层次消失，呈低回声改变，一部分回声层次可见，黏膜皱襞粗大、不规则，表面回声增强，粗糙不平，但均无明显隆起或凹陷，胃壁蠕动消失。②全胃或大部分胃壁弥漫性非均匀性全层增厚，最厚处平均在1.2 cm以上，其中以黏膜下层（中高回声层）增厚最明显，黏膜肌层、固有肌层（二处低回声层）亦显著增厚，胃腔狭小呈扁平状，难以被充盈，扩张受限。严重者内腔平直，饮水后水流快速进入十二指肠。③常见胃周淋巴结增大和肝内转移灶。

近年来，皮革胃已较为少见，但仍值得注意。由于其癌细胞分化程度低，恶性度极高，因此，能否早期诊断此病对治疗及预后将产生重大影响。

五、难以分型或混合型胃癌（Borrmann Ⅴ型）

难以分型或混合型胃癌临床极少见，占5%～10%。

1.主要病理表现

因形态特殊，难以分型或混合型胃癌不能归入前述4种类型，其主要见于以下2种情况。

（1）由黏膜下层异位腺体发生的肿瘤，可能以向外生长为主。

（2）在胃壁局限性浸润的基础上，病区局部或整体向腔外生长并形成不规则形肿块，与周围脏器粘连、融合或出现直接浸润、转移。

2.超声声像图表现（病例15－33～病例15－35）

部分胃壁节段性或局部增厚，回声减低，层次消失，无明显溃疡凹陷，浆膜层见实性结节外凸，常形成一个不规则形低回声结节或肿块，压迫或嵌入周围脏器，与周围脏器分界不清。

上述Borrmann分型较好地反映了进展期胃癌的基本生物学行为和特性，对临床确定治疗方案有重要意义。已有研究表明，胃癌病灶大小与生长类型密切相关；胃癌恶性程度及预后效果与病灶大小有一定关系，但并不呈正比关系。

普遍规律是，癌肿呈局限性、团块性生长者，多为肠型胃癌，其具有与结肠相似的腺结构，且以癌细胞间紧密结合为特征[77]，故恶性程度较低，癌细胞在胃壁内浸润的程度（在胃壁内横向扩散的范围、向深层浸润或/和向浆膜层侵犯的程度）、淋巴结转移等情况均有局限性倾向且发生率较低。该类癌肿的大小对术后5年生存率无明显影响。而癌肿呈浸润性、弥漫性生长者，多为低分化腺癌、印戒细胞癌或黏液腺癌，其内部由许多小的相似的肿瘤细胞组成微簇,并不形成明确的上皮带和边缘清楚的肿块[77],故恶性程度较高,有广泛播散倾向(易于发生胃壁内浸润及淋巴结转移)。此类胃癌的预后与其病灶大小、波及的范围有明显关系,且通常预后较差。

徐春媚等[78]研究认为,超声所测病灶的大小(长度、厚度)及其 Borrmann 分型与胃癌的组织学分化程度相关:低分化组病灶长度、厚度的 95% 可信区间分别为 5.5～7.5 cm、1.4～1.8 cm,分化型组分别 2.4～4.2 cm、0.8～1.1 cm,低分化组病灶的长度及厚度均大于分化型组;在 Borrmann 分型诊断上,Ⅰ型、Ⅱ型在分化型组中的构成比高于低分化组,Ⅲ型、Ⅳ型在分化型组中的构成比低于低分化组。

经腹超声对进展期胃癌 Borrmann 分型的判定有较高的准确率[21]。超声对胃癌分型的判定,可作为临床决定胃手术切除范围的参考依据之一:局限型胃癌(包括 Borrmann Ⅰ型和Ⅱ型)切除范围一般在癌外缘 3～4 cm,浸润溃疡型胃癌(Borrmann Ⅲ型)一般在癌外缘 5～6 cm,浸润型胃癌(Borrmann Ⅳ型)一般应全胃切除或联合脏器切除,难以分型或混合型胃癌(Borrmann Ⅴ型)的切除范围则根据癌肿的生长情况而定。因此,对患者施行手术前,利用超声影像学检查手段明确癌肿的生长类型是很有必要的。

继使用传统经腹超声诊断进展期胃癌约 30 年之后,一项新的超声检查方法——超声双重造影(DCEUS)在胃癌诊断中得以应用[20,35,36,79]。同时,另一种新的放射影像学手段——多排螺旋 CT(MDCT)在胃癌术前诊断中发挥着越来越重要的作用[80]。研究发现,DCEUS 与 MDCT 在进展期胃癌的分型、大小、位置及浸润深度的判断上均具有独特的临床价值。DCEUS 对浸润型胃癌(Borrmann Ⅳ型)的分型准确率达 100%[21],面包圈征为其特征性声像图改变,该特点决定了超声诊断 Borrmann Ⅳ型胃癌优于胃镜。有学者同时采用 DCEUS 与 MDCT 检查 209 例进展期胃癌[35],对其 Borrmann 分型情况进行比较:DCEUS 术前 Borrmann 分型总的准确率为 87.6%,其中Ⅰ型、Ⅱ型、Ⅲ型和Ⅳ型的准确率分别为 90.3%、86.5%、87.1% 和 88.2%;MDCT 术前 Borrmann 分型总的准确率为 80.9%,其中Ⅰ型、Ⅱ型、Ⅲ型和Ⅳ型的准确率分别为 87.1%、78.4%、78.6% 和 85.3%。结果表明,DCEUS 对进展期胃癌术前 Borrmann 分型的判定有较高的准确性,重复性高,临床应用价值更高。

✚ 典型病例

—— **病例 15－1** ——

胃体上段前壁肿块型胃癌（Borrmann Ⅰ型）

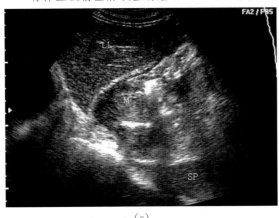

（a）

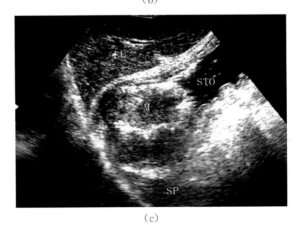

（b）

（c）

LL—肝左叶；STO—胃腔；M—肿块；SP—脾。

患者男，78 岁，左上腹痛 2 月余，大便带血 2 天。

空腹时，仰卧位，常规腹部超声探头检查示：（a）左上腹区腹腔内（贲门下缘胃体前壁区）见一实性不规则形肿块。（b）CDFI 检测肿块内部及周边可见粗大点条状血流信号（Adler 半定量分级：Ⅱ级）。

饮水胃充盈后，仰卧右前斜位，常规腹部超声探头检查，取胃体上段斜切面图像示：（c）胃体上段腔内见一实性肿块，大小为 5.0 cm×4.3 cm，边界清晰，形态不规则，似菜花状，基底宽约 4.0 cm，表面（黏膜层高回声）粗糙不平、断续不连，未见明显桥层征，内部呈不均匀性低回声，基底部胃壁回声层次不清，浆膜层连续性好。肿块周围胃壁未见明显增厚。贲门结构未见异常。

超声诊断：胃体上段前壁实性肿块（腔内型），基底部胃壁浆膜层连续。结合临床，考虑进展期肿块型占位（Borrmann Ⅰ型）可能。术前超声所获 TNM 分期信息：T3N0M0。建议：临床结合其他影像学检查进一步评价。

胃镜诊断：胃底部肿瘤。活检病理诊断：胃腺癌。

术后病理诊断：乳头状中分化腺癌。

── 病例 15─2 ──

胃体上段前壁肿块型胃癌（Siewert Ⅲ型,Borrmann Ⅰ型）累及 EGJ

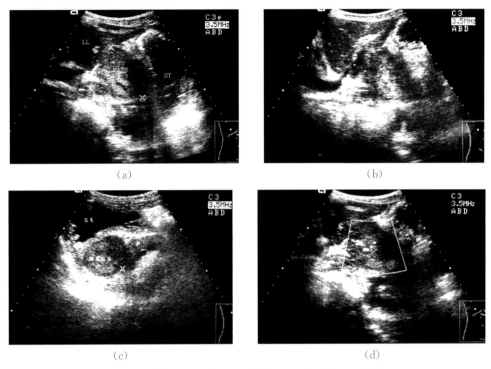

（a） （b）

（c） （d）

ST/st—胃腔;MASS/mass—肿块;LL—肝左叶;P—胰腺。

患者男,54 岁,上腹疼痛不适月余。

饮水胃充盈后,仰卧右前斜位,常规腹部超声探头检查,取食管胃结合部（EGJ）长轴斜切面（a,b,d）及横切面（c）图像示:(a,b)EGJ 下方、近胃体上段前壁区见一实性肿块（中心位于 EGJ 以下 2.3 cm 并累及 EGJ）,大小为 6.2 cm×4.4 cm,主体突向胃腔,基底较宽（4.4 cm）,形态不规则,呈核桃状,表面（黏膜层高回声）粗糙不平、断续不连,内部以不均匀性中低回声为主,兼有少许点絮状高回声,基底部胃壁回声层次不清,浆膜层不连续,与毗邻肝包膜界限不清,其周围胃壁未见明显增厚。(c)肿块下后缘与胰头毗邻,胰头轻微受压呈半弧形,二者分界清晰。(d)CDFI 检测肿块可见丰富紊乱点条状血流信号（Adler 半定量分级:Ⅲ级）。

超声诊断:①贲门下方、近胃体上段前壁实性肿块（主体突向胃腔）,基底部突破浆膜层。②胰头前缘受压。结合临床,考虑进展期肿块型占位（Siewert Ⅲ型,Borrmann Ⅰ型）可能。术前超声所获 TNM 分期信息:T4N0M0。建议:临床结合其他影像学检查进一步评价。

内镜活检病理诊断:胃腺癌。

术后病理诊断:乳头状低分化腺癌。

—— 病例 15—3 ——

食管胃结合部肿块型胃癌（Siewert Ⅱ型，Borrmann Ⅰ型）

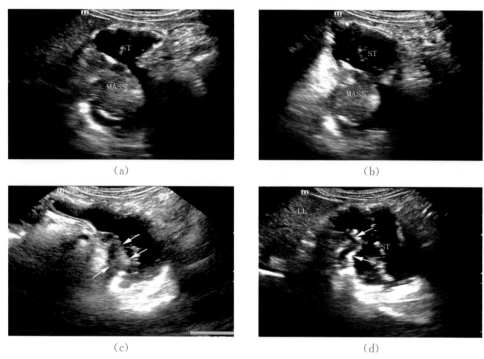

（a）　　　　　　　　　　　　（b）

（c）　　　　　　　　　　　　（d）

ST—胃腔；MASS—肿块；LL—肝左叶。

患者男，80 岁，上腹部不适、食欲减退伴消瘦 3 月余。

饮水胃充盈后，仰卧右前斜位，常规腹部超声探头检查，取胃底—EGJ 长轴切面（a）与斜切面（b~d）图像示：（a，b）贲门下方后壁见一大小为 5.8 cm×4.4 cm 的实性肿块，肿块突向胃腔内（中心位于 EGJ 以下 2 cm 并累及 EGJ），基底宽约 4.0 cm，形态不规则，呈蕈伞状，表面（黏膜层高回声）粗糙不平、断续不连，内部以不均匀性中低回声为主，兼有少许点絮状高回声，基底区胃壁回声层次不清，浆膜层不连续。（c，d）肿块基底部胃壁增厚，长度约 4.0 cm，回声层次消失，以低回声为主，黏膜层（↓）及浆膜层（↑）连续性中断，中断区伸展至后方组织内，周围胃壁未见明显增厚，二者分界尚清。

超声诊断：EGJ 下方后壁实性肿块并累及 EGJ（向胃腔内生长为主），基底部累及胃壁浆膜层。结合临床，考虑进展期肿块型占位（Siewert Ⅱ型，Borrmann Ⅰ型）可能。术前超声所获 TNM 分期信息：T4bN0M0。建议：临床结合其他影像学检查进一步评价。

活检病理诊断：胃腺癌。

术后病理诊断：中分化管状腺癌。

—— 病例 15—4 ——

食管胃结合部肿块型胃癌(Siewert Ⅲ型,Borrmann Ⅰ型),肝血行转移灶

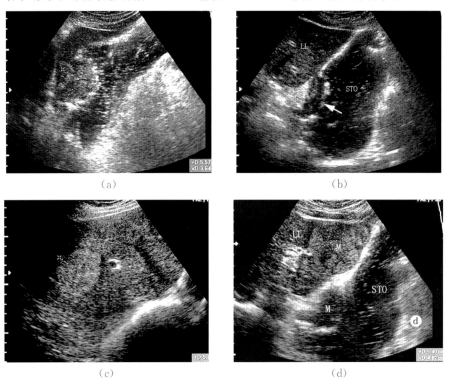

STO—胃腔;M—肿块;LL—肝左叶。

患者男,79 岁,食欲减退、消瘦 4 月,吞咽困难 1 月余。

饮水胃充盈后,仰卧右前斜位,常规腹部超声探头检查,取食管胃结合部(EGJ)长轴切面(a)与斜切面(b)图像示:(a)EGJ 下方、靠近胃体上段前壁见一向胃腔内突出的实性肿块(中心位于 EGJ 以下 3.1 cm 并累及 EGJ),大小为 5.6 cm×3.6 cm,基底宽约 3.5 cm,形态不规则,呈菜花状,表面(黏膜层高回声)粗糙不平、断续不连,内部以低回声为主,基底部胃壁回声层次不清,浆膜层不连续。(b)肿块基底区胃壁增厚,长度约 4.1 cm,表面(黏膜层高回声)断续不连(↖),内部回声层次不清,浆膜层不连续。

仰卧位,取肝左、右叶斜切面图像(c,d)示:肝左、右叶实质内可见多发性散在分布的实性团块,稍大者约为 5.4 cm×4.8 cm、5.4 cm×4.5 cm,边界清晰,边缘粗糙,形态不规则,表面分叶状,周围见不典型低回声晕,内部以不均匀性中高回声为主,未见明显囊性区。

超声诊断:①EGJ 下方、靠近胃体上段前壁实性肿块并累及 EGJ(腔内生长为主),基底部胃壁浆膜层不连续。②肝左、右叶多发性实性占位。结合临床,考虑进展期肿块型 AEG(Siewert Ⅲ型,Borrmann Ⅰ型)并肝转移可能。术前超声所获 TNM 分期信息:T4aN0M1。建议:临床结合其他影像学检查进一步评价。

活检病理诊断:胃腺癌。

—— 病例 15—5 ——

胃体下段后壁（胃角部）局限溃疡型胃癌（Borrmann Ⅱ型）

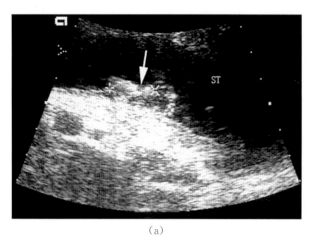

(a)

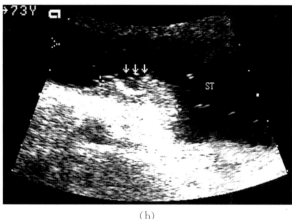

(b)

ST—胃腔。

患者女，73岁，纳差伴乏力、便血1月余。

饮水胃充盈后，平卧位（a）及半坐位（b），常规腹部超声探头检查，取胃体下段斜切面图像示：胃体下段（胃角部）胃壁局限性增厚并隆起于胃腔内，长度为3.2 cm，最厚处为1.2 cm，形态不规则，回声层次消失，以低回声为主，中心区黏膜面连续性中断，可见一整体位于胃轮廓之内的弹坑样凹陷（↓），大小为1.3 cm×0.6 cm，凹陷底部不平滑（距离浆膜层0.7 cm），内见不均匀性高回声，其四周隆起呈河堤状（堤壁角≤90°），堤壁角内可见片絮状高回声结构充填，边缘区与正常胃壁界限分明，浆膜层高回声线连续性好，与周围器官分界清楚。连续动态观察可见该区胃壁蠕动消失。

超声诊断：胃体下段（胃角部）胃壁局限性增厚并腔内型溃疡征象。结合临床，考虑进展期局限溃疡型占位（Borrmann Ⅱ型）可能。术前超声所获 TNM 分期信息：T2N0M0。建议：临床结合其他影像学检查进一步评价。

胃镜诊断：糜烂萎缩性胃炎，胃角隆起性溃疡并出血。活检病理诊断：腺癌。

术后病理诊断：胃角溃疡型高分化管状腺癌。

—— 病例 15－6 ——

胃体前壁局限溃疡型胃癌（Borrmann Ⅱ型）

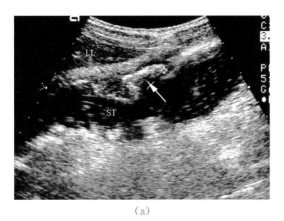

（a）

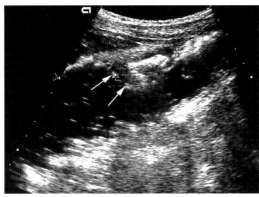

（b）

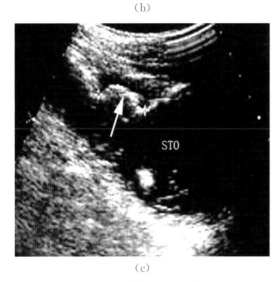

（c）

ST/STO—胃腔；LL—肝左叶。

患者男，30岁，左上腹疼痛月余、大便带血3天。

饮水胃充盈后，半坐位与仰卧右前斜位，常规腹部超声探头检查，取胃体长轴切面（a，b）及短轴切面（c）图像示：胃体中段前壁局限性增厚并隆起于胃腔内，长度约5.3 cm，最厚处为1.6 cm，形态不规则，回声层次消失，以低回声为主，中心区黏膜面连续性中断，可见一整体位于胃轮廓之内的弹坑样凹陷（a 和 c 中↑），大小约为2.4 cm×1.1 cm，凹陷口小、底大且不平滑，底部粗糙不平（距离浆膜层约0.4 cm），内见不均匀性强回声，其四周隆起呈河堤状（b 中↑），一侧堤壁角＜90°，堤壁角内被片絮状高回声结构充填，边缘区与正常胃壁界限分明，浆膜层高回声线连续性好，与周围器官分界清楚。连续动态观察可见增厚区胃壁蠕动消失。

超声诊断：胃体前壁局限性增厚并腔内型溃疡征象。结合临床，考虑进展期局限溃疡型占位（Borrmann Ⅱ型）可能。术前超声所获 TNM 分期信息：T2N0M0。建议：临床结合其他影像学检查进一步评价。

胃镜诊断：胃体小弯大型溃疡并糜烂性出血。活检病理诊断：腺癌。

术后病理诊断：胃体溃疡型高分化管状腺癌，浸润至固有肌层。

—— 病例 15—7 ——

胃体下段后壁小弯侧局限溃疡型胃癌（Borrmann Ⅱ型）

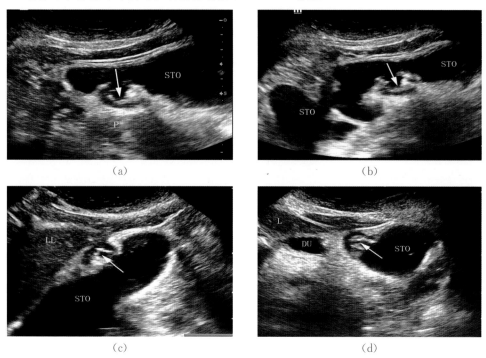

（a）　　　　　　　　　　　　　　（b）

（c）　　　　　　　　　　　　　　（d）

STO—胃腔；P—胰腺；LL—肝左叶；DU—十二指肠球部。

患者女，80岁，上腹饱胀不适2周。

饮水胃充盈后，半坐位及仰卧右前斜位，常规腹部超声探头检查，取胃体下段长轴切面（a，b）、斜切面及短轴切面（c，d）图像示：胃体下段后壁局限性增厚并隆起于胃腔内，长度约3.1 cm，最厚处为1.5 cm，形态不规则，回声层次消失，以低回声为主，中心区黏膜面连续性中断，可见一大部分位于胃轮廓之内的弹坑样凹陷（箭头所指），大小为2.0 cm×1.6 cm，凹陷口小、底大且不平滑，底部粗糙不平（距离浆膜层约0.5 cm），呈不均匀性高回声，其四周隆起呈河堤状（堤壁角≤90°，堤壁角内被片絮状及小结节强回声结构充填），边缘区与正常胃壁界限分明，浆膜层高回声线连续性好，与周围器官分界清楚。连续动态观察可见增厚区胃壁蠕动消失。

超声诊断：胃体下段后壁局限性增厚并腔内型溃疡征象。结合临床，考虑局限溃疡型占位（Borrmann Ⅱ型）可能。术前超声所获TNM分期信息：T2N0M0。建议：临床结合其他影像学检查进一步评价。

胃镜检查示：胃体后壁不规整大溃疡，周边胃壁肥厚形成环堤并略呈结节状。活检病理检查发现癌细胞。

术后病理诊断：中分化腺癌，肿瘤侵及固有肌层。

病例 15—8

胃窦后壁局限溃疡型胃癌（Borrmann Ⅱ型）

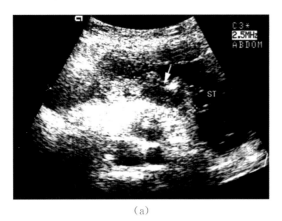

(a)

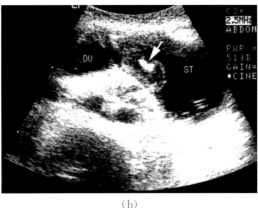

(b)

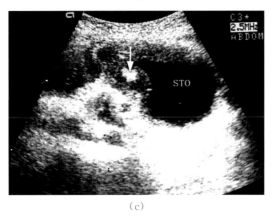

(c)

ST/STO—胃腔；DU—十二指肠。

患者女,69 岁,大便带血 3 天。

饮水胃充盈后,半坐位,常规腹部超声探头检查,取胃体下段长轴切面图像(a)示:胃腔充盈程度欠佳,胃窦后壁局限性增厚,边界不清,中心区黏膜面连续性中断,可见弹坑样凹陷(↓)。

追加饮水后(二次饮水法)再行观察(b,c)示:胃腔充盈良好,胃窦后壁局限性增厚并隆起于胃腔内,长度约 4.1 cm,最厚处为 2.0 cm,形态不规则,回声层次消失,以低回声为主,中心区黏膜面连续性中断,可见一整体位于胃轮廓之内的弹坑样凹陷(↓),大小为 1.5 cm×0.7 cm,凹陷口小、底大且不平滑,底部粗糙不平(距离浆膜层约1.0 cm),可见片絮状强回声,其四周隆起呈河堤状(堤壁角≤90°),边缘区与正常胃壁界限分明,浆膜层高回声线连续性好,与周围器官分界清楚。连续动态观察可见增厚区胃壁蠕动消失。

超声诊断:胃窦壁局限性增厚并腔内型溃疡征象。结合临床,考虑局限溃疡型占位(Borrmann Ⅱ型)可能。术前超声所获 TNM 分期信息:T2N0M0。建议:临床结合其他影像学检查进一步评价。

胃镜诊断:胃窦隆起性溃疡并出血。活检病理诊断:腺癌。

术后病理诊断:胃窦溃疡型高分化腺癌。

病例 15—9

胃体下段后壁局限溃疡型胃癌（Borrmann Ⅱ型）

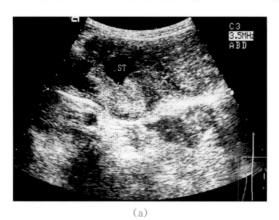

（a）

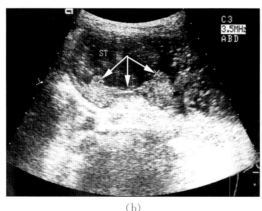

（b）

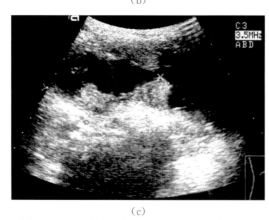

（c）

ST—胃腔。

患者男，68岁，反酸、嗳气、纳差1年余，上腹痛伴呕吐1周余。

饮水胃充盈后，半坐位，常规腹部超声探头检查，取胃体下段长轴（a）及短轴切面（b）图像示：胃体壁局限性增厚呈盘状并明显向胃腔内隆起，长度约5.8 cm，最厚处为1.7 cm，形态不规则，回声层次消失，以中低回声为主，中心区黏膜面连续性中断，可见一整体位于胃轮廓之内的半月形浅大凹陷（↓），大小为3.5 cm×1.1 cm，底部粗糙（距离浆膜层约0.7 cm），其四周隆起呈河堤状（堤壁角≤90°），边缘区与正常胃壁界限分明，浆膜层高回声线粗糙不平，与周围器官分界清楚。连续动态观察可见增厚区胃壁蠕动消失。

追加饮水后（二次饮水法）再行观察（c）示：胃腔充盈度好，增厚区胃壁及其半弧形凹陷显示清晰。

超声诊断：胃体壁局限性增厚并大型腔内型溃疡征象。结合临床，考虑局限溃疡型占位（Borrmann Ⅱ型）可能。术前超声所获 TNM 分期信息：T3N0M0。建议：临床结合其他影像学检查进一步评价。

胃镜检查示：胃体壁可见一巨大溃疡灶，周边黏膜高低不平，质硬，触之出血。活检病理诊断：腺癌。

术后病理诊断：胃体溃疡型低分化管状腺癌。

—— 病例 15—10 ——

胃体中段后壁局限溃疡型胃癌（Borrmann Ⅱ型）

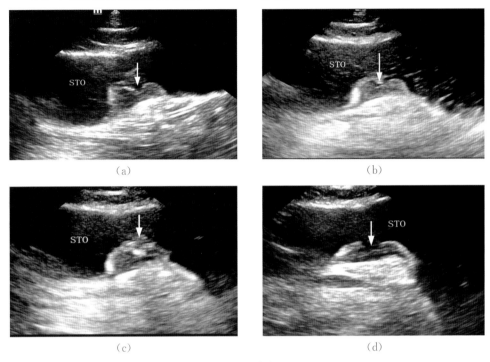

(a)　　　　　　　　　　　　　　　　(b)

(c)　　　　　　　　　　　　　　　　(d)

STO—胃腔。

患者男,80 岁,胃部不适、食欲减退月余。

半坐位及仰卧位,扇扫探头检查,取胃体中段长轴切面及斜切面图像(a~d)示:胃体中段后壁局限性增厚并隆起于胃腔内,长度约 3.2 cm,最厚处为 1.8 cm,形态不规则,回声层次消失,以低回声为主,中心区黏膜面连续性中断,可见一整体位于胃轮廓之内的火山口样凹陷(↓),大小为 1.1 cm×0.8 cm,凹陷口大、底小且不平滑,底部粗糙不平(距离浆膜层约 1.0 cm),可见条片状不均匀性强回声,其四周隆起呈河堤状(堤壁角≤90°),边缘区与正常胃壁界限分明,浆膜层高回声线连续性好,与周围器官分界清楚。连续动态观察可见增厚区胃壁蠕动消失。

超声诊断:胃体中段后壁局限性增厚并腔内型溃疡征象。结合临床,考虑局限溃疡型占位(Borrmann Ⅱ型)可能。术前超声所获 TNM 分期信息:T2N0M0。建议:临床结合其他影像学检查进一步评价。

胃镜检查示:胃体中段后壁不规整溃疡,周边胃壁肥厚形成环堤并略呈结节状。活检病理检查发现癌细胞。

术后病理诊断:中分化腺癌,肿瘤侵及固有肌层。

—— 病例 15－11 ——

胃体中段前壁局限溃疡型胃癌（Borrmann Ⅱ型）

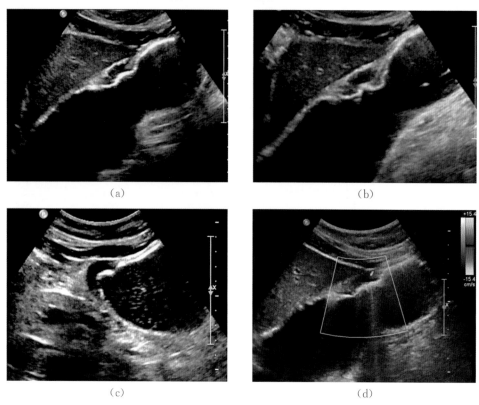

(a)　　　　　　　　　　　　　(b)

(c)　　　　　　　　　　　　　(d)

患者男,49 岁,无明显症状,体检时发现。

饮水胃充盈后,半坐位及仰卧右前斜位,常规腹部超声探头检查,取胃体中段长轴切面(a,b,d)、短轴切面(c)图像示:(a,b)胃体中段前壁局限性增厚并隆起于胃腔内,长度约3.6 cm,最厚处为 1.1 cm,形态不规则,回声层次消失,以低回声为主,中心区黏膜面连续性中断,可见一整体位于胃轮廓之内的半月形凹陷,大小为 1.7 cm×0.5 cm,凹陷口部宽大,底部粗糙不平(距离浆膜层约 1.0 cm),可见条片状不均匀性强回声,其四周隆起呈河堤状(堤壁角≤90°,堤壁角内被片絮状高回声结构充填),边缘区与正常胃壁界限分明,浆膜层高回声线连续性好,与周围器官分界清楚。连续动态观察可见增厚区胃壁蠕动消失。(c)胃体小弯侧胃壁增厚,回声减低,层次不清,呈戒环状。(d)CDFI 检测增厚区胃壁可见少许点状血流信号(Adler 半定量分级:Ⅰ级)。

超声诊断:胃体中段(小弯侧)前壁局限性增厚并腔内型溃疡征象。结合临床,考虑局限溃疡型占位(Borrmann Ⅱ型)可能,慢性消化性溃疡待除外。术前超声所获 TNM 分期信息:T2N0M0。建议:临床结合其他影像学检查进一步评价。

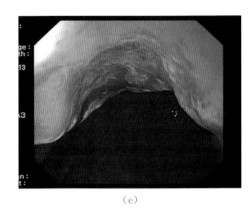 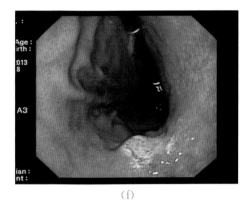

（e）　　　　　　　　　　（f）

　　胃镜检查(e,f)示：胃角部溃疡,直径约 1.5 cm,底苔污秽、不光滑,周边隆起,黏膜不规则,呈虫蚀样改变,溃疡边缘与周围正常黏膜分界尚清晰。

　　胃镜诊断：胃角部溃疡(考虑 Borrmann Ⅱ型早期病变可能性大)。活检病理检查见恶性肿瘤细胞。

　　术后病理诊断：胃 Borrmann Ⅱ型中分化腺癌,肿瘤侵及固有肌层。

—— 病例 15－12 ——

胃体下段后壁局限溃疡型胃癌（Borrmann Ⅱ型）

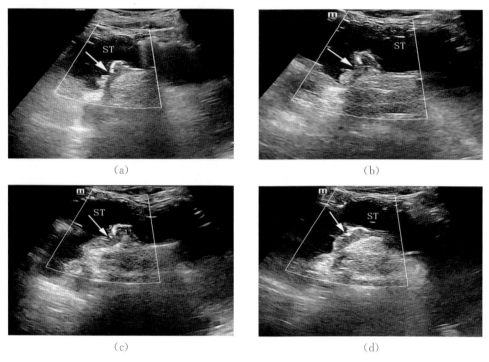

(a)　　　　　　　　　　　　　(b)

(c)　　　　　　　　　　　　　(d)

ST—胃腔。

患者男，64 岁，平素无明显症状，体检时发现。

饮水胃充盈后，半坐位及仰卧位，常规腹部超声探头检查，取胃体中段长轴切面及斜切面（a～d）图像示：胃体下段后壁局限性增厚并隆起于胃腔内，长度约 4.1 cm，最厚处为 1.6 cm，形态不规则，回声层次消失，以低回声为主，中心区黏膜面连续性中断，可见一整体位于胃轮廓之内的火山口样凹陷（＼），大小为 1.1 cm×0.9 cm，凹陷口大、底小且不平滑，底部粗糙不平（距离浆膜层约 0.7 cm），可见少许片絮状不均匀性强回声，其四周隆起呈河堤状（一侧堤壁角≤90°），边缘区与正常胃壁界限分明，浆膜层高回声线连续性好，与周围器官分界清楚，邻近腹膜未见明显增厚。连续动态观察可见增厚区胃壁蠕动消失。

超声诊断：胃体下段后壁局限性增厚并腔内型溃疡征象。结合临床，考虑局限溃疡型占位（Borrmann Ⅱ型）可能，慢性消化性溃疡待除外。术前超声所获 TNM 分期信息：T2N0M0。建议：临床结合其他影像学检查进一步评价。

胃镜检查示：胃体部后壁不规整溃疡，周边胃壁肥厚形成环堤且略呈结节状。活检病理检查发现癌细胞。

术后病理诊断：中分化管状腺癌，肿瘤侵及固有肌层。

病例 15—13

胃体中下段前壁小弯侧（胃角部）浸润溃疡型胃癌（Borrmann Ⅲ型）

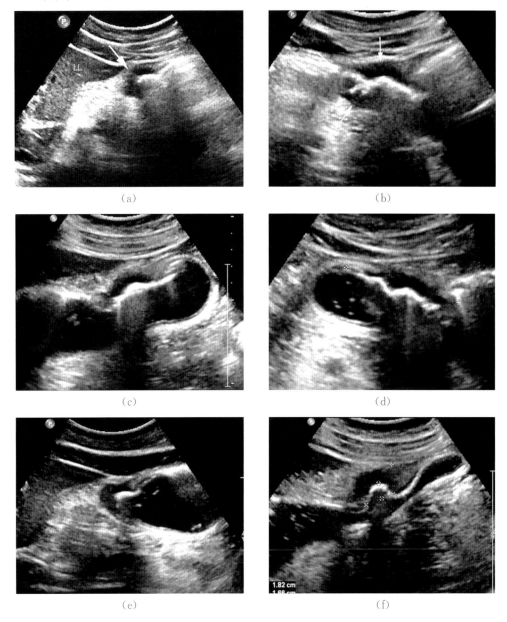

（a）　　　　　　　　　　（b）

（c）　　　　　　　　　　（d）

（e）　　　　　　　　　　（f）

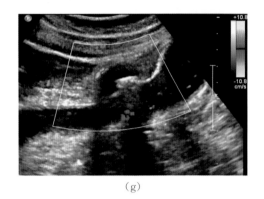
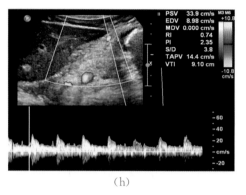

（g）　　　　　　　　　　　　　　（h）

患者男，56岁，上腹部疼痛不适、食欲减退并渐进性消瘦月余。

空腹时，仰卧位，常规腹部超声探头检查（a，b）示：胃壁局限性非均匀性增厚（↓），回声层次消失，以低回声为主，黏膜面强回声形态不规则、凹凸不平。

饮水胃充盈后，半坐位，常规腹部超声探头检查，取胃体中下段长轴切面（c，d，f，g）、短轴切面（e，h）图像示：（c～f）胃体中下段（小弯侧）前壁节段性非均匀性增厚，长度约6.7 cm，最厚处为1.6 cm，回声层次不清，以低回声为主，中心区黏膜面连续性中断，可见一大部分位于胃轮廓之内的火山口样凹陷，大小为1.6 cm×0.6 cm，凹陷口大、底小且不平滑，底部粗糙不平（距离浆膜层约1.0 cm），内见宽窄不一的半弧形强回声分布，凹陷基底区胃壁明显增厚，显示为弥漫性不均匀性低回声，其四周隆起呈堤坡状（堤壁角＞90°），增厚胃壁边缘与正常胃壁无明显分界，浆膜层回声粗糙，连续性存在，与周围分界尚清，邻近腹膜未见明显增厚。该区胃腔无明显狭窄，扩张轻微受限。连续动态观察可见该区胃壁僵硬，无明显蠕动波通过。（g，h）CDFI检测胃壁增厚区未见明显血流信号，PW检测胃周动脉流速曲线未见明显异常。

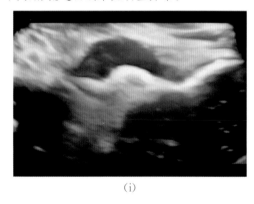
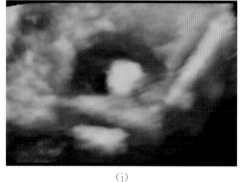

（i）　　　　　　　　　　　　　　（j）

饮水胃充盈后，腹部容积超声探头检查，取胃壁增厚区图像（i，j）示：面团状高回声（溃疡区）被带状低回声（增厚胃壁）环绕，似戒环状。

超声诊断：胃体中段前壁节段性增厚并中心区腔内型溃疡征象。结合临床，考虑浸润溃疡型占位（Borrmann Ⅲ型）可能。术前超声所获TNM分期信息：T3N0M0。建议：临床结合其他影像学检查进一步评价。

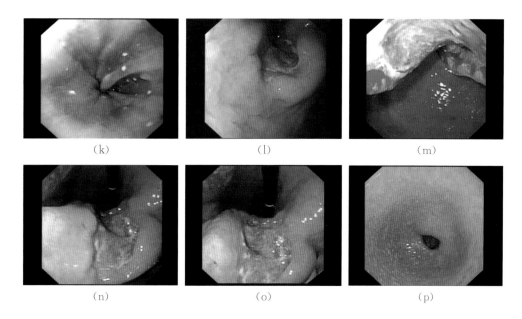

（k）　　　　　　　　　　（l）　　　　　　　　　　（m）

（n）　　　　　　　　　　（o）　　　　　　　　　　（p）

　　胃镜检查示：(k)贲门正常。(l~o)胃角部见一约为 2.5 cm×3.0 cm 的不规则深凹陷,边缘隆起呈堤坡状,周边黏膜肥厚、变形、僵硬,凹凸不平,部分区域明显充血、水肿、糜烂,凹陷底部不平整。(p)胃窦黏膜充血。

　　胃镜诊断：胃角部溃疡,考虑 Borrmann Ⅲ 型胃癌可能。活检病理诊断：腺癌。

　　术后病理诊断：胃角部进展期浸润溃疡型低分化腺癌,癌肿侵及浆膜下结缔组织。

—— 病例 15—14 ——

胃体中上段前壁浸润溃疡型胃癌（Borrmann Ⅲ型）

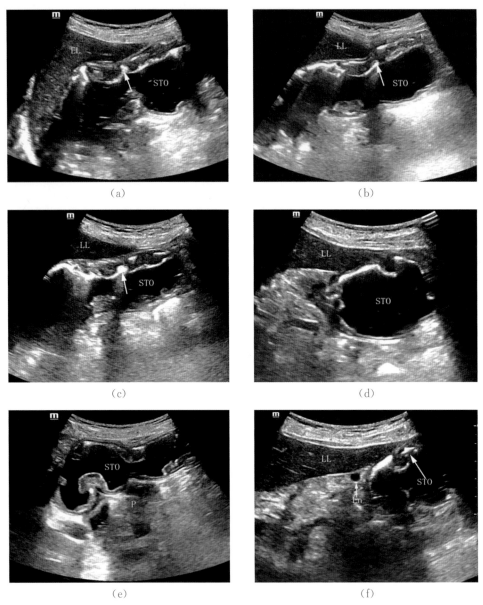

（a）　　　　　　　　　　　（b）

（c）　　　　　　　　　　　（d）

（e）　　　　　　　　　　　（f）

STO—胃腔；LL—肝左叶；P—胰腺；Ln—淋巴结。

患者男，60岁，呕吐并黑便1周。

饮水胃充盈后，半坐位，常规腹部超声探头检查，取胃体中上段长轴切面（a～c）、短轴切面（d，f）及胃体中下段长轴切面（e）图像示：胃体中上段前壁节段性非均匀性增厚，长度约7.0 cm，最厚处为1.3 cm，回声层次不清，以低回声为主，中心区黏膜面连续性中断，可见一整体位于胃轮廓之内的小型弹坑样凹陷，大小为0.9 cm×0.7 cm，凹陷口小、底大且不平滑,底部粗糙不平(距离浆膜层约 0.6 cm),内见团絮状强回声,其四周无明显隆起,增厚胃壁边缘与正常胃壁无明显分界,浆膜层回声粗糙,局部断续不连,与周围分界尚清。邻近腹膜无明显增厚。该区胃腔无明显狭窄,扩张受限。连续动态观察可见该区胃壁僵硬,无明显蠕动波通过。另于胃壁周围(腹膜上)见 2 个实性结节(f),稍大者为 0.7 cm×0.6 cm,形态呈类圆形,边界清楚,内部为均匀性低回声。

超声诊断:胃体中上段前壁节段性非均匀性增厚并中心区腔内型溃疡征象,胃周淋巴结增大(2 个)。结合临床,考虑浸润溃疡型占位(Borrmann Ⅲ型)并胃周淋巴结转移可能。术前超声所获 TNM 分期信息:T4aN1M0。建议:临床结合其他影像学检查进一步评价。

胃镜检查示:胃体上段不规整溃疡,环堤不明显,边界不清。活检病理检查发现癌细胞。

术后病理诊断:中分化管状腺癌,穿透浆膜层;胃周 3 个淋巴结转移。

—— 病例 15—15 ——

胃体上段浸润溃疡型胃癌（Borrmann Ⅲ型）穿透浆膜层

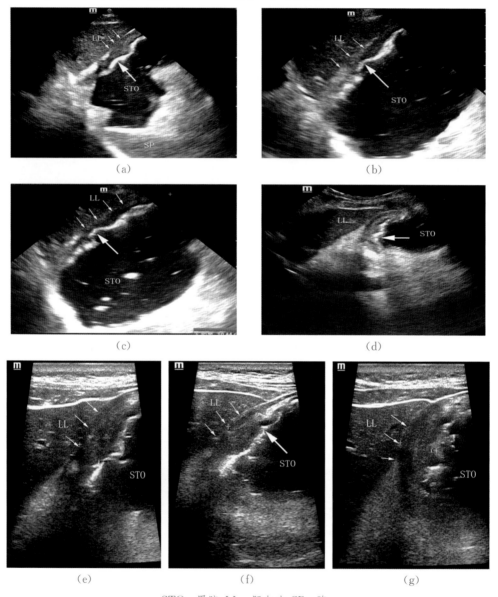

(a)　　　　　　　　　　　　　　　　(b)

(c)　　　　　　　　　　　　　　　　(d)

(e)　　　　　　　　　(f)　　　　　　　　　(g)

STO—胃腔；LL—肝左叶；SP—脾。

　　患者男，73 岁，上腹痛持续性隐痛伴消瘦月余。

　　饮水胃充盈后，仰卧位及仰卧右前斜位，常规腹部超声探头检查，取胃体上段长轴切面或斜切面（a～c）及短轴切面（d）图像示：胃体上段前壁节段性非均匀性增厚，长度约 13.1 cm，最厚处为 1.3 cm，回声层次不清，以低回声为主，中心区黏膜面连续性中断，可见一整体位于胃轮廓之内的半月形浅凹陷（粗↖），大小为 1.7 cm×0.5 cm，凹陷底部粗糙不平（距离浆膜层约 0.8 cm），内见宽窄不一的弧线状强回声，其周缘无明显隆起，增厚胃壁边缘与正常胃壁无明显分界,浆膜层回声粗糙,局部断续不连,与毗邻肝包膜分界不清(细↘),毗邻腹膜无明显增厚。该区胃腔无明显狭窄,扩张未见受限。连续动态观察可见该区胃壁僵硬,无明显蠕动波通过。

高频线阵探头检查,取胃体上段长轴切面(e,f)及短轴切面(g)图像示:增厚胃壁回声层次不清,以低回声为主,黏膜层凹凸不平,可见形态不规则的浅凹陷(粗↖),局部浆膜层连续性中断,与毗邻肝包膜分界不清(细↘),增厚胃壁边缘与正常胃壁无明显分界。

超声诊断:胃体上段前壁大范围非均匀性增厚并中心区腔内型浅溃疡征象,局部浆膜层不连续,与毗邻肝包膜分界不清。结合临床,考虑浸润溃疡型占位(Borrmann Ⅲ型)、穿透浆膜层并浸润毗邻肝包膜可能性大。术前超声所获 TNM 分期信息:T4bN0M0。建议:临床结合其他影像学检查进一步评价。

胃镜检查示:胃体上段前壁不规则浅溃疡,周边胃壁轻微隆起。活检病理检查发现癌细胞。

术后病理诊断:低分化腺癌,穿透浆膜层。

—— 病例 15—16 ——

胃体中上段前壁浸润溃疡型胃癌（Borrmann Ⅲ型）

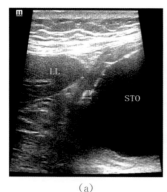
（a）

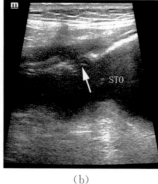
（b）

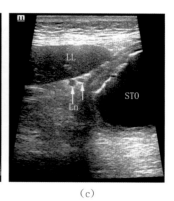
（c）

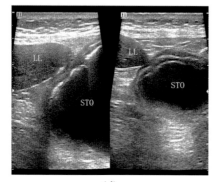
（d）

患者女，79岁，渐进性消瘦2月余，胃部不适、腹胀10余天。

饮水胃充盈后，仰卧位及仰卧右前斜位，高频线阵探头检查，取胃体中段短轴切面（a,c）、长轴切面（b）图像示：胃体中段（小弯侧）前壁节段性非均匀性增厚，长度约5.1 cm，最厚处为1.1 cm，回声层次不清，以低回声为主，中心区黏膜面连续性中断，可见一整体位于胃轮廓之内的小型弹坑样凹陷（b中↑），大小为0.6 cm×0.3 cm，凹陷底部粗糙不平（距离浆膜层约0.7 cm），内部无回声，其四周隆起呈堤坡状（堤壁角＞90°），增厚胃壁边缘与正常胃壁无明显分界，浆膜层回声粗糙，局部断续不连，与周围分界尚清，邻近腹膜无明显增厚。连续动态观察可见该区胃壁僵硬，无明显蠕动波通过。另于增厚胃壁周围（腹膜上）见2个实性低回声结节（c中↑），最大者为0.7 cm×0.5 cm，形态呈类圆形，边界清楚，内呈均匀性低回声。（d）对比增厚区胃壁（左图）与胃体下段非增厚区胃壁（右图），可见正常胃壁回声层次清晰。（e）CDFI检测增厚区胃壁血流信号增多（Adler半定量分级：Ⅲ级）。

STO—胃腔；LL—肝左叶；Ln—淋巴结。

超声诊断：胃体中段前壁节段性增厚并中心区腔内型小型溃疡征象，胃周淋巴结增大（2个）。结合临床，考虑浸润溃疡型占位（Borrmann Ⅲ型）并胃周淋巴结转移可能。术前超声所获TNM分期信息：T4aN1M0。建议：临床结合其他影像学检查进一步评价。

胃镜检查示：胃体中段不规整溃疡，可见环堤，边界不清。活检病理检查发现癌细胞。

术后病理诊断：中分化管状腺癌，穿透浆膜层；胃周2个淋巴结转移。

病例 15—17

浸润溃疡型胃癌(Borrmann Ⅲ型)突破浆膜层

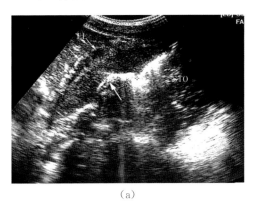

(a)

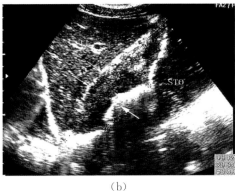

(b)

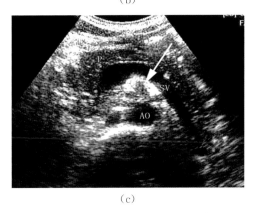

(c)

STO—胃腔;LL—肝左叶;P—胰腺;

SV—胰体后脾静脉;AO—腹主动脉。

患者男,42岁,进行性消瘦半年余,左上腹持续性疼痛1周。

空腹时,仰卧位,常规腹部超声探头检查,取胃体上段斜切面图像(a)示:胃体壁节段性增厚,呈边界不清的宽带状低回声结构,上缘达贲门部,中心区黏膜面见一半月形凹陷,凹陷底部不平滑,可见片絮状强回声(粗↖),胃壁浆膜层增厚、粗糙,回声不均且断续不连(细↖)。

饮水胃充盈后,仰卧位,常规腹部超声探头检查,取胃体上段长轴切面图像示:(b)胃体上段前壁节段性非均匀性显著增厚,长度约11.7 cm,最厚处为2.2 cm,回声层次不清,以低回声为主,中心区黏膜面连续性中断,可见一整体位于胃轮廓之内的半月形凹陷,大小为4.5 cm×0.7 cm,凹陷底部粗糙不平(距离浆膜层约1.5 cm),内见宽窄不一的条片状强回声,其四周隆起呈堤坡状(堤壁角>90°),增厚胃壁边缘与正常胃壁无明显分界,浆膜层回声粗糙、断续不连,与毗邻肝包膜分界尚清,邻近腹膜轻微增厚(细↘)。该区胃腔轻度狭窄,扩张受限。连续动态观察可见该区胃壁僵硬,无明显蠕动波通过。(c)胰体后方(脾静脉后壁后方、腹主动脉前方)可见3个实性结节,类圆形,最大者为1.0 cm×0.8 cm,边界清楚,内部呈低回声(↙)。

超声诊断:①胃体上段前壁节段性非均匀性增厚并中心区腔内型浅大溃疡征象。②腹主动脉前方(腹膜后区)淋巴结增大。结合临床,考虑浸润溃疡型占位(Borrmann Ⅲ型,突破浆膜层)并腹主动脉前方淋巴结转移可能性大。术前超声所获 TNM 分期信息:T4aN2M0。建议:临床结合其他影像学检查进一步评价。

胃镜诊断:浸润溃疡型胃癌可能。活检病理诊断:胃低分化腺癌,部分黏液腺癌。

—— 病例 15－18 ——

胃体浸润溃疡型胃癌（Borrmann Ⅲ型）

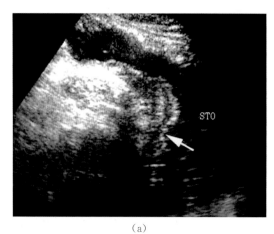

(a)

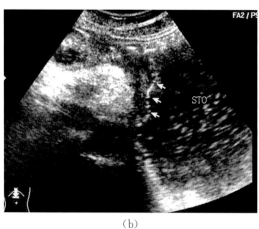

(b)

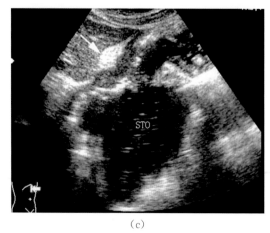

(c)

STO—胃腔。

患者男,62 岁,上腹痛并向肩背部放射 2 周余。

饮水胃充盈后,仰卧右前斜位及半坐位,常规腹部超声探头检查,取胃体长轴(a,b)及短轴切面(c)图像示:胃体中下段小弯侧胃壁节段性非均匀性增厚,长度约 7.1 cm,最厚处为 1.5 cm,回声层次不清,以低回声为主,局部黏膜面连续性中断,可见一整体位于胃轮廓之内的半月形凹陷(↖),大小为1.6 cm×0.4 cm,凹陷底部粗糙不平(距离浆膜层约 1.1 cm),呈断续不连的弧线状强回声,周缘无明显隆起,增厚胃壁边缘与正常胃壁无明显分界,浆膜层回声粗糙,邻近小网膜增厚呈团絮状强回声(c 中↘),与毗邻肝包膜分界尚清。该区胃腔无明显狭窄,扩张轻度受限。连续动态观察可见该区胃壁僵硬,无明显蠕动波通过,对侧胃壁蠕动正常。

超声诊断:①胃体中下段小弯侧胃壁节段性非均匀性增厚并腔内型溃疡征象。结合临床,考虑浸润溃疡型占位(Borrmann Ⅲ型)可能。②邻近小网膜团块状增厚,不除外受侵可能。术前超声所获 TNM 分期信息:T4aN0M0。建议:临床结合其他影像学检查进一步评价。

胃镜诊断:胃体浸润溃疡型胃癌可能。活检病理诊断:胃体腺癌。

术后病理诊断:胃体低分化腺癌。

—— 病例 15—19 ——

胃体中段小弯侧后壁浸润溃疡型胃癌（Borrmann Ⅲ型）

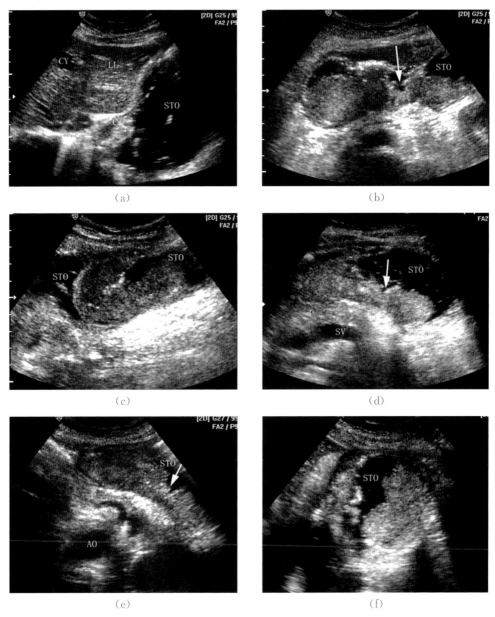

(a)　　　　　　　　　　　(b)

(c)　　　　　　　　　　　(d)

(e)　　　　　　　　　　　(f)

C—贲门；STO—胃腔；LL—肝左叶；CY—囊肿；P—胰腺；
SV—胰体后脾静脉；AO—腹主动脉。

患者女，68岁，胃部胀痛、进行性消瘦2月余。

饮水胃充盈后，仰卧位及半坐位，常规腹部超声探头检查，取贲门胃底长轴(a)、胃体长轴(b~d)及短轴切面(e,f)图像示：(a)贲门及胃底结构无明显异常回声。(b~f)胃体中段小弯侧后壁节段性非均匀性显著增厚，长度约10.7 cm，最厚处为2.4 cm，回声层次不清，以低回声为主，近中心区黏膜面连续性中断，可见一整体位于胃轮廓之内的火山口样凹陷，大小为 1.5 cm×0.8 cm，凹陷口大、底小且不平滑，底部粗糙不平（距离浆膜层约 0.8 cm），内见不均匀性点絮状强回声，其周缘无明显隆起，增厚胃壁边缘与正常胃壁无明显分界，浆膜层粗糙，连续性存在，与周围脏器分界尚清。邻近腹膜无明显增厚。该区胃腔轻度狭窄、变形、扩张受限。连续动态观察可见该区胃壁僵硬，无明显蠕动波通过。

超声诊断：胃体中段小弯侧胃壁节段性非均匀性增厚并腔内型溃疡征象。结合临床，考虑浸润溃疡型占位（Borrmann Ⅲ 型）可能。术前超声所获 TNM 分期信息：T3N0M0。建议：临床结合其他影像学检查进一步评价。

胃镜诊断：浸润溃疡型胃癌可能。活检病理诊断：胃腺癌。

术后病理诊断：中分化腺癌。

病例 15—20

胃窦浸润溃疡型胃癌(Borrmann Ⅲ型)并胃结块症

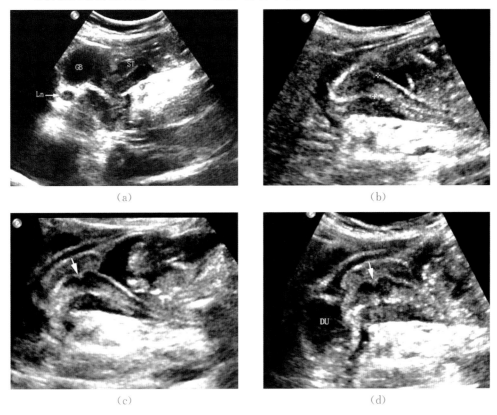

(a) (b)

(c) (d)

ST—胃腔;Ln—淋巴结;GB—胆囊;DU—十二指肠。

患者女,56岁,每天吃柿子3~5个,持续10天左右;近1周感觉上腹不适、疼痛,食欲明显减退,食后有胀满感;就诊前1天出现恶心、呕吐,呕吐物以黏性液体为主,内见碎柿块。

空腹时,仰卧位,常规腹部超声探头检查(a)示:胆囊壁增厚、粗糙,后缘与胃窦界限欠清。胃窦壁增厚,回声减低,腔内见少量潴留物,胃窦周围可见一实性低回声结节(细→),形态呈类圆形。

饮水胃充盈后,半坐位,常规腹部超声探头检查,取胃窦长轴切面图像(b~d)示:胃腔内液体充盈,但透声性差,内见随体位移动的团絮状中高回声物,胃窦前后壁非均匀性增厚,长度约11.2 cm,最厚处为1.7 cm,形态似宫颈样,回声层次失常,黏膜层凹凸不平,后壁近中心区连续性中断,可见一小型火山口样凹陷(↓),大小为0.6 cm×0.3 cm,内见少许点絮状强回声,边缘无明显隆起,其后方黏膜肌层及固有肌层明显增厚且呈低回声,浆膜层连续性好,与周围组织分界清晰。胃窦腔狭窄,扩张受限。连续动态观察可见胃窦壁僵硬,蠕动消失。

超声诊断:①胃窦壁非均匀性增厚并后壁中心区腔内型小型溃疡征象,幽门不全梗阻。结合临床,考虑胃窦浸润溃疡型占位(Borrmann Ⅲ型)致幽门狭窄可能。②胃腔内块状沉积物,考虑胃结块症。③胆囊壁增厚、粗糙,考虑继发性炎性改变。④胃窦周围淋巴结增大,转移性不除外。术前超声所获 TNM 分期信息:T3N1M0。建议:临床结合其他影像学检查进一步评价。

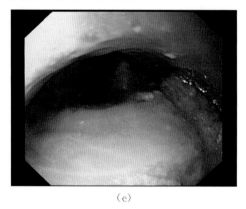 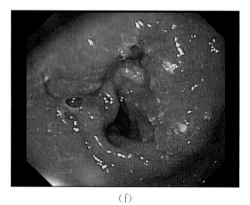

(e)　　　　　　　　　　　　　　　　　(f)

胃镜检查示:(e)胃腔内大量食糜(柿块)存留。(f)幽门前区小弯侧黏膜肿胀,见溃疡浸润型病灶,溃疡底苔污秽、不光滑,周边隆起,黏膜破坏,边缘与周围正常黏膜分界不清晰,局部胃腔狭窄。

胃镜诊断:急性胃结块症(柿石),胃窦幽门前区溃疡浸润型病灶(肿瘤可能)伴不全梗阻。活检病理检查见恶性肿瘤细胞。

术后病理诊断:低分化腺癌,部分印戒细胞癌。

—— 病例 15—21 ——

胃体浸润溃疡型胃癌(Borrmann Ⅲ型)

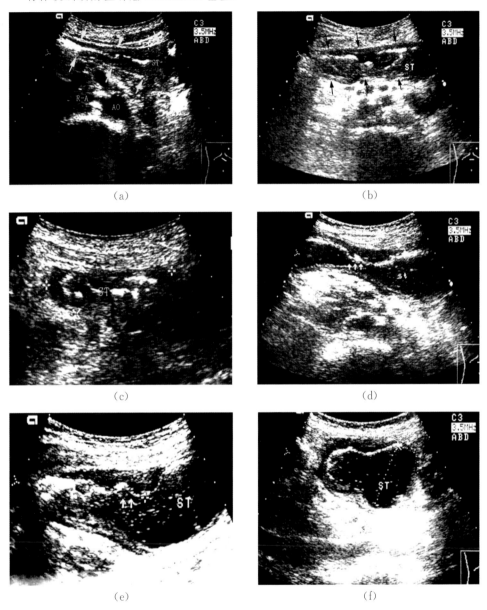

(a)　　　　　　　　　　(b)

(c)　　　　　　　　　　(d)

(e)　　　　　　　　　　(f)

ST/st—胃腔;AO—腹主动脉;R-A—右肾动脉。

患者女,75岁,上腹痛、食欲减退月余。

空腹时,仰卧位,常规腹部超声探头检查,取胃体下段与胃窦部长轴切面(a)及胃体中段长轴与短轴切面(b,c)图像示:胃体前壁非均匀性增厚,回声层次不清,以低回声为主,黏膜层凹凸不平,局部连续性中断,浆膜层回声正常(箭头所指),与周围分界清晰。

饮水胃充盈后,常规腹部超声探头检查,取胃体长轴切面(d,e,其中 e 图为放大观察像)及短轴切面(f)图像示:(d,e)胃体前壁节段性非均匀性增厚,长度约7.7 cm,最厚处为1.4 cm,回声层次不清,以低回声为主,黏膜层凹凸不平,近中心区连续性中断,可见一小型火山口样凹陷,大小为1.5 cm×0.6 cm,凹陷底部不平滑,可见片絮状强回声,周缘无明显隆起,浆膜层回声粗糙,连续性好,与周围分界尚清,增厚胃壁边缘与正常胃壁无明显分界,对侧胃壁未见增厚,回声层次清晰,该区胃腔充盈扩展度受限。动态观察可见病区胃壁僵硬,无明显蠕动波通过。(f)短轴切面示胃壁小弯侧增厚呈戒环样。

超声诊断:胃体前壁节段性非均匀性增厚并中心区溃疡征象。结合临床,考虑浸润溃疡型占位(Borrmann Ⅲ型)可能。术前超声所获TNM分期信息:T3N0M0。建议:临床结合其他影像学检查进一步评价。

胃镜诊断:浸润型胃癌可能。活检病理诊断:胃腺癌。

术后病理诊断:低分化腺癌。

—— 病例 15—22 ——

胃窦浸润溃疡型胃癌(Borrmann Ⅲ型)

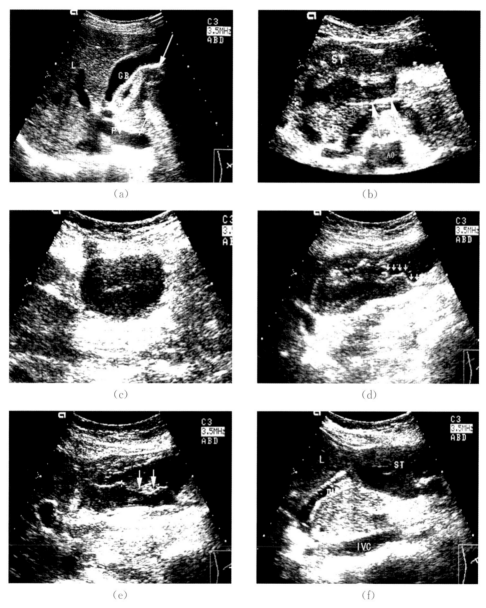

(a)　　　　　　　　　　　(b)

(c)　　　　　　　　　　　(d)

(e)　　　　　　　　　　　(f)

L—肝;GB—胆囊;DU—十二指肠;PV—门静脉;ST—胃腔;P—胰腺;

SV—胰体后脾静脉;AO—腹主动脉;IVC—下腔静脉。

患者女,36 岁,上腹痛、食欲减退、消瘦半年,进食后呕吐 1 月。

空腹时,常规腹部超声探头检查,取胆囊—胃窦斜切面(a)、胃窦长轴切面(b)、胃窦短轴切面(c)图像示:(a)胃窦结构不清,呈低回声改变(↓)。(b,c)整个胃窦壁增厚呈团块样,大小为 5.6 cm×3.9 cm,外形呈现典型宫颈征,肌壁回声层次消失,以低回声为主,黏膜面凹凸不平，浆膜层连续性尚好，与胰腺分界尚清（↑），其前外侧缘见1个实性低回声结节，形态不规则，边缘粗糙。

饮水胃充盈后，常规腹部超声探头检查，取胃窦长轴切面图像（d～f）示：胃窦壁节段性非均匀性增厚，远端及后壁明显，长度约8.0 cm，最厚处为1.9 cm，回声层次不清，以低回声为主，局部黏膜层连续性中断，可见半月形凹陷（↓），大小为2.7 cm×0.5 cm，基底部粗糙不平，可见片絮状强回声，周缘无明显隆起，浆膜层连续性尚好，与周围分界尚清，增厚胃壁边缘与正常胃壁无明显分界。该区胃腔狭窄，扩张受限。连续动态观察可见该区胃壁僵硬，无明显蠕动波通过，十二指肠球部及降段管腔内少量液体充盈（f），壁结构回声正常。

超声诊断：①胃窦壁节段性非均匀性增厚并溃疡征象，胃窦腔狭窄。②胃周淋巴结增大。结合临床，考虑浸润溃疡型占位（Borrmann Ⅲ型）并胃周淋巴结转移可能。术前超声所获TNM分期信息：T3N1M0。建议：临床结合其他影像学检查进一步评价。

X线钡剂造影检查示：空腹时胃内见大量潴留液，吞服钡剂后见胃窦部黏膜中断，内有一较大不规则形腔内龛影，胃窦腔狭窄，壁僵硬，蠕动不能通过。

X线诊断：胃窦癌（溃疡型）可能。

术后病理诊断：胃窦浸润溃疡型低分化腺癌，周围淋巴结癌转移。

—— 病例 15—23 ——

胃体中下段前壁浸润溃疡型胃癌(Borrmann Ⅲ型)并右侧升结肠炎症性肠病

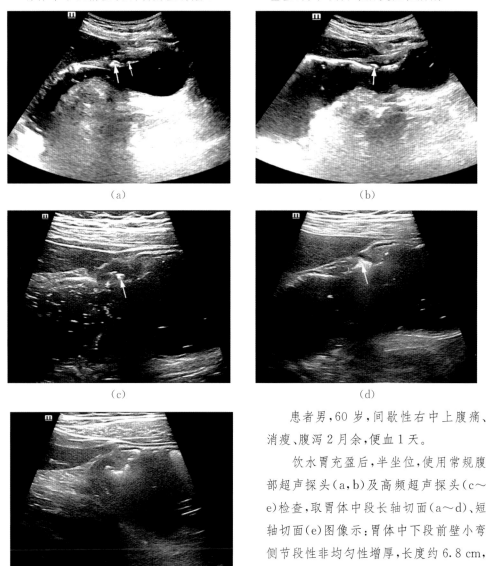

（a）　　　　　　　　　　　　　（b）

（c）　　　　　　　　　　　　　（d）

（e）

患者男,60 岁,间歇性右中上腹痛、消瘦、腹泻 2 月余,便血 1 天。

饮水胃充盈后,半坐位,使用常规腹部超声探头(a,b)及高频超声探头(c～e)检查,取胃体中段长轴切面(a～d)、短轴切面(e)图像示:胃体中下段前壁小弯侧节段性非均匀性增厚,长度约 6.8 cm,最厚处为 0.6 cm,回声层次不清,以低回声为主,黏膜层凹凸不平,近中心区连续性中断,可见一小型火山口样凹陷(↑),

大小为 1.0 cm×0.4 cm,凹陷底部不平滑,内部呈团絮状强回声,周缘无明显隆起,浆膜层回声粗糙,局部断续不连,与周围分界尚清,增厚胃壁边缘与正常胃壁无明显分界。连续动态观察可见病区胃壁僵硬,无明显蠕动波通过。

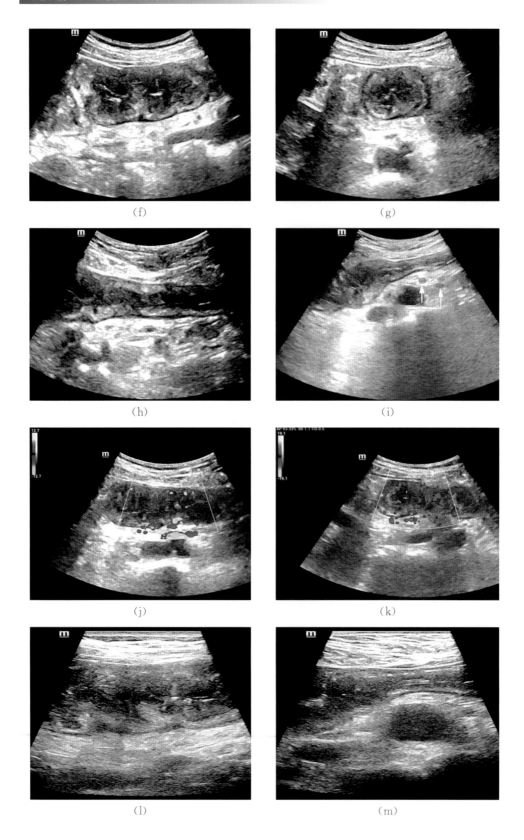

（f）

（g）

（h）

（i）

（j）

（k）

（l）

（m）

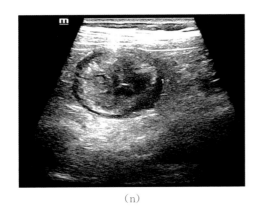

（n）

空腹时,仰卧位,使用常规腹部超声探头（f～k）及高频超声探头（l～n）检查,取右侧升结肠上段—结肠右曲及邻接横结肠长轴切面（f,h～j,l,m）、短轴切面（g,k,n）图像示:结肠壁节段性环周性不均匀性显著增厚,长度约 11.3 cm,最大外径为 3.1 cm,最厚处为 1.4 cm,内部回声不均匀,强弱回声相间,仔细观察可见内部回声层次存在但厚度失常,呈现典型三明治征。其中,黏膜面高回声线高低不平、断续不连;黏膜肌层稍增厚,以中低回声为主;黏膜下层明显增厚,以不均匀性中高回声为主;肌层增厚不明显,呈均匀性低回声;浆膜层粗糙,连续性好;肠腔无明显扩张,与邻接正常肠管分界不清。CDFI 检测增厚肠壁可见血流信号增多,呈现非典型木梳征（Adler 半定量分级:Ⅲ级）。相邻肠系膜稍增厚,内见少许散在分布的实性低回声结节（i 中↑）,形态呈类圆形,边界清晰,最大者为 0.8 cm×0.6 cm。

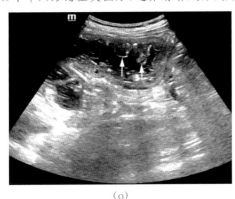

（o）

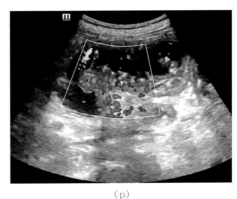

（p）

右侧卧位,结肠灌水 1300 mL 连续动态观察,取结肠右曲及邻接横结肠长轴切面图像（o,p）示:增厚肠壁扩张度存在,但柔顺度差,黏膜面可见多个大小不等的类圆形隆起（↑）及深浅不一的凹陷。CDFI 检测肠壁增厚区可见血流信号明显增多（Adler 半定量分级:Ⅲ级）。

超声诊断:①胃体中下段前壁小弯侧增厚并中心区溃疡。结合临床,考虑浸润溃疡型占位（Borrmann Ⅲ型）可能性大。术前超声所获 TNM 分期信息:T3N0M0。建议:临床结合其他影像学检查进一步评价。②结肠右曲及邻接横结肠肠壁节段性环周性增厚、周围腹膜增厚并肠系膜淋巴结增大。结合临床,考虑炎症性肠病（克罗恩病,Crohn disease）可能。

胃镜检查示:胃体中段不规整溃疡,可见环堤,边界不清。活检病理检查发现癌细胞。

结肠镜及 MRI 检查诊断:结肠右曲及横结肠克罗恩病。

术后病理诊断:胃体中分化管状腺癌。

—— 病例 15－24 ——

胃体中段浸润溃疡型胃癌（Borrmann Ⅲ 型，2 处溃疡）

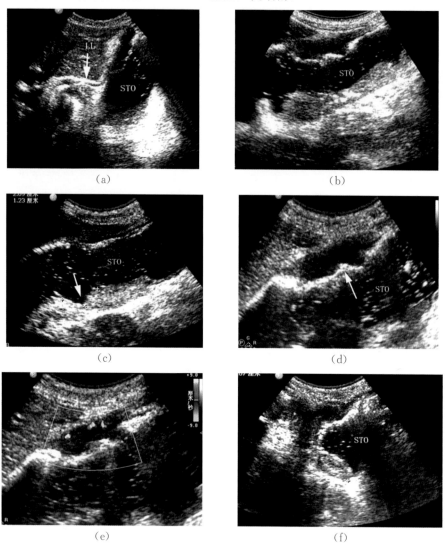

(a) (b) (c) (d) (e) (f)

STO—胃腔；LL—肝左叶。

患者男，62 岁，胃痛、胃胀月余，食欲减退 10 余天。

饮水胃充盈后，仰卧位及半坐位，常规腹部超声探头检查，取胃底贲门长轴切面(a)、胃体中上段长轴切面(b～e)、胃体短轴切面(f)示：(a)贲门壁结构清楚(↓)，形态自然，内部回声层次清晰。胃体上段(上缘距离贲门下缘约 1.6 cm 处)前壁增厚，回声层次消失，以低回声为主，正常胃壁与增厚区胃壁分界不清。(b～f)胃体中上段胃壁节段性非均匀性增厚，长度约 7.0 cm，最厚处约 2.0 cm，边界不清，回声层次消失，以低回声为主，黏膜层凹凸不平，近中心区连续性中断，前后壁分别显示半月形及火山口样凹陷(↑)，大小分别为 1.8 cm×0.5 cm、2.6 cm×1.2 cm，凹陷底部不平滑，内见点絮状强回声，周缘无明显隆起,浆膜层回声粗糙,连续性未见中断,与周围组织分界尚清,病区胃腔轻微变形。连续动态观察可见病区胃壁僵硬,无明显蠕动波通过。增厚胃壁边缘与正常胃壁无明显分界。CDFI 检测增厚胃壁可见血流信号稍增多(Adler 半定量分级:Ⅱ级)。

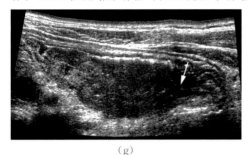

(g)

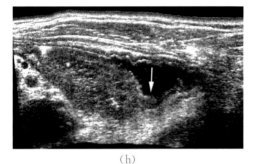

(h)

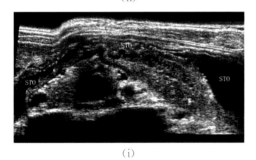

(i)

饮水胃充盈后,仰卧位,高频超声探头(适当加压后)检查,取胃体中上段后壁长轴或短轴切面图像(g~l,其中 g~i 为宽景成像)示:局部胃壁节段性全层增厚呈团块状,回声层次消失,以非均匀性低回声为主,内见类似小蜂窝状的极低回声区及少许斑点状及团状强回声(l 中↑),黏膜面凹陷呈火山口样(g 和 h 中↓),浆膜层回声线粗糙。CDFI 检测增厚胃壁可见血流信号稍增多(Adler 半定量分级:Ⅱ级)。增厚胃壁边缘与正常胃壁无明显分界。

超声诊断:胃体壁中上段节段性非均匀性增厚并溃疡(2 处)及点状钙化征象。结合临床,考虑浸润溃疡型占位(Borrmann Ⅲ型)可能。术前超声所获 TNM 分期信息:T3N0M0。建议:临床结合其他影像学检查进一步评价。

胃镜诊断:浸润型胃癌可能。活检病理诊断:胃腺癌。

术后病理诊断:黏液腺癌。

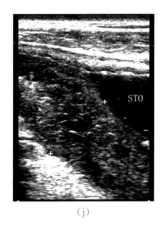

(j)

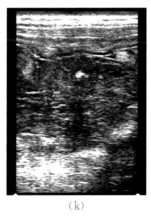

(k)

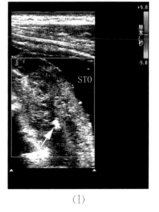

(l)

STO—胃腔。

—— 病例 15-25 ——

胃体下段小弯侧局限浸润型胃癌（Borrmann Ⅳa 型）

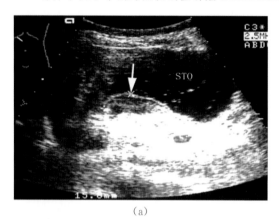

（a）

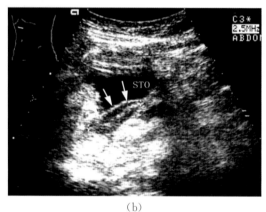

（b）

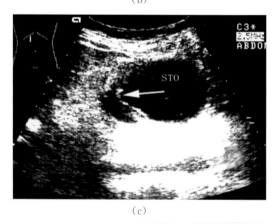

（c）

STO—胃腔。

患者男,55 岁,上腹部隐痛不适 2 月余,呈阵发性,无放射痛,无恶心、呕吐。

饮水胃充盈后,常规腹部超声探头检查,取胃体—胃窦部长轴切面（a）、斜切面（b）及短轴切面（c）图像示:胃体小弯侧后壁局部增厚（↓）,长度约 4.0 cm,最厚处为 1.6 cm,边界欠清。长轴切面图像（a,b）可见回声层次尚清晰,其中黏膜肌层、黏膜下层及固有肌层均增厚,浆膜层回声线连续,对侧胃壁未见增厚。短轴切面图像（c）显示局部区域回声层次消失,以低回声为主,黏膜面高回声粗糙不平、断续不连。连续动态观察可见增厚区胃壁僵硬,蠕动消失。

超声诊断:胃体小弯侧后壁局限性增厚。结合临床,不除外局限浸润型占位（Borrmann Ⅳa 型）可能。术前超声所获 TNM 分期信息:T3N0M0。建议:临床结合其他影像学检查进一步评价。

胃镜诊断:胃角 Borrmann Ⅳ 型胃癌可能,累及胃体、胃窦小弯侧及后壁。活检病理诊断:腺癌。

术后病理诊断:胃窦小弯低分化腺癌,浸及全层,小弯检出淋巴结 8 个（大小为 0.3～0.5 cm）,其中 3 个为癌转移淋巴结;大弯检出淋巴结 4 个,未见癌转移。

—— 病例 15-26 ——

胃体中段前壁局限浸润型胃癌（Borrmann Ⅳa 型）

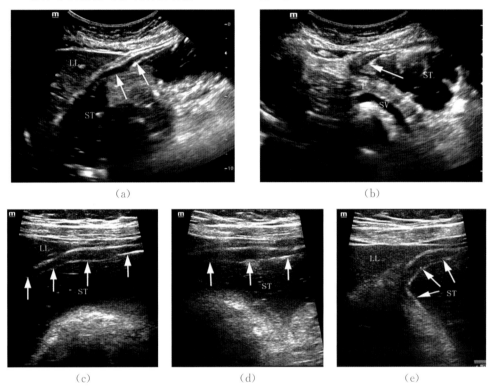

（a）　　　　　　　　　　　　　（b）

（c）　　　　　　　　（d）　　　　　　　　（e）

ST—胃腔；LL—肝左叶；P—胰腺；SV—胰体后脾静脉。

患者女，58 岁，胃部胀痛不适、恶心、呕吐 3 天。

饮水胃充盈后，仰卧位及半坐位，常规腹部超声探头（a，b）及高频超声探头（c~e）检查，取胃体中段长轴切面（a，c，d）、短轴切面（b，e）图像示：胃体中段小弯侧前壁节段性非均匀性轻度增厚（↑），长度约 5.8 cm，最厚处为 0.7 cm，回声层次消失，以低回声为主，黏膜层粗糙不平，未见明显凹陷，浆膜层回声粗糙，连续性未见中断，与周围组织分界尚清，其增厚胃壁边缘与正常胃壁无明显分界，病区胃腔未见明显变形。连续动态观察可见病区胃壁僵硬，无明显蠕动波通过。

超声诊断：胃体中段小弯侧前壁节段性增厚。结合临床，首先考虑局限浸润型占位（Borrmann Ⅳa 型）可能，节段性炎症待除外。术前超声所获 TNM 分期信息：T3N0M0。建议：临床结合其他影像学检查进一步评价。

胃镜检查示：胃体中段黏膜粗糙、僵硬，表面高低不平，浅表有明显水肿和糜烂，胃蠕动减弱。活检病理检查发现癌细胞。

术后病理诊断：中分化腺癌。

—— 病例 15－27 ——

胃体下段小弯侧后壁局限浸润型胃癌（Borrmann Ⅳa 型）

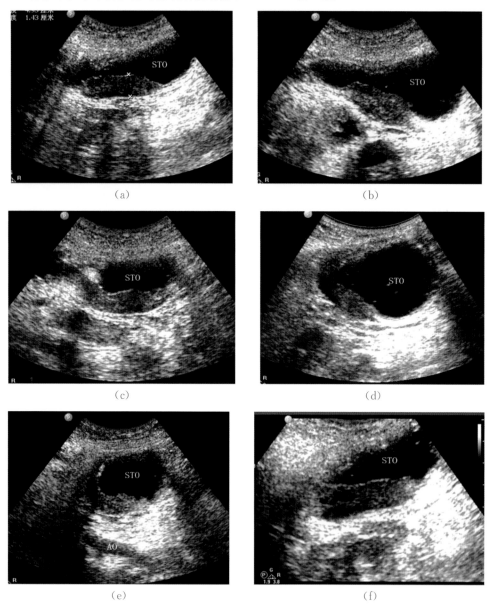

（a）　　　　　　　　　　　（b）

（c）　　　　　　　　　　　（d）

（e）　　　　　　　　　　　（f）

STO—胃腔；AO—腹主动脉。

　　患者女,60岁,上腹部饱胀不适、体重减轻2月余。

　　饮水胃充盈后,仰卧位及半坐位,常规腹部超声探头(a～h)及高频超声探头(i～k)检查,取胃体中下段长轴切面(a,b,g～k)、短轴切面及斜切面(c～f)图像示:胃体下段小弯侧后壁非均匀性增厚,长度约5.3 cm,最厚处为1.5 cm,回声层次消失,以低回声为主,黏膜层粗糙不平,未见明显凹陷,浆膜层回声粗糙,连续性未见中断,与周围组织分界尚清,其增厚胃壁边缘与正常胃壁无明显分界,病区胃腔未见明显变形。连续动态观察可见病区胃壁僵硬,无明显蠕动波通过。

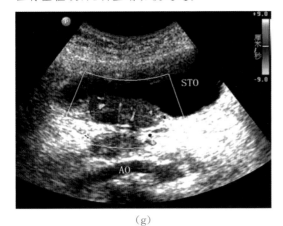

（g）

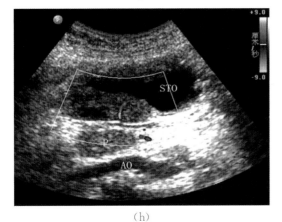

（h）

CDFI 检测(g,h)示:增厚区胃壁内可见丰富点条状血流信号(Adler 半定量分级法:Ⅲ级)。连续动态观察可见该区胃壁僵硬,无明显蠕动波通过。

超声诊断:胃体下段小弯侧后壁局限性增厚。结合临床,首先考虑局限浸润型占位(Borrmann Ⅳa 型)可能,黏膜相关淋巴组织淋巴瘤(MALT 淋巴瘤)待除外。术前超声所获 TNM 分期信息:T3N0M0。建议:临床结合其他影像学检查进一步评价。

胃镜检查示:胃体下段局部黏膜面向胃腔内隆起,表面粗糙、凹凸不平,浅表有明显水肿和糜烂,胃蠕动消失。活检病理检查发现癌细胞。

术后病理诊断:中分化腺癌。

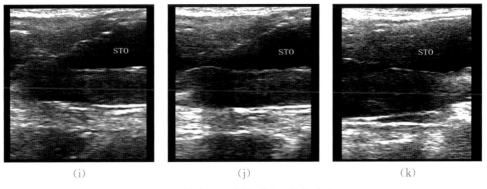

（i）　　　　　　　　（j）　　　　　　　　（k）

STO—胃腔;P—胰腺;AO—腹主动脉。

—— 病例 15－28 ——

胃体及胃窦弥漫浸润型胃癌（Borrmann Ⅳb型）

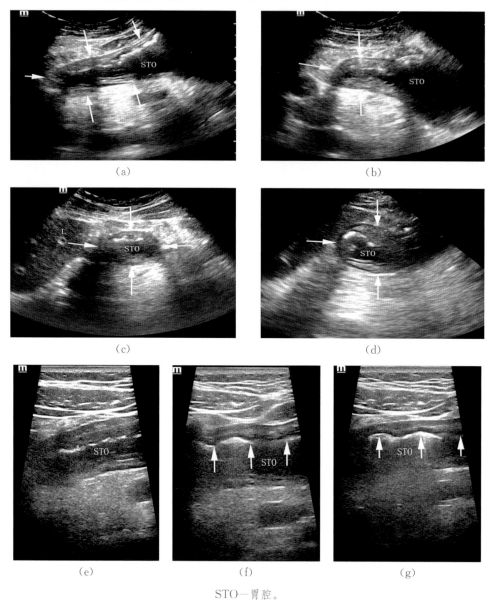

（a）　　　　　　　　　（b）

（c）　　　　　　　　　（d）

（e）　　　　　（f）　　　　　（g）

STO—胃腔。

患者男,53岁,胃痛、胃胀伴呕吐10余天。

饮水胃充盈后,仰卧位及半坐位,常规腹部超声探头（a～c）、扇扫探头（d）检查,取胃体下段及胃窦长轴切面（a,b）、短轴切面（c,d）图像示:胃体下段及胃窦前壁节段性非均匀性增厚（↑）,长度约8.0 cm,最厚处为1.1 cm,回声层次消失,以低回声为主,黏膜层高回声线粗糙不平、断续不连,未见明显凹陷,浆膜层回声粗糙,连续性未见中断,与周围组织分界尚清。后壁区轻微增厚,部分区域回声层次可见,部分区域回声层次不清,其增厚胃壁边缘与正常胃壁无明显分界,病区胃腔变形。连续动态观察可见病区胃壁僵硬,无明显蠕动波通过,胃腔扩张受限。

高频超声探头检查,取胃窦(e)及胃体下段(f,g)长轴切面图像示:胃窦壁增厚,回声层次不清(e)。胃体下段胃壁增厚程度相对较轻,回声层次可见但明显失常(f和g中↑)。后壁区轻微增厚,部分区域回声层次可见,部分区域回声层次不清。

超声诊断:胃体下段及胃窦部弥漫性非均匀性增厚。结合临床,首先考虑弥漫浸润型占位(Borrmann Ⅳb型)可能。术前超声所获 TNM 分期信息:T3N0M0。建议:临床结合其他影像学检查进一步评价。

胃镜检查示:胃体及胃窦部黏膜面粗糙不平,表面糜烂、水肿,胃蠕动消失。活检病理检查发现癌细胞。

术后病理诊断:低分化腺癌。

—— 病例 15—29 ——

胃体及胃窦弥漫浸润型胃癌（Borrmann Ⅳb型）并胃周淋巴结转移

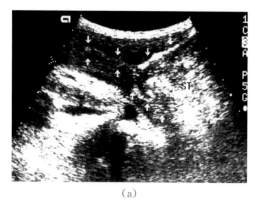

（a）

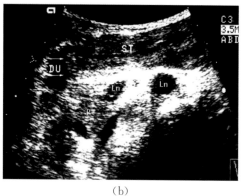

（b）

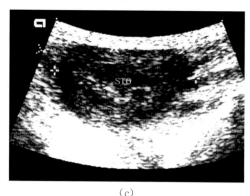

（c）

ST/STO—胃腔；DU—十二指肠；

P—胰腺；Ln—淋巴结。

患者女，70岁，食欲减退、渐进性消瘦4月余，进食后呕吐3周。

饮水胃充盈后，常规腹部超声探头检查，取胃体—胃窦部长轴切面（a,b）及短轴切面（c）图像示：胃腔内液体充盈，大量潴留物与水相混合，回声杂乱，高回声、低回声与无回声相间，胃体远侧与胃窦壁弥漫性增厚，长度约11.0 cm，最厚处约1.5 cm，胃体壁增厚程度相对较轻，大部分区域回声层次消失；胃窦壁增厚程度较重，长轴切面呈宫颈征（a,b），回声层次消失，以低回声为主，黏膜层高回声线粗糙不平、断续不连，浆膜层高回声线清晰，其自上（体壁）而下（窦壁）、由轻至重呈渐进移行状态，近侧与正常胃壁分界不清，远侧与十二指肠球部基底界限分明（b中→），胃窦腔狭窄，与胃体下段胃腔构成漏斗状形态（a中↓和↑），短轴切面呈现面包圈征（c）。胃周围（胃窦后下方、胰腺前方区域）可见3个以上、大小不一的实性结节，最大者为1.7 cm×1.5 cm，边界清晰，边缘粗糙，内部呈低回声。连续动态观察可见增厚胃壁僵硬，无明显蠕动波通过，胃窦腔狭窄，扩张消失。

超声诊断：①胃体下段及胃窦壁弥漫性增厚、内腔狭窄。②胃周围（胃窦下方、胰腺前方区域）多发淋巴结增大。结合临床，考虑弥漫浸润型占位（Borrmann Ⅳb型）并胃周围多发淋巴结转移可能。术前超声所获TNM分期信息：T3N2M0。建议：临床结合其他影像学检查进一步评价。

X线钡剂造影诊断：胃窦癌（浸润型）可能。

术后病理诊断：胃窦浸润型低分化腺癌，胃窦与幽门梗阻，周围5个淋巴结癌转移。

—— 病例 15—30 ——

胃体及胃窦弥漫浸润型胃癌（Borrmann Ⅳb 型）

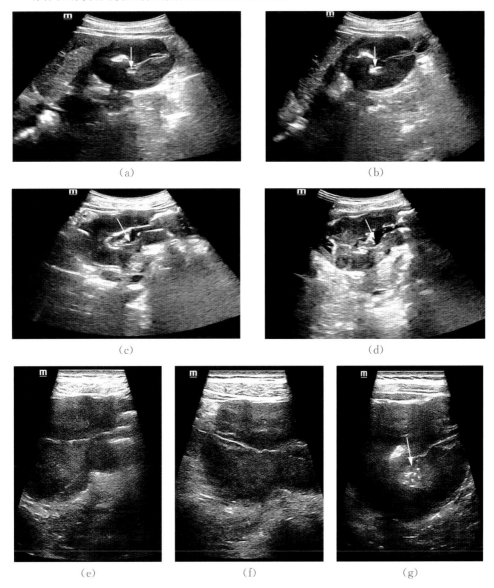

（a）　　　　　　　　　　　　　　　（b）

（c）　　　　　　　　　　　　　　　（d）

（e）　　　　　　　　（f）　　　　　　　　（g）

患者男，75 岁，食欲减退、腹痛、腹胀 3 月伴呕吐 20 余天。

空腹时，仰卧位，常规腹部超声探头检查，取胃窦短轴切面图像（a，b）示：胃窦壁环周性增厚（呈现典型面包圈征），回声层次消失，以低回声为主，黏膜面粗糙不平，回声不均匀，可见一不规则形浅凹陷（↓），内部呈强回声，浆膜层凹凸不平，与周围组织分界清楚。

饮水胃充盈后，半坐位，取胃体下段及胃窦部长轴切面图像（c，d）示：胃体下段与胃窦壁弥漫性环周性增厚，长度约 8.0 cm，最厚处为 2.6 cm，胃窦厚实如宫颈样，近侧与正常胃壁分界不清，远侧与十二指肠球部基底界限清楚，内部回声层次消失，以低回声为主，黏膜层凹凸不平,后壁近中心区连续性中断,可见一半月形凹陷,大小为 0.9 cm×0.4 cm,边缘无明显隆起,浆膜层回声粗糙,与周围分界尚清。该区胃腔狭窄,扩张明显受限。动态观察可见胃壁僵硬,无明显蠕动波出现。

高频超声探头检查,取胃体下段及胃窦部长轴切面图像(e～g)示:增厚区胃壁回声层次不清,以低回声为主,后壁中心区可见以强回声为主的小型凹陷(↓),后壁浆膜层回声粗糙,与周围组织分界尚清。

超声诊断:胃体下段及胃窦部前后壁节段性非均匀性增厚并中心区浅溃疡征象、胃窦腔狭窄。结合临床,考虑弥漫浸润型占位(Borrmann Ⅳb 型)伴发小型溃疡可能。术前超声所获 TNM 分期信息:T3N0M0。建议:临床结合其他影像学检查进一步评价。

X线钡剂造影诊断:胃窦癌致幽门不全梗阻可能。

术后病理诊断:低分化腺癌。

—— 病例 15-31 ——

胃体及胃窦弥漫浸润型胃癌（Borrmann Ⅳ b 型）

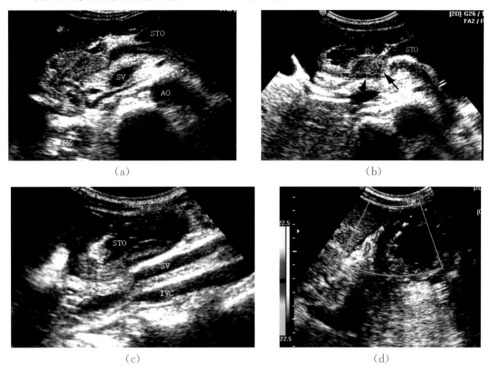

（a）　　　　　　　　　　　　　（b）

（c）　　　　　　　　　　　　　（d）

STO—胃腔；SV—胰体后脾静脉；AO—腹主动脉；IVC—下腔静脉；RK—右肾；P—胰腺。

患者男，62 岁，上腹痛、厌食、消瘦、乏力 2 周余。

饮水胃充盈后，常规腹部超声探头检查，取胃体—胃窦部长轴切面（a,b）及胃体短轴切面（c,d）图像示：胃体下段与胃窦部胃壁弥漫性非均匀性增厚，长度约 13.5 cm，最厚处约 1.6 cm，二者增厚程度不一，自上（体壁）而下（窦壁）、由轻至重呈渐进移行状态，近侧与正常胃壁分界不清，远侧与十二指肠（球部）基底界限分明，胃体壁增厚程度相对较轻，大部分区域回声层次消失，以低回声为主，黏膜面粗糙不平；胃窦壁增厚程度较重，长轴切面呈不典型宫颈征，短轴切面呈面包圈征，回声层次消失，以低回声为主，黏膜层粗糙不平、回声不均，后壁近中心区连续性中断，可见一火山口样小型凹陷，大小为 0.9 cm×0.5 cm，周缘无明显隆起，浆膜层高回声线不连续，局部外凸呈小肿块样（↑），胃窦腔狭窄，与胃体下段胃腔构成漏斗状形态。CDFI 检测示增厚胃壁周围（网膜上）血流信号增多，增厚胃壁内有粗大点条状血流信号（Adler 半定量分级法：Ⅱ～Ⅲ级）。连续动态观察可见增厚胃壁僵硬，无明显蠕动波通过，胃窦及幽门部胃腔严重狭窄，扩张消失。

超声诊断：胃体下段及胃窦壁弥漫性非均匀性增厚并小型溃疡征象、胃窦腔狭窄。结合临床，考虑弥漫浸润型占位（Borrmann Ⅳ b 型）并小型溃疡可能。术前超声所获 TNM 分期信息：T4aN0M0。建议：临床结合其他影像学检查进一步评价。

胃镜诊断：浸润型胃癌可能。活检病理诊断：胃腺癌。

术后病理诊断：印戒细胞癌。

—— 病例 15—32 ——

弥漫浸润型胃癌（Borrmann Ⅳb型，皮革胃），胰腺、腹膜受侵，大量腹水

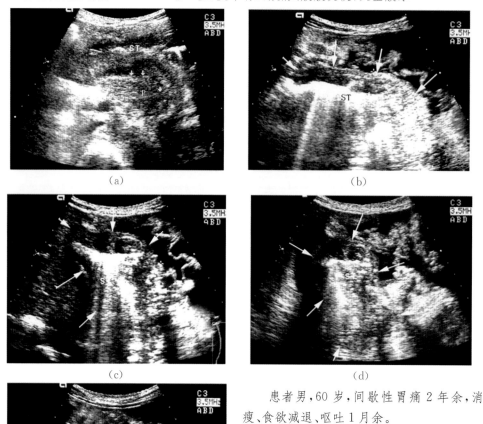

（a）　　　　　　　　　（b）

（c）　　　　　　　　　（d）

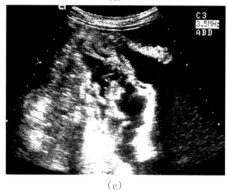

（e）

ST—胃腔；P—胰腺。

患者男，60岁，间歇性胃痛2年余，消瘦、食欲减退、呕吐1月余。

少量饮水后，常规腹部超声探头检查，取胃体—胃窦部长轴切面（a,b）、胃体及胃角部短轴切面（c,d）、中腹部斜切面（e）图像示：（a）胃体、胃窦部胃壁弥漫性非均匀性增厚，形态失常，回声层次不清，以低回声为主，浆膜层与周围分界不清，胃角部后壁与胰腺体部融为一体，二者之间高回声界面消失（↓），胃腔缩小、狭窄，扩张严重受限，胃壁僵硬，蠕动消失。（b）胃体与胃底部胃壁显著增厚，回声层次消失，以低回声为主，浆膜层粗糙、增厚，与周围分界不清，胃腔缩小，难以扩张，壁蠕动消失。（c,d）胃体及胃角部胃壁环周性非均匀性增厚，层次不清，胃腔扩张受限。（e）大量腹水，腹膜脏层厚薄不匀。

超声诊断：弥漫浸润型胃癌（Borrmann Ⅳb型，皮革胃），病变累及全胃，胃腔狭窄，胰腺体部及腹膜脏层受侵，大量腹水。术前超声所获TNM分期信息：T4bN0M1。建议：临床结合其他影像学检查进一步评价。

X线钡剂造影诊断：皮革胃。

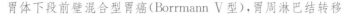

—— 病例 15—33 ——

胃体下段前壁混合型胃癌(Borrmann V型),胃周淋巴结转移

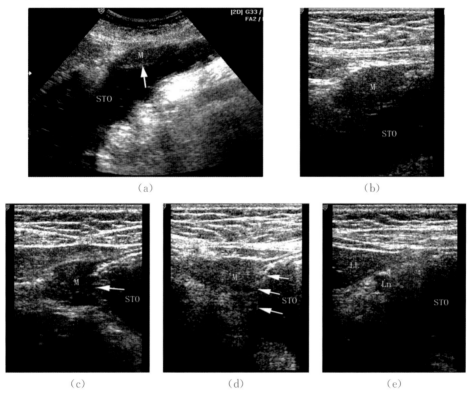

STO—胃腔;LL—肝左叶;M—肿块;Ln—淋巴结。

患者女,36岁,平素无明显症状,体检时发现。

饮水胃充盈后,半坐位,常规腹部超声探头检查,取胃体下段长轴切面(a)示:胃体下段胃角部胃壁局限性结节状增厚(↑),形态如橄榄样,大小约为 4.5 cm×2.6 cm×1.5 cm,边缘与正常胃壁分界不清,内部回声层次消失,以中低回声为主,黏膜层高回声线粗糙不平,浆膜层高回声线尚连续。

饮水胃充盈后,半坐位,使用高频超声探头进一步检查(b~e)示:胃壁实性结节,主体突向壁外,形态似橄榄样,大部分界清晰,小部分边界不清,内部呈低回声,黏膜面粗糙不平,连续性差(←)。胃壁周围腹膜上可见一个实性低回声结节(e),形态欠规则,大小为1.0 cm×0.7 cm,边界清晰,边缘粗糙,内呈低回声。连续动态观察可见结节所在区胃壁僵硬,无明显蠕动波通过。

超声诊断:胃体下段胃角部胃壁结节样增厚并向壁外凸出。结合临床,考虑混合型占位(Borrmann V型)可能;胃周淋巴结增大,不除外转移性可能。术前超声所获 TNM 分期信息:T3N1M0。建议:临床结合其他影像学检查进一步评价。

术后病理诊断:中分化管状腺癌,胃周围2个淋巴结转移。

—— 病例 15—34 ——

胃体上段前壁混合型胃癌（Borrmann Ⅴ型）

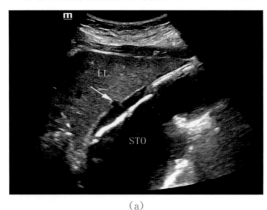

（a）

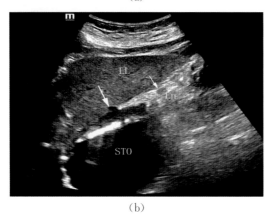

（b）

STO—胃腔；LL—肝左叶；Ln—淋巴结。

患者女，55 岁，自述慢性胃病史 10 余年，近半年来反酸、嗳气加重，食欲减退并消瘦 1 月余。

饮水胃充盈后，仰卧右前斜位，常规腹部超声探头检查，取胃体上段长轴切面（a）及斜切面（b）示：胃体上段前壁节段性非均匀性增厚，长度约 7.3 cm，最厚处为 1.7 cm，回声层次消失，以低回声为主，黏膜层高回声线粗糙不平、断续不连，浆膜层高回声线连续性差，局部可见小型实性低回声结节外凸并嵌入毗邻肝组织，形态呈土丘状（粗↘），大小为 1.1 cm×1.0 cm，边缘粗糙，增厚区胃壁与正常胃壁无明显分界。胃周腹膜增厚，以不均匀性中高回声为主，内见 2 个实性结节，形态呈椭圆形（b 中细↘），稍大者为 1.3 cm×1.0 cm，边界清晰，内呈低回声。连续动态观察可见增厚区胃壁僵硬，无明显蠕动波通过，胃腔扩张无明显受限。

超声诊断：①胃体上段节段性非均匀性增厚，浆膜层连续性中断，实性结节外凸并嵌入毗邻肝组织。②胃周局部腹膜增厚。③胃周淋巴结增大。结合临床，考虑混合型占位（Borrmann Ⅴ型）并胃周局部腹膜浸润及淋巴结转移可能。术前超声所获 TNM 分期信息：T4bN1M0。建议：临床结合其他影像学检查进一步评价。

胃镜检查示：胃体部前壁黏膜粗糙不平、僵硬，表面糜烂。活检病理检查发现癌细胞。

术后病理诊断：中分化管状腺癌，肿瘤侵犯邻近组织结构（腹膜），3 个淋巴结转移。

—— 病例 15—35 ——

胃体及胃窦混合型胃癌（Borrmann Ⅴ型），术后 6 个月肝转移

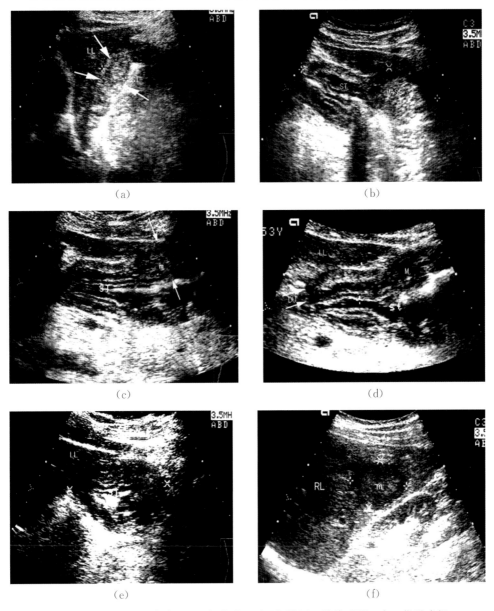

ST/st—胃腔；LL—肝左叶；RL—肝右叶；m/M/MASS—肿块；DU—十二指肠球部。

　　患者男，53 岁，左上腹疼痛不适半年余，症状时轻时重，食欲减退伴呕吐 2 周。

　　空腹时，常规腹部超声探头检查，取胃体中段短轴切面（a）及胃体中段与胃窦部长轴切面（b）图像示：（a）肝左叶下缘胃体壁节段性非均匀性增厚（↓），回声层次消失，内部以中低回声为主。（b）胃体与胃窦部胃壁增厚。其中，胃体前壁局部增厚呈团块状，同时向黏膜面及浆膜层膨出，回声层次消失，内部以中低回声为主；胃窦壁弥漫性增厚，大部分区

域显示为 7 层高、低回声相间的结构。

饮水胃充盈后，常规腹部超声探头检查，取胃体及胃窦部长轴切面(c,d)与短轴切面(e)图像示：胃壁非均匀性增厚，长度约 10.1 cm，边界不清，胃体前壁局部增厚呈团块状(长度约 5.5 cm，最厚处约 3.3 cm)，该区回声层次消失，以低回声为主(c 中↑)，黏膜层回声粗糙，浆膜层高回声线显示模糊，与周围组织分界欠清；整个胃窦壁弥漫性非均匀性增厚，最厚处为 1.8 cm，其大部分区域回声层次清晰，显示为 7 层高、低回声相间的结构，幽门与十二指肠球部界限清楚(d 中↗)，胃腔明显变窄，扩张受限。连续动态观察可见该区胃壁蠕动消失。

超声诊断：胃壁(胃体＋胃窦)弥漫性非均匀性增厚并团块样改变，胃腔狭窄，扩张充盈度受限。结合临床，考虑胃体及胃窦混合型占位(BorrmannⅤ型)可能。术前超声所获TNM 分期信息：T4bN0M0。建议：临床结合其他影像学检查进一步评价。

胃镜检查示：贲门下区小弯侧黏膜肿胀隆起，蠕动差；幽门可见；胃体小弯侧前后壁黏膜皱襞不规则，部分消失合并浅溃疡，胃壁僵硬，胃腔变形；胃窦前后壁均受累，胃腔变形。

胃镜诊断：胃癌周围浸润可能。

术后病理诊断为胃体前壁低分化腺癌浸润邻近胃壁。

术后 6 个月超声复查(f)示：肝内多发性实性低回声结节，最大者为 4.6 cm×3.7 cm，边界清晰，可见低回声晕，形态欠规则。

超声诊断：肝左、右叶多发性实性占位。结合病史，考虑胃癌术后肝转移可能。

第 16 章
胃癌浸润深度及范围的判断

肿瘤浸润胃壁深度是影响胃癌预后的重要因素之一。据文献报道,早期癌患者和进展期癌侵及浅肌层、深肌层、浆膜层以及浆膜层以外者,根治术后的 5 年存活率分别为 82.2%～100%、48.6%、29.8%、19.4%、10.8%[81]。浸润深度越深,5 年存活率越低。超声检查可以判断肿瘤浸润深度,从而辅助术前分期[23,53,82－84]。对胃癌仅给予性质或分型上的判断,已不能充分满足临床治疗需求。应用超声检查辅助术前 T 分期,不仅有助于临床选择合理的治疗策略,制订个性化治疗方案,以准确评估患者预后,也是满足多学科诊疗的发展需求[47],良好发挥现代超声诊断性能的需要。

大量研究表明,胃癌手术方式的选择及预后与病变发现的早晚、癌肿浸润胃壁的深度以及转移情况直接相关,与病理学类型无直接关系。传统内镜在对胃壁浸润深度的判定上价值有限,可通过经腹超声检查予以弥补。饮水(或口服胃肠超声助显剂)使得胃腔良好充盈后,多数可显示胃壁的回声层次及肿瘤所在的部位、形态、大体范围等,医生可根据胃壁回声层次的情况判断癌肿浸润深度[85]。所见胃壁的厚度与回声层次是切面超声判定胃癌浸润深度的基础。

一、经腹超声对胃癌浸润深度的判断

通常情况下,胃癌的病理改变先从黏膜层开始,后逐渐波及黏膜下层、肌层及浆膜层。当胃癌发展到进展期时,胃壁将出现不同程度增厚以及回声层次的改变。因此,超声声像图对胃癌浸润深度的判断主要从胃壁厚度和胃壁 5 层回声层次 2 个方面进行。

1.胃壁厚度与浸润深度的关系

一般而言,随着胃癌浸润深度的加深,胃壁厚度也将进一步增加。胃壁越厚,表明肿瘤浸润胃壁的深度越深,进展期胃癌的胃壁厚度通常在 0.6 cm 以上。资料表明,早期癌与进展期癌的胃壁厚度在统计学上有明显差异:当胃壁厚度在 1.0 cm 以下时,浸润深度极少超过肌层;当胃壁厚度在 1.3 cm 以上时,浸润至浆膜层者明显增多[81]。

王洋等[30]报道的 57 例胃癌患者中,T3～T4 期者 30 例,T1～T2 期者 27 例;前者胃壁平均厚度为(1.53±0.47)cm,后者为(1.17±0.62)cm,二者差异有统计学意义;将最大厚度大于 1.24 cm 设定为诊断分期是否达到 T3 期的最佳临界值,相应灵敏度、特异度及准确度分别为 80%、63%、71.93%。

Paramo 等[86]报道,胃壁增厚程度与浆膜侵犯有相关性,随着病灶深度的增加,其浆膜侵犯的概率显著提高(<0.5 cm 者为 25%;0.5~1.9 cm 者为 62.5%;≥2.0 cm 者为 81.5%)。

郭华等[87]观察了 57 例胃癌的螺旋 CT 表现。其中,2 例早期胃癌病灶厚度分别为 0.5 cm、1.1 cm,55 例进展期胃癌病灶厚度为 0.7~4.0 cm。该组病例浆膜侵犯的情况分别为 0.5~0.9 cm 者为 0.00%,1.0~1.4 cm 者为 58.81%,1.5~1.9 cm 者为 85.73%,2.0 cm 以上者为 100%。对病灶厚度 1.0 cm、1.5 cm 和 2.0 cm 分组统计研究显示,以病灶厚度 1.5 cm 为阈值,病灶越厚,浸润胃壁越深,浆膜侵犯的概率越高,淋巴结转移的概率越高,TNM 分期越高。该组病例中螺旋 CT 扫描病灶厚度在 1.5 cm 以上者共 40 例,95.00% 有浆膜侵犯,77.50% 有淋巴结转移,75.00% 为Ⅲ期或Ⅳ期,与病灶厚度在 1.5 cm 以下的胃癌有显著差异。

有学者对 T1~T4 期胃癌的胃壁厚度进行了比较。其中,T1 与 T2 期胃癌胃壁厚度无显著差异,而 T1 与 T3 及 T4 期胃癌胃壁厚度有显著差异[84]。

必须注意的是,单纯依据胃壁厚度推测肿瘤浸润深度,结果不十分可靠,因为当进展期胃癌浸润至肌层或浆膜层时,二者之间胃壁厚度并无显著差异。

2.胃壁回声层次与胃癌浸润深度的关系

正常胃壁由内至外显示为 5 层回声结构(详见本书第 13 章)。仔细观察胃壁回声层次的改变及连续性是判断肿瘤浸润深度的关键。检查时应重点观察第 3 层和第 5 层[88]。

(1)早期胃癌(TNM 分期中的 T1a 和 T1b 期)。

①当肿瘤侵及黏膜固有层或黏膜肌层时(T1a 期),病灶的范围小且局限,其胃壁增厚程度多数较轻(0.5 cm 左右),胃壁 5 层回声层次常表现为第 1~2 层显示不清,第 1 层(黏膜面,高回声层)断裂,第 2 层(黏膜肌层,低回声层)变薄或增厚,第 3 层(黏膜下层,高回声层)连续完整,第 4 层(固有肌层,低回声层)及第 5 层(浆膜层,高回声层)无明显变化。

②当肿瘤侵及黏膜下层而未达肌层时(T1b 期),可见第 3 层(高回声层)粗糙不平,厚薄不均,回声失常,但多数保持其连续性,偶可呈断续状。

经腹超声检查对早期胃癌的诊断多受限制。当胃部成像状态较好时(如体型不明显肥胖、胃腔充盈良好),发生于胃体或胃窦的息肉型或壁厚型早期胃癌可能被检出,但凹陷型早期胃癌或(和)发生于胃底的各型早期胃癌可能因阳性征象不明显或显示不清而漏诊。对早期胃癌的诊断,目前主要依靠胃镜活检确诊[89]。

(2)进展期胃癌(TNM 分期中的 T2~T4 期)。

①当肿瘤侵犯固有肌层时(T2 期),可见胃壁增厚程度明显(≥0.6 cm),病区蠕

动减弱或消失（趋于僵硬），胃壁5层回声层次常表现为第1～4层回声减低，结构紊乱，层次不清，第3层（黏膜下层，高回声层）断裂，第4层（固有肌层，低回声层）不均匀性增厚，但第5层（浆膜层，高回声层）显示清晰，呈光滑、厚度均匀、连续完整的状态[47]。

②当肿瘤侵及浆膜下层结缔组织，未侵犯腹膜脏层或邻近结构时（T3期），可见第1～5层局限性或不规则性增厚（最大厚度＞1.24 cm为诊断分期达到T3期的最佳临界值[30]），回声层次不清，多数表现为低回声改变，第5层（浆膜层，高回声层）可见显示，边缘稍模糊[47]，多数粗糙不平，但连续性无明显中断。周围腹膜无明显增厚，与相邻组织界限清楚[33]（病例16-1）。

王洋等[30]通过观察胃壁病变处层次及固有肌层外缘形态、是否存在所见的角征进行胃癌超声分期（是否达到T3期）。超声所见角征，是指低回声的固有肌层外缘模糊、不光滑、成角，通常为锐角，若呈锯齿样结构，亦判断为成角。该研究表明，超声角征在判断分期是否达到T3期方面的灵敏度、特异度、准确度分别为78.79%、83.33%、80.70%，说明超声角征在胃癌术前分期诊断中具有明显优势。

③当肿瘤穿透浆膜层（腹膜脏层）并发生相邻组织粘连时（T4a期），可见第1～5层局限性或不规则性增厚，回声层次不清，多数表现为低回声改变，第5层（浆膜层，高回声层）回声不均匀，模糊不清或连续性中断，有时可见胃壁与相邻组织间的回声界线不清，或显示位置固定、围绕增厚胃壁分布形态不规则的斑块状或团絮状高回声结构（被癌肿浸润且增厚的腹膜脏层回声）。

④当肿瘤侵犯邻近组织结构时（包括膈肌、肾上腺、肾、横结肠、小肠、胰腺、脾、肝、腹膜、腹膜后间隙，T4b期），除可见上述T4a期表现及被侵犯的脏器发生相应改变外，常可见自浆膜层向外突出的不随呼吸运动、探头加压或外力推挤而发生明显形变的不规则形低回声肿块[33]。部分Borrmann Ⅳa型或Borrmann Ⅳb型胃癌（弥漫浸润型，皮革胃）超声声像图表现较特殊，虽显示为胃壁节段性或弥漫性全层增厚，但有时呈以第3层为中心的增厚（病例16-2）。

因此，在应用经腹超声对胃癌进行分期判断时，应特别注意观察第3层和第5层高回声线是否连续完整。若第3层高回声线因癌肿浸润而断裂，则表明已侵入肌层，应诊断为进展期癌；若第5层高回声线表现为增厚、不平整、断裂，且胃壁局部蠕动丧失，则表明胃癌侵及浆膜外。目前，凭借经腹超声诊断进展期胃癌浸润深度的符合率较高（83%～94%），甚至比术中肉眼判定更接近病理诊断结果，但经腹超声对早期癌的判断符合率较低（30%～55%）。

3.经腹超声判断胃癌浸润深度存在的局限性

经腹超声检查判断胃癌浸润深度具有一定的可行性，但亦存在一定的局限性，实践中主要表现为判断过浅或过深，具体原因有以下几个方面[81]。

（1）溃疡瘢痕：病理观察表明，癌肿溃疡底部同样存在瘢痕组织，在超声声像图上表现为不均匀性低回声,与癌组织回声基本相同。二者较难鉴别,超声检查时常导致判断过深,故强调以超声能够清晰显示固有肌层且无明显异常改变作为判断早期癌的标准。

（2）胃底贲门部肿瘤:因位于季肋区,且常有气体干扰,易误诊。

（3）病灶周围反应性炎症:炎症累及浆膜层并与周围组织器官粘连时,可引起第5层回声改变而致界限不清,从而影响诊断。

（4）其他:如扫查不全面,受消化道内较多气体的干扰等。

二、经腹超声对胃癌浸润范围（长度）的判断

胃癌在发展过程中,不断向深层浸润,造成胃壁厚度的增加;同时在胃壁内沿水平方向生长,造成病灶范围（长度）的扩大。

胃癌原发灶的大小与病灶的轻重程度密切相关。据 Hundt 等[90]报道,随胃癌 T 分期增高,病灶变大:T2 期为 1.0～2.0 cm,T3 期为 2.2～4.3 cm,T4 期为 5.2～6.1 cm。郭华等[87]研究的一组 57 例中,胃癌病灶大小分别为 T1 期 1.3～1.5 cm,T2 期 2.0～7.0 cm,T3 期 4.0～8.0 cm,T4 期 5.1～11.0 cm。按病灶大小分组统计研究显示:以病灶大小 5.0 cm 为阈值,病灶越大,浆膜侵犯的概率越高,淋巴结转移的概率越高,TNM 分期越高。该组病例中,螺旋 CT 扫描显示病灶大于等于 5.0 cm 者共 47 例,其中 89.36％有浆膜侵犯,72.34％有淋巴结转移,74.47％为 Ⅲ 期或 Ⅳ 期,与病灶大小在 5.0 cm 以下者有显著差异。

目前,有关胃癌浸润范围的超声声像图研究仍然较少,主要与以下因素有关:

（1）当癌肿浸润范围大于等于 7.0 cm 时,因受超声切面限制,超声扫查难以显示其全貌,且胃的形状是不规则形囊袋状空腔结构,不易准确测量其大小。

（2）胃癌浸润的边缘与正常胃壁间多数无明确界限,在超声显像上可能与早期胃癌的超声声像图类似,因此常导致判断上的困难。

（3）胃癌的生物学行为决定了癌肿在胃壁内沿水平方向生长,即在黏膜层正常或基本正常的情况下,癌细胞已在黏膜下层扩散。该生物学特性造成了超声声像图显示的病灶边缘与实际浸润的边缘的不一致性（难免存在一定差距）[84]。对少数患者,若癌肿浸润至胃体中上段或胃窦部,在显像条件良好的情况下,利用仪器放大功能,可作出一些有价值的判断（病例16-2）。但是,通常情况下,经腹超声作出的有关浸润范围的判定与病理结果的符合率可能较低。

张惠萍等[84]报道 51 例胃癌经腹超声定量诊断的结果,与手术病理对照,浸润深度、浸润范围的超声诊断符合率分别为 80.4％、86.2％。其中,对 T1～T4 各期（浸润深度）的诊断符合率分别为 60％、87.7％、81.4％、100％,对胃癌浸润范围（上、下边界的距离）小于 7.0 cm 和大于 7.0 cm 及弥漫浸润型胃癌（皮革胃）的判断符合率分别为 87.5％、81.2％、100％。

　　徐春媚等[39]报道了 50 例胃癌患者(早期癌 7 例,进展期癌 43 例)服用胃肠超声助显剂经腹超声检查的结果及 TNM 分期情况。该组超声检出率为 96%,对胃底部癌的检出率偏低;对胃癌浸润深度(T 分期)的诊断符合率分别为 T1 期 42.9%、T2 期 50.0%、T3 期 78.9%、T4 期 85.7%,总符合率为 70%,但对胃底部、大弯侧癌 T 分期的诊断符合率为 0%;对淋巴结转移的诊断符合率为 N0 期 90.5%、N1 期 55.0%、N2 期 22.2%,总符合率为 64%;对肝、腹膜转移的诊断符合率为 100%。在 T 分期判断中,过深判断率为 14%。其中,T1 期 7 例中有 3 例判断为 T3 期;T2 期 10 例中有 3 例判断为 T3 期,1 例判断为 T4 期;过深判断均发生在 T1、T2 期。据分析,T1 期判断过深的原因可能是病灶周围的炎性反应引起的胃壁增厚难以与癌变组织回声相鉴别;T2 期过深判断与胃壁某些部位浆膜层缺乏有关。该组过浅判断率为 16%。其中,2 例 T1、T2 期胃癌未检出;1 例 T3 期胃底部癌误判为 T1 期;3 例 T3 期大弯侧病灶误判为 T2 期;2 例 T4 期胃体后壁、胃底部癌误判为 T3 期。作者认为,过浅判断原因可能与病灶部位有关。该研究同时指出,胃肠超声助显剂充盈胃腔后,远场显示满意率可达 97%,近场显示不满意率为 30%,胃肠超声助显剂并不能消除近场伪像,而使用最常采用的胃冠状斜切面扫查时,胃大弯恰好位于近场。

✚ 典型病例

―― 病例 16—1 ――

胃体上段前壁局限溃疡型胃癌（Borrmann Ⅱ型）

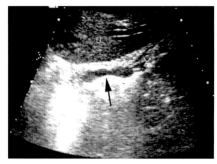

（a）

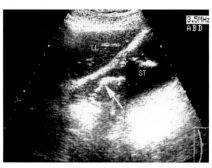

（b）

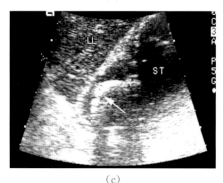

（c）

STO—胃腔；LL—肝左叶。

患者男，65 岁，上腹部痛并吞咽哽噎感 10 余天。

空腹时，常规腹部超声探头检查，取胃体上段斜切面图像（a）示：胃体壁局限性增厚呈低回声，黏膜面可见一半弧状凹陷（↑），浆膜层与肝包膜分界清楚。

饮水胃充盈后，常规腹部超声探头检查，取胃体上段斜切面图像示：（b）贲门下方胃壁局限性增厚并隆起于胃腔内，长度约 5.9 cm，最厚处为 1.5 cm，回声层次消失，以低回声为主，中心区黏膜面连续性中断，可见一位于胃轮廓之内的半月形凹陷，大小为 3.0 cm×0.8 cm，凹陷口大、底小且不平滑，底部粗糙不平（距离浆膜层约 0.5 cm），可见片絮状不均匀性强回声，其四周隆起呈环堤状（堤壁角≤90°），边缘区与正常胃壁界限清楚，浆膜层高回声线连续性好，与周围器官分界清楚。连续动态观察可见该区胃壁蠕动消失。（c）将图像放大可见凹陷底部不平滑（↖），浆膜层高回声线粗糙不平，但连续性无明显中断。

超声诊断：贲门下方、胃体上段前壁局限性增厚并腔内型溃疡征象。结合临床，考虑局限溃疡型占位（Borrmann Ⅱ型）可能。术前超声所获 TNM 分期信息：T3N0M0。建议：临床结合其他影像学检查进一步评价。

胃镜检查示：贲门壁黏膜糜烂，粗糙不平，管腔狭窄，镜身尚可通过。胃体上段小弯侧前壁可见不规则巨大溃疡，边界不清，周边隆起呈环堤状，底部有坏死物覆盖。胃镜诊断：胃癌（Borrmann Ⅱ型）累及贲门可能。

活检病理诊断：腺癌。

术后病理诊断：中分化腺癌。

—— 病例 16-2 ——

胃底及贲门浸润型胃癌（Borrmann Ⅳa型）在胃壁内水平扩散、蔓延至胃体中上段区域

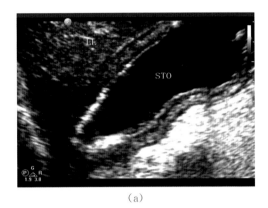

（a）

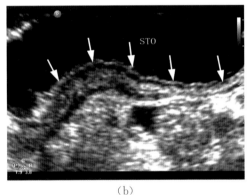

（b）

STO—胃腔；LL—肝左叶。

患者女，44岁，乏力、消瘦2月余，吞咽困难1周。

饮水胃充盈后，常规腹部超声探头检查，取胃底及胃体斜切面图像示：贲门、胃底及胃体部胃壁非均匀性渐进性增厚，长度约12.7 cm，最厚处为1.6 cm，边界不清，近贲门部胃壁增厚程度较重，回声层次不清，以低回声为主，黏膜层高回声线断续不连，浆膜层高回声线部分消失（呈低回声），与肝包膜、膈肌等结构分界不清；胃体部胃壁增厚程度相对较轻，1～5层回声层次清晰但显像失常，黏膜层连续，但粗糙不平（↓），黏膜下层（第3层）增厚明显。连续动态观察可见该区胃壁蠕动消失。该例同时见胃幽门上下、脾门区、腹膜后（肾静脉平面上下）多发淋巴结肿大。

超声诊断：①胃底贲门浸润型占位（Borrmann Ⅳa型），肿瘤在胃壁内水平扩散、蔓延至胃体中上段区域。②胃幽门上下、脾门区、腹膜后多发淋巴结转移。术前超声所获 TNM 分期信息：T4bN3bM1。建议：临床结合其他影像学检查进一步评价。

胃镜诊断：胃癌（Borrmann Ⅳ型）周围浸润可能。活检病理检查发现癌细胞。

第 17 章
胃癌扩散与转移的判断

胃癌可直接向邻近组织、器官浸润蔓延或发生区域淋巴结转移,晚期可发生血行转移及腹膜种植转移。

一、直接浸润蔓延

1.胃癌直接浸润蔓延的途径

胃癌直接浸润蔓延一般有 2 种途径。

(1)癌细胞突破固有膜后,沿胃壁的纵轴向纵深蔓延。待穿透黏膜层、肌层,癌细胞可在黏膜下层广泛浸润并波及邻接区的胃肠管壁。AEG 向上可纵向侵及食管下段,向下可纵向侵及胃体上段小弯侧,向左可侵及胃底及大弯侧胃壁。胃体癌向上可纵向侵及 EGJ,向下可纵向侵及胃窦。胃窦癌向上可纵向侵及胃体,向下可越过幽门侵及十二指肠。资料表明,约 60%的胃底贲门癌可沿着胃壁内黏膜下和浆膜下网状交错的淋巴丛直接累及 EGJ 并扩展浸润至食管下段(病例 17-1)。胃的远端癌中有 13%~18%可侵犯十二指肠[4],主要是浆膜下浸润的癌细胞越过幽门环或黏膜下的癌细胞通过淋巴管蔓延,沿黏膜直接发生的连续性蔓延极少见。

(2)癌细胞浸润胃壁全层并穿透浆膜层后,横向直接浸润周围器官,与邻近组织粘连。AEG 或胃小弯癌可沿着肝胃韧带直接侵及肝包膜或膈肌。胃底及胃大弯侧癌可直接侵犯脾和脾门。胃大弯侧癌可沿着胃结肠韧带直接蔓延至横结肠。部分晚期胃癌可侵入胰腺,大致有 4 条途径[83]:①胃下部癌穿透浆膜,直接侵及胰头。②胃癌通过腹膜返折处,侵及胰腺浆膜下。③胃癌侵及十二指肠并穿透肠壁,继之侵及胰腺。④胰头周围淋巴结发生转移,继发性侵及胰头。在胃癌横向直接浸润的脏器中,以大网膜受累最常见,其次是腹膜、胰腺、肝、脾和脾门、横结肠及其系膜、膈肌、肾上腺等。

2.胃癌直接浸润蔓延的判断

如前所述,饮水胃充盈后,经腹超声检查多数可清晰显示胃壁 5 层回声状态。对胃壁回声层次异常进行分析,有助于客观地判断癌肿浸润胃壁的深度。相比于传统胃镜及 X 线钡剂造影检查,经腹超声在判断癌肿的浸润深度上具有一定优越性,特别是对 Borrmann Ⅳ 型胃癌的诊断,可有效弥补胃镜检查的不足[33]。但是,经腹超声对于癌肿沿胃壁纵向浸润生长的判断往往存在一定局限性(详见本书第 16 章)。胃癌穿透浆膜层后,明确有无周围器官受侵,既是经腹超声诊断进展期胃癌的常规内容,也是帮助临床决定治疗方案的基本要求。但是,就传统的经腹超声检查而言,判断癌肿直接侵犯相邻脏器的难度较大,多数情况下可能直接征象不明显,需要通过一些间接的或细微的征象进行诊断,通常应按如下步骤进行:

(1)判断浆膜层是否受侵。癌肿直接侵犯相邻脏器的前提是首先侵犯浆膜层。若浆膜层未被侵犯,则癌肿不具备侵犯相邻脏器的条件。因此,确定癌肿侵犯浆膜层是判断有无外侵的首要环节。检查中仔细观察胃壁层次的改变及连续性极为重要,此为判断肿瘤浸润深度的关键[85]。若所见病变胃壁明显增厚呈低回声,第 5 层高回声线断续不连或外缘粗糙不平,回声不均匀,多表现为高、低回声相间,通常可认定癌肿已侵犯浆膜层(病例 17-2)。多排螺旋 CT 证实,当病变未侵及浆膜层时,胃壁外缘常保持光整的轮廓;当病变侵及浆膜层时,胃壁外缘不光整,多数粗糙不平或出现结节样改变[4]。

(2)判断胃周围是否受侵。癌肿突破浆膜层后,向外侵袭生长并与周围组织或相邻器官粘连。轻者可见胃壁外缘粗糙不平、断续不连或回声不均匀,与周围组织或相邻器官之间分界不清;常见毗邻区腹膜增厚,形态不规则,边界不清晰,位置固定;内部以片絮状或团块状高回声为主,兼有少许低回声区(病例 17-3)。重者可见癌肿嵌入受侵的相邻脏器或与之紧密相贴,胃壁浆膜层连续性中断,彼此间固有的境界消失;深呼气或变换体位时观察,可见病变胃壁与受侵的相邻器官融为一体并呈粘连固定状态[84]。常规超声扫查有时难以区分轻度侵犯与粘连,若显示胃病变区域与邻近脏器分界不清、轮廓线消失或呈现肿块镶嵌征,则可提示毗邻脏器直接受累的可能。

(3)逐一判断肝、胰腺、十二指肠、横结肠、膈肌、脾及脾门是否受侵。

①肝受侵时,可见肝包膜高回声线断续不连或明显中断,局部显示为低回声并与胃部肿块相融合,其多见于胃前壁小弯侧癌肿的侵犯,常可见肿瘤紧邻肝面。因为前方肝组织可作为良好的声窗,所以检查时易发现肝受侵,诊断符合率在 80% 以上[72]。

②胰腺受侵时,可见胰腺形态失常或(和)局部增大,边缘不连续或强回声带消失,实质回声减低且不均匀,与增厚胃壁分界不清甚至融为一体(病例 17-4),少数显示包膜不均匀增厚,回声增强。不典型者易漏诊,可利用呼吸运动、变换体位、外界推力等,观察胰腺与胃之间有无相对运动,以此判断胃壁与胰腺之间有无粘连[88]。

廖盛日等[72]报道的 159 例胃癌中,胰腺受侵 34 例(占 21.4%),超声明确提示 25 例,诊断符合率为 73.5%。漏诊 9 例中,4 例为胰腺包膜轻度浸润,声像图表现不典型,超声检查显示胰腺与肿瘤有分界,胰腺包膜未见明显中断或增厚;另 5 例为胰尾部受累,位置深,受前方气体及肋骨干扰,因显示不全而漏诊。

徐春媚等[39]报道的 50 例胃癌中,侵及胰腺 7 例,超声诊断 6 例,1 例被漏诊。赵静等[18]报道的 41 例胃癌中,病理报告有 3 例(占 7.31%)浸润胰腺,超声诊断出 2

例，1例被漏诊。

目前，临床上习惯使用CT检查来判断胃癌对周围脏器（如胰腺）的浸润情况。当显示胃肿瘤与胰腺之间的脂肪层消失或肿瘤与胰腺接触时，即提示胰腺受侵可能。由于CT存在部分容积效应，而且胰腺轻微受侵时缺乏特异性征象，因此对胰腺是否受侵的判断同样存在一定困难。切面实时超声对于胃癌浸润周围脏器的判断有一定临床价值。据王秀云等[91]报道，运用滑动征判断进展期胃癌是否侵及胰腺的敏感性为87%，特异性为90%，准确性为89%。

运用滑动征判断进展期胃癌是否侵及胰腺

运用滑动征判断进展期胃癌是否侵及胰腺，是指通过切面实时超声，动态观察胃肿块与胰腺间的相互运动情况，以此判断胰腺有无明显受侵。

患者深呼吸时，若在纵切面发现胃部肿块沿胰腺表面有较大的滑动或有部分滑动且胃和胰腺间脂肪层存在，则提示胰腺无明显受侵；若发现胃部肿块在胰腺表面没有滑动或有部分滑动但胃和胰腺间脂肪层被破坏，则提示胰腺受侵。

滑动征在临床应用上时常受到一些限制，如遇膈肌运动受限、不能进行深呼吸或有胰腺炎（胰周发生粘连）病史者，可能影响此方法的使用。另外，胃周脂肪的广泛浸润可能导致假阳性诊断；胰腺局限受侵和胃旋转可能造成假阴性判断。

③十二指肠受侵时，浸润多发生于球部。典型者常可见胃窦及幽门部形态与结构明显失常并伴幽门管狭窄，十二指肠球部形态失常，基底部与幽门壁境界不清，管腔不匀称，肠壁不均匀性增厚，以低回声为主，层次结构不清。饮水致胃腔充盈后，由于胃窦部病变较大，内腔明显狭窄致液体通过缓慢，影响十二指肠的充盈和显示，因此十二指肠轻微受侵时可能被漏诊[72]。

④横结肠受侵严重时，多可见胃大弯侧肿瘤与局部结肠壁融为一体，呈不均匀性低回声团块，位置固定，CDFI检测肿块可见血流信号丰富。横结肠受侵程度较轻，仅限于一侧壁、未形成明显肿块时，受肠腔气体干扰，可能因不易显示而被漏诊[72]。

⑤膈肌、脾及脾门受侵多见于AEG、胃底或（和）胃体上段大弯侧进展期癌，有关声像图表现见本书第6章。需要指出的是，由于胃癌直接侵犯膈肌、脾及脾门的情况较少见，膈肌、脾及脾门受侵可能因检查者认识不足或疏于观察而被漏诊。

胃癌扩散与转移的判断是术前超声检查的重要内容之一。临床术前评估时通常将患者分为2组：局部区域受累且可能被切除的患者（Ⅰ～Ⅲ期）和全身受累的患者（Ⅳ期）。目前认为，存在远处转移和主要血管结构（如主动脉、肝动脉或腹腔轴、近端脾动脉被包裹或闭塞）受侵是被广泛接受的胃癌无法切除的标准；远端脾动脉受累不是不可切除的指标[92]。利用超声检查进行胃癌术前评估时，必须对主动脉、肝动脉或腹腔轴、近端或远端脾动脉有无受侵加以判断。

二、区域淋巴结转移

淋巴结转移是胃癌最常见的转移途径之一,也是影响胃癌分期(N 分期)、手术方式选择和预后的一个重要因素。就胃癌的影像学诊断而言,术前确定有无淋巴结转移及其转移程度(N 分期),是一项重要而不可或缺的内容,直接影响临床对胃癌的术前分期、治疗方案的制订及预后评价,是近年来研究的热点之一[51,67,93-95]。目前,临床上多用多排螺旋 CT 评估胃癌的淋巴结转移情况,但综合现已发表的文献来看,其准确性、敏感性和特异性尚不能满足临床对胃癌术前分期的要求。随着超声设备硬件和软件技术的不断提升,其在发现胃癌淋巴结转移方面已取得很大进步。目前,转移淋巴结直径为 0.4~0.6 cm 者亦可被经腹超声检出[33]。因此,加强认识饮水胃充盈法经腹超声诊断胃癌淋巴结转移是很有必要的。

1.与胃癌淋巴结转移有关的因素

胃癌向胃壁深层浸润的同时,最常侵犯黏膜下层及浆膜下层之内的血管和淋巴管网,由此转移至胃周围、主动脉旁及腹腔动脉旁淋巴结或发生血行转移。胃癌的淋巴结转移,往往与以下因素有关:

(1)癌浸润深度。胃癌淋巴结转移率与肿瘤浸润深度呈正相关[33]。资料表明,黏膜内癌淋巴结转移率为 5%~18%,黏膜下层癌淋巴结转移率约为 20%。进展期癌淋巴结转移率明显增高,占 60%~70%;早期癌只有 1%~3%转移至第二站淋巴结,转移至第三站者极少。

(2)癌组织血管丰富程度。癌组织血管丰富程度与淋巴管的丰富程度具有一致性。癌细胞产生血管生成因子的同时,还会产生淋巴管生成因子。新生血管增加了癌细胞进入血循环的概率。癌细胞可以通过薄弱的血管壁侵入邻近与毛细血管伴行的淋巴管,促进淋巴结转移[67]。因此,癌组织内血管越丰富,越容易出现淋巴结转移。

(3)肿瘤的表现类型。与浸润型胃癌(Borrmann Ⅲ型和Ⅳ型)相比,局限型胃癌(Borrmann Ⅰ型和Ⅱ型)淋巴结转移率较低。

(4)原发灶所在部位。胃癌淋巴结转移与原发灶部位密切相关。通常情况下,离肿瘤最近的淋巴结转移率最高,离肿瘤越远者转移率越低。与胃下部癌相比,胃上部癌的转移范围更广,第三站转移率达 18%,而胃下部癌仅为 5%。

(5)原发灶大小。随胃癌直径的增大,淋巴结转移率逐渐增高。癌肿直径大于5.0 cm 者,淋巴结检出率与转移率均高于 5.0 cm 以下者,但有时转移淋巴结与原发肿瘤融合,可能影响检出率。

胃周淋巴结分布及胃癌的淋巴结转移途径

胃周淋巴结主要沿胃大小弯的 4 支动脉和贲门旁血管分布,可分为贲门旁组、胃上组(沿胃左动脉)、幽门上组(沿胃右动脉)、胰脾组(沿胃网膜左动脉)和胃幽门下组(沿胃网膜右动脉），然后全部引流至腹腔动脉根部的腹主动脉旁淋巴结，再经胸导管于左侧静脉角进入血液[4]。

通常情况下，相应解剖部位的胃癌在淋巴结转移途径上遵循如下规律：先转移至肿瘤附近的区域淋巴结，以后由近及远、由浅入深，发生深组织淋巴结转移。但是，由于胃壁内淋巴管网间存在广泛的交通支，可造成胃病变部位与淋巴回流之间关系的不确定性，少数情况下可出现跳跃式转移（不按规律分布）[96]。

胃癌淋巴结转移最常见的4种转移途径如下：

①胃小弯→胃左动脉→肝总动脉、脾动脉、腹腔动脉→腹主动脉旁。

②胃大弯→幽门下→肠系膜上动脉旁或跨过胰腺表面→腹主动脉旁。

③胃上部1/3→脾动脉及脾门→腹主动脉旁。

④贲门旁→沿左上膈血管→腹主动脉旁。

除上述常见转移途径外，尚有2种途径较为特殊：

①沿胸导管转移至锁骨上淋巴结。

②通过肝圆韧带淋巴管转移至脐周。

2.胃癌淋巴结转移的超声声像图表现及分类

受累的胃周淋巴结或胃周以外的淋巴结明显增大，直径多在0.4 cm以上，分布在胃大小弯的网膜缘及腹腔动脉、肝总动脉、脾动脉等血管周围，呈大小不一、散在或集中分布的实性结节，大部分边界清楚，小部分边界不清，边缘粗糙，形态呈圆形、类圆形或不规则形，短径与长径之比（S/L）大于0.5，多数可见完整包膜，内部为均匀性或非均匀性低回声，淋巴门结构不清；相互融合者多呈不规则形或分叶状团块，包膜不完整或模糊不清[33]。CDFI检测增大淋巴结，其内部多见血流信号显示，但程度不一。采用Adler半定量分级法进行评价，血流信号强度多数为Ⅰ～Ⅱ级，少数为Ⅲ级。外科手术时常发现0.4 cm以下的转移淋巴结不被超声检查提示，这主要与病变淋巴结直径较小，难以被经腹超声检查显示有关。

根据转移淋巴结的大小可将其归为4类。

（1）Ⅰ类：大结节型（直径＞3.0 cm），多个淋巴结显著肿大，与乒乓球或鸡蛋大小相当，互相堆积或彼此融合成团块状（病例17—5）。

（2）Ⅱ类：中等结节型（1.0 cm≤直径≤3.0 cm），淋巴结肿大较明显，直径居于大结节型与小结节型之间，与花生米或蚕豆粒大小相当，散在或集中分布（病例17—6～病例17—8）。

（3）Ⅲ类：小结节型（0.5 cm＜直径＜1.0 cm），单个或数个淋巴结肿大，与玉米粒或绿豆粒大小相当，呈孤立或散在分布。

（4）Ⅳ类：微小结节型（直径≤0.5 cm），单个或数个散在分布的小型淋巴结增大，与芝麻粒大小相当。此类淋巴结通常难以被经腹超声检出。

需强调的是,所见淋巴结肿大程度并不一定与转移程度成正比。通常情况下,大结节型的发现一般容易被误认为转移严重而使人放弃根治的希望。实际上,此类淋巴结转移程度往往较轻,且转移范围较局限,其原发癌也多为局限型、团块状。而小结节型由于不易被发现或所见淋巴结肿大程度较轻,可能被误认为无转移或轻微转移。实际上,此类淋巴结转移程度重,转移范围较广泛,其原发癌多为浸润型,呈弥漫性生长。

3.胃癌区域淋巴结转移的定量(数目)诊断

UICC 和 AJCC 共同发布的第 8 版胃癌 TNM 分期系统对有效预测胃癌患者的预后并指导临床医生选择最优化的治疗方案有重要意义[97]。该系统将 N(区域淋巴结)分期建立在淋巴结转移数目的基础上,分为 N0、N1、N2 和 N3,其中 N3 又分为 N3a 和 N3b 两个亚期。N1 期、N2 期、N3a 期和 N3b 期对应的区域淋巴结转移的数目分别为 1～2 个、3～6 个、7～15 个和 16 个以上。因此,如单纯诊断区域淋巴结增大而不进行数目判断,难免对临床分期造成影响。

为充分发挥经腹超声诊断进展期胃癌的作用,利于临床对胃癌进行 TNM 分期,超声检查时不仅要考虑有无区域淋巴结转移,还应对转移淋巴结的数目进行仔细判断。笔者的经验是,当超声检查首诊发现胃部可疑肿瘤或者临床已经诊断为胃癌、术前申请超声检查时,必须按区域淋巴结转移的大致分组及解剖部位循序观察并分别记录数目,然后计算总和。一般按如下步骤进行:

(1)观察贲门旁、胃小弯、胃大弯及幽门上下等处淋巴结,此系第 1 组,即邻近癌肿的胃壁旁浅组淋巴结。严重者可见增大的淋巴结对肝左叶造成压迫。

(2)观察肝门周围(肝总动脉、胃左动脉及胰十二指肠后)、脾门(脾动脉)附近淋巴结,此系第 2 组(引流浅组的深组淋巴结)。当该组淋巴结明显增大时,可造成肝门结构受压,甚至胆总管扩张。

(3)观察腹主动脉、腹腔动脉及其分支、肠系膜根部淋巴结,此系第 3 组。

在临床上,第 1 组淋巴结通常在胃癌手术时被常规清除,第 2 组淋巴结不是胃癌手术时常规清除的对象,除非在手术前明确提示该组淋巴结增大。值得注意的是,当发现第 3 组(后腹膜、胰腺后方、肠系膜上动脉根部、腹主动脉旁)淋巴结增大时,一般认为肿瘤已失去根治的机会。因此,超声检查对第 2 组及第 3 组淋巴结的定性及定量(数目)诊断极为重要。

4.经腹超声诊断胃癌区域淋巴结转移的可行性和局限性

据国内文献报道,经腹超声检查对于胃癌淋巴结转移的检出率为 15%～63.9%,对Ⅰ类(大结节型)和 Ⅱ类(中等结节型)淋巴结容易判断,而对Ⅲ类(小结节型)淋巴结诊断不易,对Ⅳ类(微小结节型)淋巴结难以诊断。孟繁坤等[98]报道的 43 例中,共检出转移淋巴结18例（长径为0.4～3.3 cm），检出率为41.9％，特异性为100％。其中，N1期检出率为0.84％，N2期检出率为29.5％，N3期检出率为61.9％。

实践表明，胃癌淋巴结转移的超声检出率与其所在部位有关。

(1)胃底、贲门部位置深在，不仅受到肋骨声影的影响，还常常受到胃肠道气体的干扰[33]。因此，超声对于胃底、贲门部淋巴结（贲门左、胃网膜左淋巴结）的检出率较低，可通过加压、侧动探头、增加饮水等方法提高检出率。

(2)幽门上、下组转移淋巴结的超声检出率较高，因为前方有肝、胆囊作为透声窗。对于部分患者，饮水致胃幽门部及十二指肠上段充盈后，取适当切面（横切面为主）可提高幽门后方增大淋巴结的显示率。

(3)胃大、小弯周围的转移淋巴结的检查往往受到胃肠道气体的干扰[33]，直径较小时，往往显像不清。

(4)腹主动脉旁转移淋巴结检出率较高，因为该区脂肪丰富且呈高回声，恰与转移淋巴结低回声形成鲜明对比，界限清晰，容易辨认。

淋巴结的大小是判断有无转移的主要指标，也是影响淋巴结显示效果的主要因素。随着淋巴结直径的增加，转移率明显升高[99]，超声检出率也明显提升。值得注意的是，所见淋巴引流路径的增大淋巴结并不一定为转移，而一些较小的淋巴结（如0.4 cm以下者）虽然已经发生转移，但很难被经腹超声检查发现。因此，单纯以淋巴结直径为标准判断是否转移，往往存在假阴性和假阳性可能，难以同时保证诊断的敏感性和特异性。随着设定阈值的升高，诊断的特异度提高但灵敏度将减低，从而导致漏诊率增高[100,101]。对于进展期胃癌的N分期而言，由于经腹超声检查难免漏诊一部分较小的转移淋巴结或淋巴结内微转移的情况。因此，临床常出现超声检出的淋巴结数目少于手术清扫的淋巴结数目的结果，从而导致分期不足。

不仅经腹超声对胃癌淋巴结转移的诊断存在一定局限性，就目前而言，现代多排螺旋CT(MDCT)的N分期结果亦不甚理想，因为缺乏一个被广泛认可的淋巴结转移的MDCT评价标准[102]。一些学者认为，若胃周淋巴结短径小于0.6 cm或胃周以外的淋巴结短径大于0.8 cm、淋巴结形态饱满近乎圆形、淋巴门正常脂肪消失或淋巴结显著不均匀性强化，则可认为区域淋巴结转移。有报道以直径0.8～1.0 cm作为多排螺旋CT判定淋巴结转移的唯一标准，误诊率为27％～34％，以小淋巴结的假阴性误诊最为明显[103]。临床、病理对照显示，绝大多数胃癌所致转移淋巴结（直径）小于1.0 cm[104]。胡荣剑等[105]等报道24例胃癌手术共摘取淋巴结395个，小于1.0 cm者占76％，转移阳性率为56％(69/123)；其中，0.1～0.5 cm和0.6～0.9 cm淋巴结转移阳性率分别为8％和46％，1.0～1.5 cm和1.5 cm以上淋巴结转移阳性率分别为54％和68％。

目前，CT检查对转移淋巴结阈值标准的设定尚无一致意见[99]，从0.5 cm到1.5 cm不等。已有研究表明，若以0.5 cm为标准，则阳性诊断正确率仅有40％左

右,阴性诊断正确率达 90%;若以 0.8 cm 为标准,虽然提高了诊断的敏感性
(84.6%),但特异性明显下降(86.2%);若以 1.5 cm 为标准,诊断的特异性可达
99.2%,但敏感性仅为 73%。王之龙等[106]报道了 109 例胃癌患者的容积 CT 检查结
果。其中,早期胃癌 15 例,病理 pN 分期均为 N0 期。当以淋巴结短径在 0.5 cm 以
上作为阈值诊断分析时,诊断准确率为 73.3%;当以淋巴结短径在 0.8 cm 以上及
1.1 cm 以上作为阈值诊断淋巴结转移时,诊断准确率分别为 93.3% 和 100%。而对
于 94 例进展期胃癌,当以淋巴结短径在 0.5 cm 以上作为阈值诊断分析时,诊断准确
率为 46.8%;当以淋巴结短径在 0.8 cm 以上及 1.1 cm 以上作为阈值诊断淋巴结转
移时,诊断准确率分别为 40.4% 和 34.0%。

经腹超声检查对胃癌淋巴结转移尚无阈值标准的设定,因为有关研究未能达成
共识。对于进展期胃癌,由于胃癌浸润深度增加,常常累及胃壁黏膜下层及深层富于
淋巴组织的区域,肿瘤发生淋巴结转移的概率增加,此时往往存在一些较小的淋巴结
转移或淋巴结内微转移的情况。因此,诊断 N 分期的径线阈值应缩小,以提高诊断灵
敏度[106]。另有研究表明,肿瘤体积大小与淋巴结转移关系密切,肿瘤体积可以反映
胃癌的进展程度[107]。目前研究表明,小于 0.5 cm 的淋巴结检出率及转移率均较
低[103],非转移淋巴结的平均大小为 0.41 cm 左右,直径 0.6~0.9 cm 的淋巴结转移
率高达 50%。

笔者认为,对进展期胃癌淋巴结转移情况的判断应结合使用探头的频率而定:在
原发灶得以清晰显示的情况下,使用高频线阵探头检查时,若发现胃周淋巴结短径大
于 0.6 cm 或胃周以外的淋巴结短径大于 0.8 cm,则考虑转移性可能;使用常规腹部
探头检查时,若发现胃周淋巴结短径大于 0.8 cm 或胃周以外的淋巴结短径大于
1.0 cm,则考虑转移性可能。当然,对所见肿大淋巴结是否判断为转移,不能单凭径
线一概而论,应结合原发肿瘤情况,仔细观察其形态、内部回声及血流状态,最终辨别
其类型。对于胃小弯侧淋巴结,只要发现其多发、互相聚集(无需确定其大小),即可
考虑转移[108]。

三、血行转移

血行转移多发生于胃癌晚期,是指癌细胞或癌栓进入血液后,随着血液流动被送
至身体其他部位或脏器。癌细胞一旦进入大循环,可在肝、肺、骨、脑、肾上腺、肾、脾、
胰腺、甲状腺及皮肤等处形成转移灶。最常见受累器官为肝(约占尸检人数的
38.1%),其次为肺。

1.肝转移

由门静脉系统自身的特点决定,胃癌血行转移一般首先经门静脉到达肝毛细血
管网,然后癌细胞不断增殖形成肝转移瘤。因此,胃癌肝转移在肝内形成单个结节者
较少,多数表现为多发性结节灶,占 90% 以上[109],有时肝转移为首发症候。在确诊胃

肠道癌的同时或术后6个月内发现的肝转移称为同时性转移；手术6个月后发现的转移灶称为异时性转移。

胃癌肝转移的发生率为6％～11％[110]，总体上预后较差，患者5年存活率小于10％，姑息性切除术后多数患者于2年内死亡[111]。近年来，胃癌肝转移的治疗取得很大进展，已有多种方法应用于临床，包括外科切除、肝动脉插管化疗、超声引导下无水乙醇、微波或射频治疗等，有效改善了患者的预后。胃癌肝转移的治疗效果与肝内转移灶的数目及分布状态有关：局限于一侧叶、孤立性、异时性的肝转移灶，治疗效果往往较好；两叶或多叶多发性、同时性的转移灶一般治疗效果较差。因此，及时发现肝转移灶并正确描述病灶的部位、数量，对于临床选择治疗方案和判断预后有重要参考价值[112]。

迄今为止，早期诊断和预测胃癌肝转移尚无简单而可靠的方法[113]。彩超、CT作为常规方法用于诊断胃癌肝转移，虽具有简便、准确的优点，对于直径大于2.0cm的病灶，诊断敏感性为95％～98％（病例17－9～病例17－11），但对于较小的转移灶（尤其是小于1.0cm的等回声型病灶），诊断敏感性较低，预测较难，术前约有20％～30％被漏诊。据报道，大肠癌肝转移常规超声诊断率可能只有6％[114]。

超声造影在胃癌肝转移检查中的应用

近年研究表明，超声造影（contrast-enhanced ultrasound，CEUS）可清晰显示微细血管和组织血流的灌注以及肿瘤血管的数量、分布、走行特征，增强图像的对比分辨力，有助于发现常规超声难以明确诊断的肝肿瘤并明显提高血流检出的敏感度[115]，有助于诊断与鉴别诊断良、恶性肿瘤，不仅弥补了常规超声检查的不足，而且提高了超声检查的敏感性和特异性[116,117]。

据黄品同等[112]报道，二维超声对胃癌肝转移的检出率为10.2％，而超声造影的检出率为13.6％，高于二维超声检查结果。

张小龙等[118]对比研究了94个转移性小肝癌病灶（其中55例为消化系肿瘤来源）与150个小肝细胞癌（hepatocellular carcinoma，HCC）的超声造影表现特征：94个转移性小肝癌病灶中，66.0％表现为整体增强，34.0％表现为环状增强；150个小HCC病灶中，98.7％表现为整体增强，1.3％表现为环状增强。转移性小肝癌病灶动脉期环状增强的比例显著高于小HCC病灶。

目前，公认实时超声造影可明显提高对一些肝内微小转移灶（尤其是小于1.0cm的病灶）及等回声型病灶的检出率，有利于胃癌患者术后异时性肝转移的评价。因此，有学者建议将该方法作为胃癌肝转移检查的首选方法在临床推广使用。

2.肾上腺转移

肾上腺转移瘤比肾上腺原发恶性肿瘤发病率高。肾上腺为其他脏器恶性肿瘤好发转移部位之一,仅次于肺、肝和骨,位于第 4 位。据文献报道,肾上腺转移的原发癌按转移至肾上腺的多寡先后排序为恶性黑色素瘤、乳腺癌、肺癌、肝癌、肾癌、胆管癌、胃肠道癌、卵巢癌等。王正滨等[119]报道的 29 例肾上腺转移患者中,经手术及病理证实原发癌来源于肺癌 8 例,肝癌 5 例,胃癌 4 例,乳腺癌和肾癌各 3 例,胰腺癌和食管癌各 2 例,胆管癌和膀胱癌各 1 例。

原发癌转移至肾上腺的机理尚不完全清楚,由于肾上腺与肝、脾、肾等重要脏器紧密相邻,且血液供应极为丰富,因此推测多数为通过血液循环或淋巴系统播散或原发癌直接浸润所致,但仍以血行转移多见。恶性黑色素瘤、乳腺癌、肺癌、肝癌等主要通过血行播散,胰腺癌、胃癌可通过淋巴结转移至肾上腺,而直接蔓延主要来自肾癌。

肾上腺转移可发生在单侧,亦可发生在双侧;多见于肾内髓质,少数见于皮质,二者之比约为 10∶1。王正滨等[119]报道的 29 例中,左侧 11 例,右侧 16 例,双侧 2 例。胃癌、食管癌、恶性淋巴瘤出现双侧肾上腺转移多见。

肾上腺转移瘤超声声像图表现:肾上腺轮廓增大,难以显示正常肾上腺回声,该区呈实性或囊实相间的肿块,大小为 1.0 cm 至 10.0 cm 不等(平均直径约 5.0 cm),形态呈球形、椭圆形或不规则形,大者多见分叶。其中,约 40% 边界清晰,与肝、脾和肾上极界限清楚;约 60% 边界不清,小者(≤3.0 cm)以均匀性低回声为主,大者(>3.0 cm)内部回声不均匀或多种回声(无回声、低回声与较高回声)相间,少数肿块内部可见斑点或斑片状强回声。

超声是诊断肾上腺转移的重要检查方法,对肾上腺肿块的定位诊断具有很高的准确性,可检出直径大于 1.0 cm 的肿瘤,诊断准确率可达 90%。但由于肾上腺转移的超声声像图表现并无特异性,因此,超声检查不能对该类肿瘤进行病理分类,需要结合临床表现、生化检查及病史作出诊断。当患者有明确的原发肿瘤病史或手术切除史时,若超声检查发现单侧或双侧肾上腺占位性病变,应高度考虑肾上腺转移[120]。

四、腹膜种植转移

腹膜是恶性肿瘤如胃癌、肠癌、卵巢癌等较常见的转移部位,腹膜种植转移发生率仅次于区域淋巴结转移、肝转移。腹膜转移癌(peritoneal carcinomatosis,PC)是癌细胞直接种植或经微血管转移到腹膜上所致。PC 是进展期胃癌根治术后常见复发形式,多于 17~19 个月出现,远远早于胃癌的其他脏器转移、淋巴结转移及残胃癌的发生,并且晚期出现恶病质、癌性腹膜炎等症状,不仅临床治疗困难,而且预后极差,是胃癌患者最主要的死亡原因之一。PC 不仅在影像学诊断上存在较大困难,更是临床治疗的难点[121]。随着腹腔肿瘤细胞减灭术、腹腔热灌注化疗的推广及联合应用,PC 的治疗和预后效果得到明显改善[122]。高频超声探头的广泛应用为 PC 的早期诊断提供了有效手段,因此,加强超声影像学对胃癌腹膜种植转移诊断的认识十分必要。

1.胃癌腹膜种植转移的主要途径

（1）癌肿侵及浆膜或穿透浆膜层之后，癌细胞脱落进入腹膜腔，随腹水的流动向腹膜腔远处转移、播散、附着、种植于腹膜表面浆膜。此为最常见的转移途径，临床表现主要有小肠梗阻和腹水。没有腹水时，癌细胞种植于原发病灶附近区域，也可通过淋巴扩散与网膜、肠系膜、韧带等腹膜结构直接侵犯（腹膜下间隙蔓延），进而播散至腹膜腔。腹腔介入操作也可引起腹膜种植转移[122]。肿瘤播散至大网膜时，常造成大网膜局限性或弥漫性增厚，典型者可形成网膜饼[123]。发生盆腔种植时，男性患者可表现为直肠膀胱陷凹增厚并对周围器官造成压迫，女性患者主要表现为双侧卵巢转移，即Krukenberg瘤[124]。直肠膀胱陷凹种植是胃癌的晚期征象。

Krukenberg瘤在临床、病理及超声影像学表现上具有一定特征性。该肿瘤因德国病理学家Friedrich Krukenberg于1896年首先报道而得名，目前泛指胃肠道及乳腺恶性肿瘤转移至卵巢并表现为囊实性状态[125]。Krukenberg瘤患者约占女性胃癌患者的10%～27%。袁帆等[19]报道的85例进展期胃癌中，女性29例，其中4例发生卵巢转移，占女性患者的13.8%。其转移途径尚不完全清楚，通常认为有4种：①直接蔓延，即胃肠道癌膨胀浸润性生长，直接蔓延浸润至卵巢。②癌细胞直接或经腹水种植，即癌细胞穿过胃壁漂于腹腔，种植在卵巢表面，侵入其内。③经淋巴管逆行转移。④血行转移。

有研究表明，Krukenberg瘤主要由印戒细胞组成，其源于胃肠道肿瘤并随血管、淋巴逆流进入卵巢，渗透至内部髓质区，然后不断增生扩散至皮质区，最终使卵巢皮、髓质结构破坏而形成囊实相间的肿瘤。由于肠系膜根部从左上向右下倾斜，癌细胞易向盆腔右侧汇集。因此，典型卵巢转移以右侧多见或右侧先于左侧。有时在胃部肿瘤极小、临床尚无明显症状的情况下就发生了卵巢转移，甚至表现为首发症状。大量肿瘤细胞在卵巢皮、髓质内膨胀性生长，决定了该肿瘤具有椭圆形的外形和完整包膜[126]。在发现胃癌且患者为年轻女性时（特别是处于生育年龄阶段者），应考虑有无卵巢转移的可能性。在诊断卵巢肿瘤时（特别是双侧同时发生的囊实性肿瘤），应首先排除胃癌或其他器官肿瘤转移的可能性。

（2）淋巴结转移后发生破裂，在整个腹腔广泛播散，引起癌性腹膜炎。此种情况常伴有大量血性腹水，多属疾病晚期。

（3）其他途径（如经淋巴管或血行）转移者较少见。腹腔种植最易发生于上腹部、肠系膜之上，位于后壁的肿瘤可种植于小网膜囊。

2.胃癌腹膜种植转移超声声像图表现

（1）腹水是腹膜腔转移性肿瘤最常见的征象，表现为腹膜腔内及脏器周围无回声区。依腹水量不同，可分为大量腹水、中量腹水和少量腹水。腹膜腔是一个连续延伸的腔隙，其内的腹水受重力、体位、呼吸、肠蠕动、腹膜皱折等因素的影响，可流向腹膜腔的任何部位。腹水的流动性是腹膜种植转移的主要机制，其分布情况与种植转移的部位密切相关。根据腹水的分布进行查找，有利于 PC 灶的检出。大量腹水常同时分布于上中下腹膜间隙，但胃癌腹膜种植转移导致大量腹水的情况少见。当胃癌合并大量腹水时，常提示肿瘤的恶性程度较高，生物学行为不良；少量腹水多积聚于盆腔底部、肝周围或脾周围间隙。仰卧时，直肠子宫陷凹或直肠膀胱陷凹和肝肾隐窝位置最低；立位或半坐位时，盆腔的直肠子宫陷凹或直肠膀胱陷凹最低，双侧膈下间隙负压较高。因此，少量或中量腹水常见于上述区域[122]。有时，腹水中可同时发现种植灶，为肿瘤突破浆膜层后，癌细胞脱落随腹水在腹腔内种植，可显示为结节状或板状不均匀性低回声结构。种植灶多见于 Douglas 窝、近回盲瓣区的低位小肠系膜和右结肠旁沟处。

（2）腹膜壁层出现种植转移时，表现为腹膜壁层不均匀性增厚，厚度在 0.3 cm 以上，呈线状、不规则弧带状、结节状或块状，可单独存在，也可为混合分布，多以不均质性低回声为主，表面不光滑，常伴有多发性不规则性结节状突起，伴或不伴有腹膜脏层（肠表面浆膜）增厚、粘连及少量腹水。同一病例可有多个部位腹膜壁层增厚，其中以前腹壁下及右侧腹壁多见，且常见于肝右前叶外侧腹壁处，其次为左侧腹壁下，这主要与腹腔内液体流动的方向和积聚部位有关。因为左结肠旁沟较右结肠旁沟窄而浅并有脾结肠韧带阻挡，右结肠旁沟为液体流动的主要通道，故右结肠旁沟种植较左结肠旁沟多见。

（3）大、小网膜发生种植转移时，以胃原发灶为中心，多可见大网膜或（和）肠系膜增厚及回声异常，且越靠近胃区病变程度越重，远离胃区则程度较轻，出现部位依次为上腹部、右侧腹、左侧腹，多数伴有肠粘连和腹水。大网膜增厚多为局限性，少数为弥漫性，超声声像图显示该结构处于壁层腹膜与肠管之间，呈节段性非均匀性增厚伴或不伴有实性结节（病例 17－12），形态不规则，边缘粗糙，内部回声不均匀，以中等回声、低回声或片絮状高回声为主，典型者呈饼状改变。增厚的大网膜往往有部分区域与前方壁层腹膜粘连、固定，以致二者分界不清。当有腹水衬托时，可见增厚粘连的大网膜漂浮于其中，超声声像图容易辨认；当大网膜增厚并与腹膜壁层局部或全部粘连时，平静呼吸与深呼吸时观察，可见大网膜运动受限或消失，脏、壁层之间的正常滑动消失。这一现象可能是癌肿穿透浆膜后，在重力作用下沿大网膜和肠系膜向下播散种植所致。王学梅等[23]研究认为，超声检查发现大网膜不规则增厚、回声不均并结节样改变，是判断腹腔脏器（主要是卵巢和胃）恶性肿瘤有无腹膜种植转移的最直接、最敏感的方法。临床手术发现，在已经出现腹膜种植转移的病例中，原发癌发生部位以胃大弯侧和前壁居多。

（4）发生肠系膜转移时，可见肠系膜（特别是小肠系膜）增厚并与周围肠管粘连、固定，回声异常，1/3 以上伴有肠系膜淋巴结肿大[122]。病灶较小时，可能仅见腹水和肠粘连[55]。

（5）肠管出现转移时，可见肠壁增厚，且以表面浆膜增厚明显，部分合并结节，小肠袢相对固定、僵硬、聚集成团或发生明显变形，提示小肠运动、排空、蠕动功能障碍，同时多可见肠系膜增厚并包绕肠管等。

（6）发生卵巢 Krukenberg 瘤时，可见以下征象（病例 17－12～病例 17－16）：

①多数为双侧卵巢同时受累（83％以上），少数发生于单侧且以右侧居多。双侧卵巢同时受累是此病的特征之一。

②卵巢增大，典型者呈肾形或卵圆形，双侧受累时呈对称性增大，整体呈以实性回声为主的囊实相间的团块，边界清晰，包膜薄而完整（约占 93％，此有别于原发性卵巢癌之壁厚且不规则表现），多具有光滑、锐利的不规则性边缘，表面呈结节状[127]，内部回声不均匀，大部分实性区呈中低回声，内伴有大小不等小囊样无回声区，典型者呈蜂窝状（此系印戒细胞分泌黏液形成的潴留性囊肿[125]）。当瘤体较小（≤3.0 cm）、仅限于卵巢局部时，卵巢无明显增大，内部显示有实性均匀性中高回声团块且常位于边侧区（病例 17－16）；随着瘤体增大（>3.0 cm），内部囊性无回声区增多。

③CDFI 检测可见肿瘤实质内或囊内实性部分血流信号明显增多[126]，部分瘤体血流信号集中在中心或呈放射状向周边延伸，而周边血流信号稀少或缺乏，RI 较低（0.3～0.5）[128]，平均在 0.5 以下。

④常同时发现胃壁或肠壁增厚（此为诊断卵巢转移的重要佐证）、腹水（约 53％）、其他脏器及淋巴结转移（40％以上）等共存征象。

需要再次强调的是，经腹超声诊断胃癌腹膜种植转移十分不易，如果单从腹腔及网膜的影像学表现分析，可能难以与腹腔的原发性肿瘤、感染或（和）术后改变相鉴别。因此，对于阳性所见，必须综合其他各种影像学表现加以判断。

经腹超声检查卵巢 Krukenberg 瘤

经腹超声检查对卵巢 Krukenberg 瘤具有重要诊断价值：①在充分认识此病的基础上，经腹超声检查诊断符合率较高，平均在 90％左右[129]。②经腹超声检查可以发现原发灶及其他转移灶。③经腹超声检查可有效弥补胃肠镜检查或（和）X 线钡剂造影的不足。当卵巢转移瘤体较大或多脏器转移并腹水时，胃肠镜检查或 X 线钡剂造影检查有一定困难，采用经腹超声检查对观察转移灶和寻找原发灶都有很大帮助。

薛改琴等[126]报道了 197 例胃肠道恶性肿瘤伴发 58 例卵巢转移经腹或经阴道超声诊断的情况。其中，3.0 cm 以上肿瘤中实体瘤占 88.9％，3.0～5.0 cm 和 5.0 cm 以上肿瘤中实性合并囊肿和多房性囊肿者占 94.3％。经腹超声对该组 Krukenberg 瘤诊断的敏感性为 91.4％，特异性为 94.2％，准确率为 93.4％；经阴道超声（transvaginal sonography，TVS）对 3.0 cm 以上肿瘤诊断的敏感性为 87.5％，阳性预测值为 53.9％，假阳性率为 46.2％。随着肿瘤的增大，双侧转移的比例增多：3.0 cm 以上者占 12.5％，3.0～5.0 cm 者占 65.6％，5.0 cm 以上者占 88.9％。

对于有胃肠道及乳腺恶性肿瘤病史的患者,若发现双侧卵巢对称性增大,整体呈边界清晰的囊实性团块,应首先考虑 Krukenberg 瘤的可能性,同时要注意与原发性卵巢恶性肿瘤鉴别[125]。

卵巢转移:影像学特征之一是双侧病变(60%~80%)[127,130],尤其是胃、结肠、阑尾和乳腺来源的转移癌易形成双侧转移[131]。

原发性卵巢恶性肿瘤:单侧发生多见,偶可双侧发生,团块形态不规则,多数轮廓模糊不清,边缘不整,内部回声强弱不一,以实性低回声为主,兼有散在或弥漫分布的点状或片状中高回声结构。

目前,国内基层医院对卵巢转移的术前诊断率并不高,在临床实践中常见将 Krukenberg 瘤误诊为卵巢原发性恶性肿瘤的现象。误诊原因主要有 3 个方面:①未能常规开展胃肠道肿瘤的超声检查,对胃肠道肿瘤及此病的临床与超声声像图表现缺乏基本认识。②忽略病史询问,或在胃肠道原发灶较小、不易被发现时,易将转移癌诊断为原发癌。③当卵巢原有良性瘤(如囊性畸胎瘤)同时合并转移癌时,仅诊断为卵巢原发瘤。

✚ 典型病例

—— 病例 17—1 ——

弥漫浸润型胃癌（Borrmann Ⅳb 型）

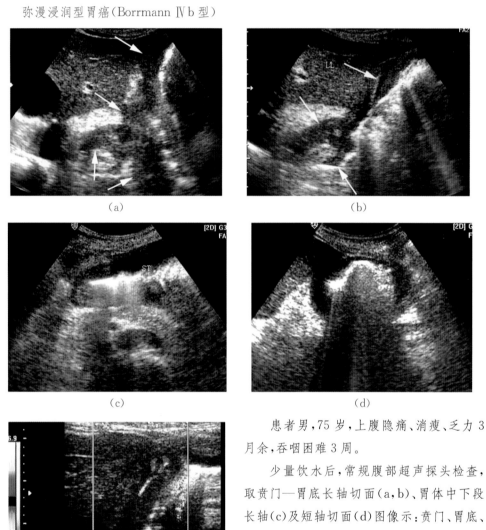

（a）　　　　　　　　　　　　　　　（b）

（c）　　　　　　　　　　　　　　　（d）

（e）

ST—胃腔；LL—肝左叶；P—胰腺。

患者男，75 岁，上腹隐痛、消瘦、乏力 3 月余，吞咽困难 3 周。

少量饮水后，常规腹部超声探头检查，取贲门—胃底长轴切面（a,b）、胃体中下段长轴（c）及短轴切面（d）图像示：贲门、胃底、胃体区胃壁弥漫性非均匀性环周性增厚（↑），长度＞15.0 cm，最厚处约 1.7 cm，三区增厚程度不一，回声层次消失，以低回声为主，黏膜层粗糙不平、回声不均，浆膜层高回声线粗糙不平，局部断续不连，与肝包膜分界不清，胃腔狭窄，扩张严重受限。连续动态观察可见增厚胃壁僵硬，无明显蠕动波出现。选用高频超声探头进一步检查（e）示：增厚胃壁回声层次消失，整体呈低回声，浆膜层回声线不清晰，CDFI 检测增厚胃壁可见粗大条状血流信号（Adler 半定量分级：Ⅲ级）。

超声诊断：①贲门、胃底、胃体区胃壁弥漫性非均匀性增厚、胃腔狭窄。②病变浸润至浆膜外、上部累及贲门。结合临床，考虑弥漫浸润型占位（Borrmann Ⅳb型）可能。术前超声所获 TNM 分期信息：T4bN0M0。建议：临床结合其他影像学检查进一步评价。

胃镜诊断：浸润型胃癌。活检病理诊断：胃腺癌。

术后病理诊断：胃低分化腺癌。

—— 病例 17—2 ——

胃体及胃窦浸润溃疡型胃癌（Borrmann Ⅲ型）穿透浆膜层并淋巴结转移

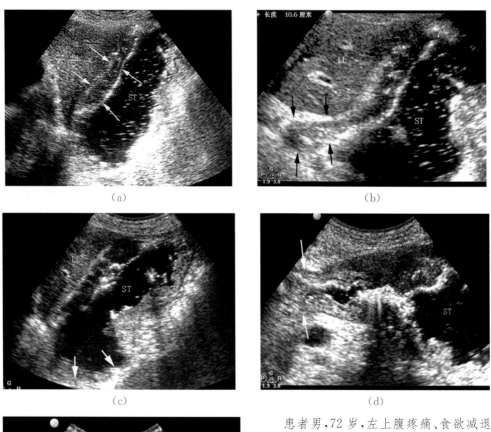

（a）

（b）

（c）

（d）

（e）

ST—胃腔；LL—肝左叶。

患者男，72 岁，左上腹疼痛、食欲减退 2 月，吞咽哽噎感 1 周余。

饮水胃充盈后，仰卧位及半坐位，常规腹部超声探头检查，取胃体上段长轴切面（a）、贲门—胃底长轴切面（b）、胃体中段长轴切面（c）、胃体下段—胃窦长轴切面（d，e）图像示：（a）胃体中上段前壁弥漫性非均匀性增厚，最厚处为 1.5 cm，上、下缘边界不清，回声层次消失，以低回声为主，黏膜面高回声线粗糙不平（↖），浆膜层高回声线显示模糊、断续不连，与相邻肝包膜界限不清（↘）。（b）胃体前壁非均匀性增厚，上缘延伸至贲门（↑和↓），回声层次不清，以低回声为主，兼有少许点絮状高回声，浆膜层高回声线厚薄不均、粗糙不平、断续不连，与相邻肝包膜界限模糊。（c）胃体中上段前、后壁非均匀性增厚，胃底壁未见明显增厚（↓），胃体腔变形，扩张受限。（d，e）胃体、胃窦壁增厚呈渐进性移行状态，最厚处为 2.3 cm，回声层次消失,黏膜面粗糙不平,回声不均匀,幽门前区胃壁未见明显增厚(↓和↑)。该区胃腔狭窄,扩张明显受限。

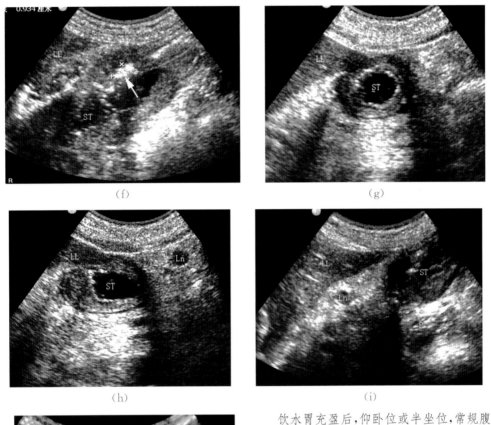

(f)　　　　　　　　　　　　　(g)

(h)　　　　　　　　　　　　　(i)

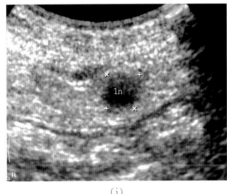

(j)

ST—胃腔;LL—肝左叶;Ln/ln—淋巴结;
P—胰腺。

饮水胃充盈后,仰卧位或半坐位,常规腹部超声探头检查,取胃体中段长轴切面(f)、胃窦及胃体短轴切面(g,h)图像示:(f)胃体下段前壁弥漫性非均匀性增厚,回声层次消失,局部黏膜层连续性中断,内见一不规则形凹陷,大小为1.4 cm×0.6 cm,底部粗糙不平(距离浆膜层约1.4 cm),内呈团絮状强回声(↖),凹陷缘无明显隆起,浆膜层回声粗糙,局部断续不连,与周围分界不清。该区胃腔狭窄、变形,扩张受限。连续动态观察可见增厚区胃壁僵硬,无明显蠕动波通过。邻近腹膜未见明显增厚。(g,h)胃壁增厚呈环周性,胃体部增厚区回声层次消失,胃窦部增厚区回声层次可见。(i,j)胃周多个(≥3个)淋巴结增大,边缘模糊,形态欠规则,内部为低回声。

超声诊断:①胃体浸润溃疡型占位(Borrmann Ⅲ型),上缘累及EGJ,下缘水平扩散至胃窦。②胃周淋巴结增大,考虑转移癌可能性大。术前超声所获TNM分期信息:T4aN2M0。建议:临床结合其他影像学检查进一步评价。

胃镜诊断:胃体及胃窦浸润溃疡型胃癌。活检病理诊断:印戒细胞癌。

—— 病例 17—3 ——

胃体及胃窦弥漫浸润型胃癌（Borrmann Ⅳb 型）

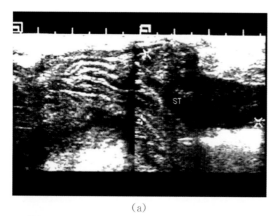

(a)

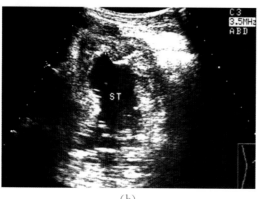

(b)

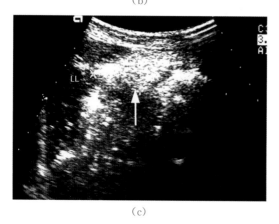

(c)

ST—胃腔；LL—肝左叶。

患者男，75 岁，上腹疼痛不适并渐进性消瘦 7 月余。

饮水胃充盈后，高频超声探头检查，取胃体及胃窦部长轴切面（a）图像示：胃体及胃窦壁弥漫性非均匀性增厚，长度约 10.5 cm，最厚处约 2.1 cm，胃体前壁增厚呈结节状，回声层次不清，以低回声为主；胃窦及胃体后壁增厚程度相对较轻，部分区域回声层次可见，病区胃腔狭窄，胃壁蠕动消失。

常规腹部超声探头检查，取胃体短轴切面（b）及肝左叶下缘—胃周斜切面（c）图像示：（b）胃体前侧壁非均匀性增厚，形态似马蹄铁状，回声层次消失，黏膜层及浆膜层回声不均匀且粗糙不平。（c）肝左叶下缘、胃壁周围腹膜明显增厚，形态不规则，边界不清晰，内部以团絮状高回声为主，兼有少许低回声区。

超声诊断：胃体及胃窦壁非均匀性增厚。结合临床，考虑弥漫浸润型占位（Borrmann Ⅳb 型）向胃窦区水平扩散并周围腹膜受侵可能。术前超声所获 TNM 分期信息：T4aN0M1。建议：临床结合其他影像学检查进一步评价。

手术及病理证实为胃体前壁小弯侧浸润型低分化腺癌并邻近胃壁及腹膜浸润。

病例 17—4

胃体中上段浸润溃疡型胃癌（Borrmann Ⅲ型）穿透浆膜层，浸润周围腹膜及胰腺

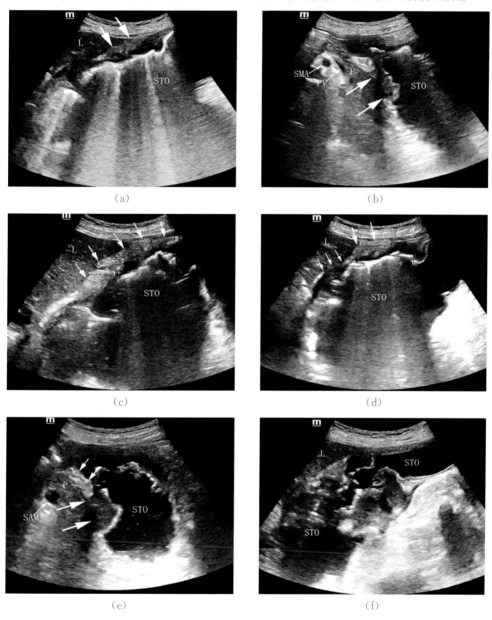

（a）

（b）

（c）

（d）

（e）

（f）

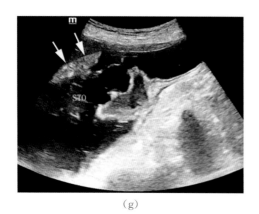
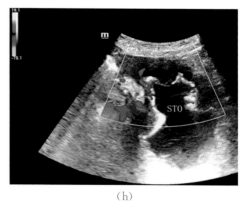

（g）   （h）

STO—胃腔；L—肝；P—胰腺；PV—胰体后脾静脉；SMA/SAM—肠系膜上动脉。

患者女，85岁，左上腹部疼痛难忍并向腰背部放射2周余。

饮水胃充盈后，仰卧位及半坐位，常规腹部超声探头检查，取胃体长轴切面（a）、斜切面（c,d,f,g）、短轴切面（b,e,h）图像示：胃体中上段（包括小弯侧及部分大弯侧）节段性非均匀性增厚，长度约11.1 cm，最厚处为2.0 cm，回声层次消失，以低回声为主，黏膜层连续性中断，中心区可见一弹坑样凹陷（c,d,f,g），大小6.8 cm×1.9 cm，底部粗糙不平（最深处距离浆膜层约0.2 cm），凹陷周缘轻微隆起，浆膜层回声粗糙，局部连续性中断，与相邻肝包膜（d中细↘）及胰腺结构分界不清（b和e中粗↗）。肝与胃之间（a,c,d和g中粗箭头）、胰腺与胃之间（e中细↙）腹膜非均匀性增厚，长度约9.6 cm，最厚处约1.7 cm，呈宽带状高回声，边缘粗糙不平，胰体尾交界处前方（b和e中粗↗）胰腺与胃之间腹膜连续性中断，长度约3.3 cm，该区胃壁与胰腺组织融为一体，呈边界不清的低回声团块。连续动态观察可见该区胃壁僵硬，胃腔扩张受限，胃与胰腺之间滑动征消失。CDFI检测增厚胃壁可见粗大条状血流信号（Adler半定量分级：Ⅱ级）。

超声诊断：胃体中上段胃壁节段性增厚并大型溃疡，局部浆膜层连续性中断，与胰腺融为一体，相邻区域腹膜增厚。结合临床，考虑浸润溃疡型胃癌（Borrmann Ⅲ型）穿透浆膜层并周围组织浸润可能。术前超声所获TNM分期信息：T4bN0M1型。建议：临床结合其他影像学检查进一步评价。

胃镜检示：Borrmann Ⅲ型胃癌可能性大。活检病理检查发现癌细胞。

—— 病例 17—5 ——

胃角局限溃疡型胃癌（Borrmann Ⅱ型）并胃周淋巴结转移

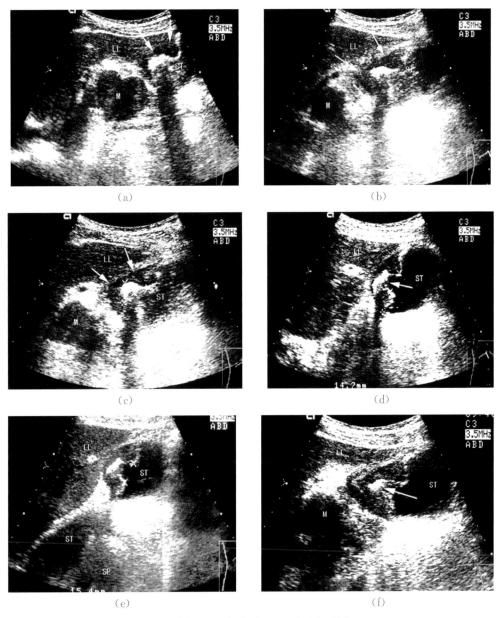

(a)　　　　　　　　　　　　(b)

(c)　　　　　　　　　　　　(d)

(e)　　　　　　　　　　　　(f)

ST—胃腔；LL—肝左叶；SP—脾；M—肿块。

患者男，53 岁，上腹部隐痛半年。外院超声检查提示：肝左叶占位性病变，性质待定。

空腹时，仰卧位，常规腹部超声探头检查，取肝左叶—胃体纵切面(a)、横切面(b)及斜切面(c)图像示：肝左叶下缘、胃小弯后下方腹腔内见一实性结节，大小为 4.6 cm×3.7 cm，边界及包膜线清晰，形态不规则，表面分叶状，内部为均匀低回声，后方回声无改变。嘱患者深呼吸或(和)探头加压后可见该结节位置固定，与肝左叶包膜无明显相关，同时可见毗邻区胃壁局限性非均匀性增厚(↘)，形态失常，回声层次消失，以低回声为主，黏膜面见一形态较稳定的强回声斑。

饮水胃充盈后，仰卧位，常规腹部超声探头检查，取胃体短轴切面(d,e)及斜切面(f)图像示：(d,e)胃角部胃壁局限性增厚并向胃腔内隆起，长度约 5.4 cm，最厚处为 2.0 cm，形态不规则，回声层次消失，以低回声为主，中心区黏膜面连续性中断，可见一整体位于胃轮廓之内的弹坑样凹陷(←)，大小为 1.5 cm×1.7 cm，凹陷口小、底大且不平滑，底部粗糙不平(距离浆膜层约 0.3 cm)，内见片絮状不均匀性强回声，其四周隆起呈环堤状(堤壁角≤90°，堤壁角内被片絮状高回声结构充填)，边缘区与正常胃壁界限分明，浆膜层高回声线连续性好，与周围器官分界清楚。连续动态观察可见增厚胃壁蠕动消失。(f)增厚胃壁呈低回声，与正常胃壁分界清楚，中心区凹陷底部不平滑，内可见不均匀性强回声(←)。

超声诊断：胃角部胃壁局限性非均匀性增厚并深大溃疡，胃周淋巴结融合性增大。结合临床，考虑局限溃疡型胃癌(Borrmann Ⅱ型)并淋巴结转移可能。术前超声所获 TNM 分期信息：T3N2M0。建议：临床结合其他影像学检查进一步评价。

胃镜检查与超声所见一致。活检病理诊断：腺癌。

术后病理诊断：胃溃疡型中分化腺癌，胃周淋巴结转移。

—— 病例 17-6 ——

胃窦后壁局限溃疡型胃癌(Borrmann Ⅱ型)并胃周淋巴结转移

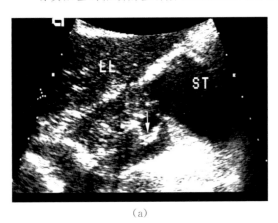

(a)

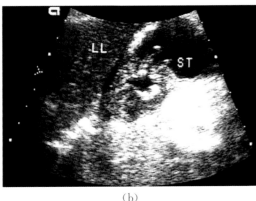

(b)

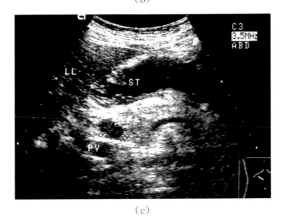

(c)

ST—胃腔;LL—肝左叶;PV 门静脉。

患者男,75 岁,上腹部疼痛不适半年余。

饮水胃充盈后,半坐位或仰卧位,常规腹部超声探头检查,取胃窦长轴切面(a)、斜切面(b)及胰腺长轴切面(c)图像示:(a,b)胃窦壁局限性增厚,以后壁最为显著,长度约 4.1 cm,最厚处为 1.6 cm,回声层次消失,以低回声为主,中心区黏膜面连续性中断,可见一整体位于胃轮廓之内的弹坑样凹陷,大小为 1.8 cm×1.6 cm,凹陷底部粗糙(距离浆膜层约 0.8 cm),可见片絮状强回声,其四周隆起呈环堤状(堤壁角≤90°),边缘区与正常胃壁界限分明,浆膜层高回声线粗糙,与周围器官分界清楚,该区胃腔狭窄,壁蠕动消失。(c)幽门下后方、胰头周围可见 1 个实性结节,大小为 1.6 cm×1.0 cm,边界清楚,形态呈椭圆形,内部呈低回声。

超声诊断:胃窦壁增厚并溃疡征象,胃窦腔狭窄,幽门下后方 1 个淋巴结增大。结合临床,考虑局限溃疡型胃癌(Borrmann Ⅱ型)并幽门下后方淋巴结转移可能。术前超声所获 TNM 分期信息:T3N1M0。建议:临床结合其他影像学检查进一步评价。

术后病理诊断:胃窦溃疡型中分化腺癌,胃窦周围 1 个淋巴结转移。

—— 病例 17—7 ——

胃体前壁小弯侧局限溃疡型胃癌（Borrmann Ⅱ型），胃周围、脾门部、腹膜后（肾动脉平面）广泛性淋巴结转移

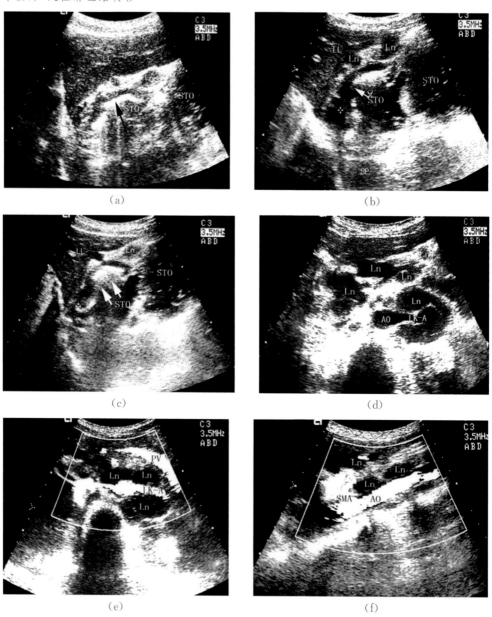

（a）

（b）

（c）

（d）

（e）

（f）

Ln—淋巴结；AO—腹主动脉；LK-A—左肾动脉；STO—胃腔；

LL—肝左叶；PV—胰体后脾静脉；SMA—肠系膜上动脉；SP—脾。

患者女，37岁，胃部疼痛不适2月余。

空腹时，仰卧位，常规腹部超声探头上腹部检查（a）示：局部胃壁非均匀性增厚（↑），边界可见，回声层次消失，以低回声为主。胃周围可见多个大小不一的实性低回声结节，

形态呈类圆形或不规则形。

饮水胃充盈后，半坐位，常规腹部超声探头检查，取胃体上段长轴切面(b,c)、中腹部(肾静脉水平)横切面(d,e)与腹主动脉纵切面(f)图像示：(b,c)胃体上段前壁节段性非均匀性增厚，长度约 6.5 cm，最厚处约 1.5 cm，边界可见，回声层次不清，以低回声为主，中心区黏膜层连续性中断，可见一火山口样凹陷(↖)，大小为 4.2 cm×1.2 cm，底部粗糙不平(距离浆膜层约 0.3 cm)，浆膜层回声线未见中断，病区胃腔轻微变形；对侧胃壁未见增厚。胃小弯侧周围见多个散在分布的实性结节，最大者为 1.6 cm×1.3 cm，边界清楚，边缘粗糙，内呈低回声。(d～f)胰体后脾静脉下方、腹主动脉周围(肾动脉平面上下)可见多发性、大小不等、呈集合状态分布的实性结节，多数边界清晰，形态不规则，部分有融合，最大者为 2.7 cm×1.5 cm。CDFI 检测可见部分结节围绕肾动、静脉周围分布。

超声诊断：①胃体上段前壁局限性增厚并大型溃疡。②胃周围、脾门区、脾静脉周围、腹膜后区(肾动脉平面上、下)多发淋巴结肿大，部分融合。结合临床，考虑局限溃疡型胃癌(Borrmann Ⅱ型)并多发淋巴结转移可能，胃恶性淋巴瘤待除外。术前超声所获 TNM 分期信息：T3N3bM1。建议：临床结合其他影像学检查进一步评价。

胃镜诊断：胃体癌(Borrmann Ⅱ型)累及部分胃底与贲门。活检病理诊断：胃腺癌。

—— 病例 17—8 ——

胃底及贲门浸润型胃癌（Borrmann Ⅳa 型）于胃壁内水平扩散、蔓延至胃体中上段区域，胃周围、脾门部、腹膜后（肾动脉平面）广泛性淋巴结转移

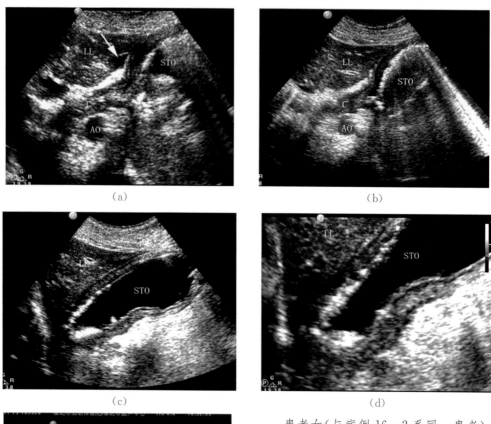

（a）　　　　　　　　　　　　　（b）

（c）　　　　　　　　　　　　　（d）

（e）

C—贲门；STO—胃腔；LL—肝左叶；

AO—腹主动脉。

患者女（与病例 16—2 系同一患者），44 岁，乏力、消瘦 2 月余，吞咽困难 1 周。

空腹时，仰卧位及仰卧右前斜位，常规腹部超声探头检查，取贲门—胃底长轴切面图像（a,b）示：肝下缘与胃周间隙少量腹水（↘），贲门及胃底壁非均匀性增厚，边界不清，内部回声层次消失。

饮水胃充盈后，仰卧右前斜位，常规腹部超声探头检查，取胃底及胃体上段长轴切面图像示：（c,d）贲门、胃底及胃体壁大范围非均匀性渐进性增厚，长度约

12.7 cm，最厚处为 1.6 cm，边界不清，增厚之中上段区（贲门部、部分胃底部）程度较重，回声层次不清，以低回声为主，黏膜层粗糙不平，浆膜层断续不连，局部与肝包膜分界不清；增厚之中下段区程度相对较轻，第 1～5 层回声层次清晰，以黏膜下层（第 3 层）增厚最

为显著。连续动态观察可见该区胃壁蠕动消失。(e)将胃体上段后壁图像进一步放大观察,可见该区胃壁增厚呈渐进性,黏膜下层增厚显著。

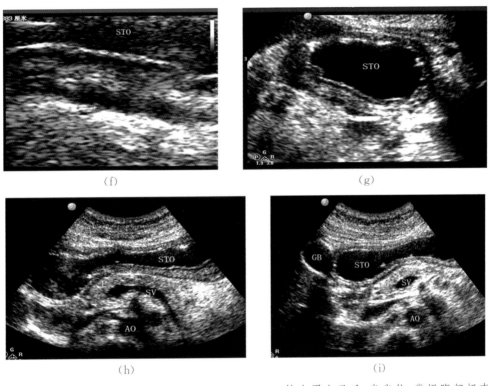

(f)　　　　　　　　　　　　　　(g)

　　　　　　(h)　　　　　　　　　　　　　(i)

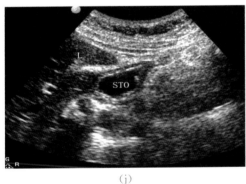

(j)

STO—胃腔;L—肝;GB—胆囊;
SV—胰体后脾静脉;AO—腹主动脉;P—胰腺。

饮水胃充盈后,半坐位,常规腹部超声探头检查,取胃体上段长轴切面(将图像进一步放大观察,f)、中下段短轴切面(g)、长轴切面(h)以及胃体下段—胃窦部长轴与短轴切面(i,j)图像示:(f)胃壁增厚呈渐进性,回声层次清楚,其中以黏膜下层(第3层)增厚显著。(g,h)胃体中上段小弯侧胃壁轻微增厚,内部回声状态与图(e)一致,其与远侧非增厚区胃壁分界不清。连续动态观察可见该区胃壁蠕动减弱。(i,j)胃体下段及幽门部胃壁不增厚,回声层次清楚。幽门下方周围区(j)可见实性结节,边界欠清楚,形态呈类圆形,内部为低回声。

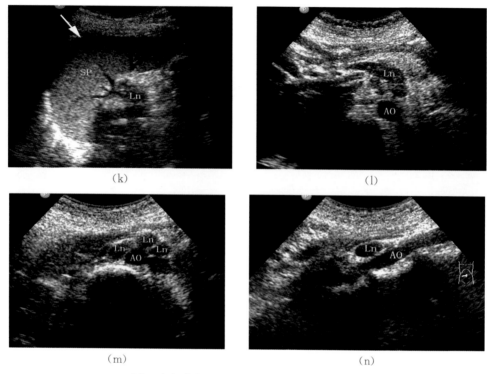

（k）　　　　　　　　　　　　　　　　　　（l）

（m）　　　　　　　　　　　　　　　　　　（n）

AO—腹主动脉；Ln—淋巴结；SP—脾；P—胰腺。

　　空腹时，仰卧左前斜位或平卧位，常规腹部超声探头检查，取脾长轴切面（k）及中腹部（肾静脉水平）横切面与腹主动脉纵切面（l～n）图像示：（k）脾周围少量腹水（↘），脾门部脾动脉周围见实性低回声结节。（l～n）胰体后脾静脉下方、腹膜后区（肾静脉平面上、下）之腹主动脉周围可见多发性、大小不等的实性结节，多数边界清晰，少数边界不清，形态呈圆形、椭圆形或不规则形，最大者为1.9 cm×1.5 cm，内部为均匀性低回声。

　　超声诊断：①贲门、胃底及胃体壁大范围非均匀性渐进性增厚。结合临床，考虑胃底及贲门浸润型占位（Borrmann Ⅳa型），肿瘤在胃壁内水平扩散、蔓延至胃体中上段区域可能。②胃幽门上下、胃大弯侧周围脾门区、胰体后脾静脉下方、腹膜后（肾动脉平面上、下）多发淋巴结肿大，考虑转移性可能。术前超声所获TNM分期信息：T4bN3bM1。建议：临床结合其他影像学检查进一步评价。

　　胃镜诊断：胃癌（Borrmann Ⅳ型）周围浸润可能。活检病理检查发现癌细胞。

—— **病例 17-9** ——

胃体下段及胃窦浸润型胃癌(Borrmann Ⅳa 型),肝多发性血行转移灶

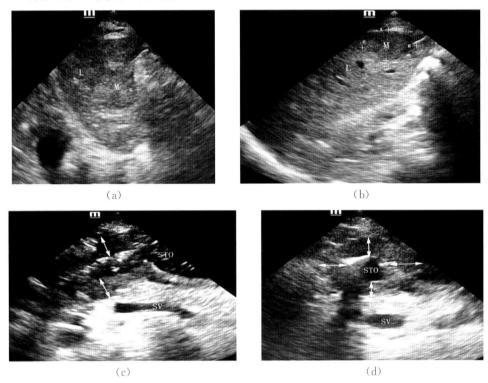

(a)　　　　　　　　　　　　　　(b)

(c)　　　　　　　　　　　　　　(d)

STO—胃腔;L—肝;SV—胰体后脾静脉;P—胰腺;M—肿块。

患者男,90 岁,食欲减退、呕吐 1 周余。

空腹时,仰卧位,常规腹部超声探头检查,取肝左叶纵切面(a)及右叶斜切面(b)图像示:(a,b)肝稍增大,形态轻微失常,表面尚平整,左、右叶实质内可见多发性、大小不等、散在分布的实性结节,稍大者约 5.1 cm×4.1 cm、4.1 cm×2.7 cm,形态不规则,边界清晰,边缘粗糙,未见明显晕环征,内部以中低回声为主,兼有少许点絮状高回声,后方回声无明显变化。

饮水胃充盈后,半坐位,常规腹部超声探头检查,取胃体下段及胃窦部长轴切面(c)、短轴切面(d)图像示:(c,d)胃体下段及胃窦壁非均匀性环周性增厚(长度约 7.5 cm,最厚处为 1.9 cm),外形似宫颈征,回声层次不清,以低回声为主,黏膜高回声线粗糙不平、断续不连,浆膜层高回声线不光滑、边缘粗糙,连续性差,其近侧与正常胃壁分界不清,远侧与十二指肠球部分界清楚,幽门显示不清。连续动态观察可见增厚区胃壁僵硬,无明显蠕动波通过,胃腔狭窄,扩张明显受限。

超声诊断:①胃体下段及胃窦壁环周性增厚致胃窦腔狭窄。结合临床,考虑浸润型胃癌(Borrmann Ⅳa 型)可能性大。②肝左、右叶多发性实性结节,考虑血行转移可能。术前超声所获 TNM 分期信息:T4aN0M1。建议:临床结合其他影像学检查进一步评价。

多排螺旋 CT 诊断与超声诊断一致。

—— 病例 17—10 ——

胃体上段局限浸润型胃癌（Borrmann Ⅳa 型），肝及淋巴结转移

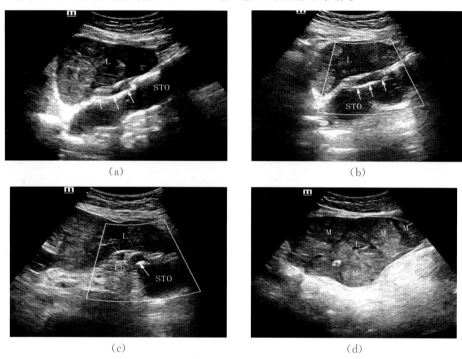

（a）　　　　　　　　　　　　　　（b）

（c）　　　　　　　　　　　　　　（d）

STO—胃腔；L—肝；M—肿块；Ln—淋巴结。

患者男，84岁，平素无明显症状，体检时发现。

饮水胃充盈后，仰卧位及半坐位，使用常规腹部超声探头检查，取胃体长轴切面（a）、斜切面（b）、短轴切面（c）及肝左叶横切面（d）图像示：胃体上段小弯侧前壁局限性非均匀性增厚（粗↖），长度约5.0 cm，最厚处为1.2 cm，回声层次不清，以低回声为主，黏膜层粗糙不平，浆膜层高回声线断续不连，与肝包膜分界可见，增厚胃壁与正常区域分界不清。连续动态观察可见该区胃壁僵硬，无明显蠕动波通过，胃腔扩张未见明显受限。胃周围可见1个实性低结节（c中细箭头），大小约1.9 cm×1.0 cm，边界清楚，形态不规则，内部呈低回声。肝非均匀性增大，形态失常，左、右叶实质内可见多发性、大小不等、密集或散在分布的实性结节（a，b，d），较大者为5.5 cm×5.1 cm、5.3 cm×4.7 cm，形态不规则，边界不清晰，部分呈融合或重叠状态，内部以中高回声为主，后方回声无明显变化。

超声诊断：①胃体上段局限性非均匀性增厚。②胃周淋巴结增大。③肝左、右叶多发性实性结节并部分融合。结合临床，考虑局限浸润型胃癌（Borrmann Ⅳa 型）并胃周淋巴结及肝左、右叶多发性转移可能。术前超声所获 TNM 分期信息：T4aN1M1。建议：临床结合其他影像学检查进一步评价。

多排螺旋 CT 诊断与超声诊断基本一致。

胃镜诊断：胃体浸润型病变。活检病理检查发现癌细胞。

—— 病例 17—11 ——

胃体上段前壁局限浸润型胃癌（Borrmann Ⅳa 型）穿透浆膜层，肝血行转移

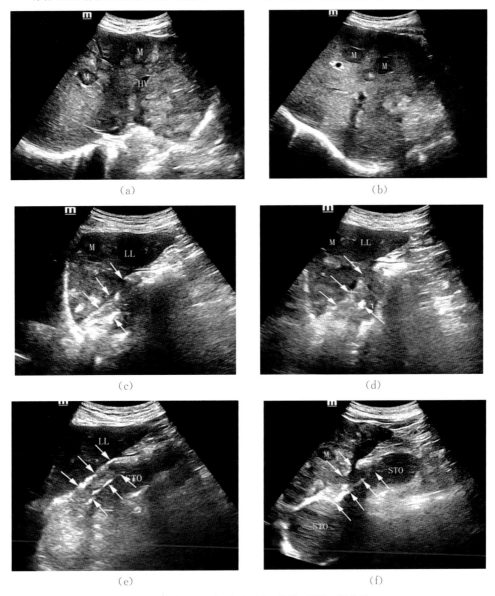

STO—胃腔；LL—肝左叶；M—肿块；HV—肝静脉。

患者男，70 岁，上腹部疼痛不适半年余，时轻时重，食欲减低、消瘦 1 月。

空腹时，仰卧位，使用常规腹部超声探头检查，取肝横切面（以第二肝门为中心，a）、肝右叶斜切面(b)及左叶纵切面(c)、斜切面(d)图像示：肝增大，形态轻微失常，表面包膜欠平整，肝左、右叶实质内可见多发性、大小不等、密集或散在分布的实性结节，较大者为 2.5 cm×1.9 cm、2.3 cm×1.6 cm，形态呈类圆形或不规则形，边界清晰或不清晰，边缘粗糙，部分显示晕环征，内部以中低回声为主，兼有少许片絮状中高回声，后方回声无明显变

化。肝左叶包膜线连续性中断（↘），与相邻胃壁分界不清且融为一体，相融区胃壁非均匀性增厚，回声减低，黏膜面可见形态不规则的团絮状高回声（↖）。

饮水胃充盈后，仰卧位及半坐位，常规腹部超声探头检查，取胃体长轴切面图像（e，f）示：胃体上段前壁局限性非均匀性增厚（↖），长度约 6.6 cm，最厚处为 1.6 cm，回声层次消失，黏膜层及浆膜层高回声线断续不连，浆膜层中断区与相邻肝包膜分界不清。连续动态观察可见该区胃壁僵硬，无明显蠕动波通过，胃腔扩张受限。

超声诊断：①胃体上段前壁局限性非均匀性增厚，局部浆膜层连续性中断，与相邻肝包膜分界不清。②肝左、右叶多发性实性结节。结合临床，考虑局限浸润型胃癌（Borrmann Ⅳa 型）穿透浆膜层、浸润相邻肝包膜并肝左、右叶多发性转移癌可能。术前超声所获 TNM 分期信息：T4bN0M1。建议：临床结合其他影像学检查进一步评价。

多排螺旋 CT 诊断与超声诊断基本一致。

胃镜诊断：胃体浸润型病变。活检病理诊断：腺癌。

—— 病例 17—12 ——

胃体中上段前壁浸润溃疡型胃癌(Borrmann Ⅲ型),经腹超声检查首先发现,而胃镜检查漏诊,4个月后发生右侧卵巢转移(Krukenberg 瘤)

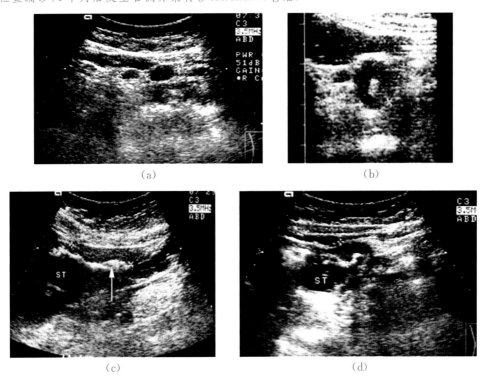

(a)　　　　　　　　　　　　(b)

(c)　　　　　　　　　　　　(d)

患者女,38 岁,食欲减退、上腹部不适月余,体检时无特殊发现。

空腹时,仰卧位,常规腹部超声探头上腹部检查(a)示:肝左叶脏面下方(小网膜区域)见 2 个(一大一小)相邻的实性结节,形态呈类圆形,有包膜,边界清晰,内部为低回声,不随探头加压或深呼吸运动发生位置及形态改变,CDFI 检测结节未见明显血流信号。使用高频超声探头进一步观察(b)示:大结节回声不均匀,以低回声为主,中心区可见少许团絮状高回声,呈典型窄脐宽皮质改变,短轴切面似靶环样,相邻小结节为低回声。

饮水胃充盈后,仰卧位及半坐位,常规腹部超声探头检查,取胃体中上段长轴及短轴切面图像(c,d)示:胃体中上段前壁局限性非均匀性增厚,长度约 4.7 cm,最厚处为 1.0 cm,回声层次消失,以低回声为主,黏膜面可见一半弧形浅凹陷(↑),大小为 1.3 cm×0.5 cm,凹陷底部粗糙不平,可见厚薄不一的宽带状强回声,边缘胃壁无明显隆起,浆膜层高回声线平滑,连续性未见中断,增厚胃壁与正常区域胃壁分界不清。动态观察可见该区胃壁僵硬,无明显蠕动波通过,胃腔扩张无明显受限。

超声诊断:①胃体中上段前壁局限性非均匀性增厚并溃疡征象。结合临床,考虑浸润溃疡型占位(Borrmann Ⅲ型)可能。②胃周 2 个淋巴结增大,不除外转移性可能。术前超声所获 TNM 分期信息:T3N1M0。建议:胃镜及活检病理进一步检查。

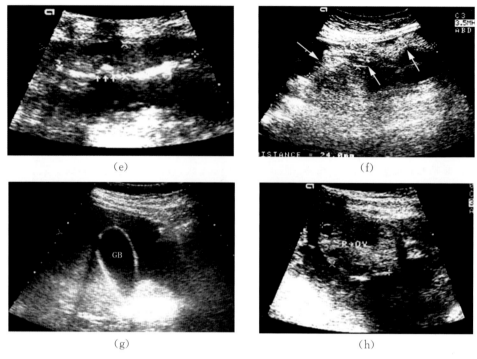

(e)

(f)

(g)

(h)

GB—胆囊；R-OV—右侧卵巢。

次日，患者入住当地某三甲医院，胃镜检查未发现肿瘤，活检病理结果为"浅表性胃炎"。患者在该院进行了多项肿瘤标志物检查、上腹部超声检查、胸部及腹部CT检查，多方专家会诊后诊断为"上腹腔淋巴结增大，考虑反应性增生可能"。经保守对症治疗后，患者感觉无明显异常，继续忙于工作和家务，未予重视。

4个月后，患者出现腹部胀痛不适，该院腹部超声检查提示"中量至大量腹水，原因待查"。当日，患者到我院再次行腹部超声检查。

饮水胃充盈后，仰卧位及半坐位，常规腹部超声探头检查，取胃体中上段长轴切面图像（e）示：胃体中上段前壁局限性增厚（程度较前加重），长度约5.9 cm，最厚处为1.5 cm，回声层次消失，代之以不均匀性低回声，黏膜层高回声线断续不连，中心区可见一弹坑样凹陷（↑），大小为1.3 cm×1.0 cm，凹陷底部粗糙不平，可见团絮状强回声分布，边缘胃壁无明显隆起，浆膜层高回声线粗糙不平，与周围组织分界欠清，该区与正常胃壁分界不清。连续动态观察可见该区胃壁僵硬，无明显蠕动波通过，胃腔扩张受限。

移动探头扫查，取右中上腹区（胃周及肝周围）、下腹腔（双侧卵巢区域）纵切面及横切面图像（f～h）示：右中上腹区大网膜结构节段性非均匀性增厚（↖），形态不规则，边缘粗糙不平，内部以片絮状高回声为主，兼有少许斑点状低回声区，部分区域与腹膜壁层粘连、固定，分界不清。嘱患者深呼吸后，未显示腹膜脏层在腹膜壁层表面滑行移动。右上腹腔（肝下间隙）同时可见大量无回声区（g），胆囊显示清晰，囊壁未见增厚或水肿。盆腔间隙可见大量无回声区（h），右侧卵巢增大，因腹水衬托显示清楚，形态呈椭球形，边界清晰，表面粗糙不平，内部回声不均匀，中心区以不均匀性实性中低回声为主，外周带可见大小不一的类圆形小囊状无回声区。

　　超声诊断:①胃体中上段前壁增厚并溃疡征象,较前明显进展。结合临床,考虑浸润溃疡型占位(Borrmann Ⅲ型)。②中上腹腔大网膜节段性增厚、粘连,考虑肿瘤浸润可能。③右侧卵巢增大并囊实性改变,考虑转移性肿瘤(Krukenberg瘤)。④上、下腹腔腹水(中量至大量)。术前超声所获 TNM 分期信息:T4bN1M1。建议:临床结合其他影像学检查进一步评价。

　　再次行胃镜及活检病理检查。最后诊断:胃体前壁浸润溃疡型低分化腺癌(印戒细胞癌)。同期 CT 检查可见腹膜增厚、腹水、右侧卵巢增大,诊断结果与超声诊断一致。

—— 病例 17—13 ——

胃体大弯侧后壁浸润溃疡型胃癌（Borrmann Ⅲ型）并双侧卵巢 Krukenberg 瘤

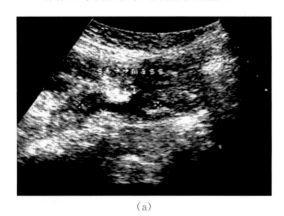

(a)

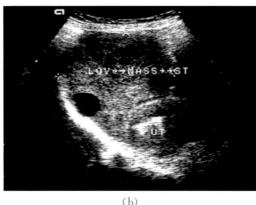

(b)

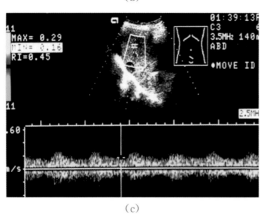

(c)

ST/st—胃腔；MASS/mass—肿块；
LOV—左卵巢；UT—子宫。

患者女,42 岁,外院超声检查提示"盆腔实性肿物",术前进一步检查会诊。

空腹时,仰卧位,常规腹部超声探头上、下腹腔探查示:(a)胃体大弯侧后壁局限性非均匀性增厚,回声层次消失,以低回声为主,黏膜面可见弹坑样凹陷,内呈高回声(↓)。(b)卵巢增大呈囊实性团块,边界清晰,边缘不规则,内部以实性中低回声为主,伴有少许不规则形囊性无回声区,子宫受压。(c)CDFI 检测团块实质区可见粗大条状血流信号,PW 检测多为动脉型流速曲线。血流参数测值:PSV 为 29 cm/s,RI 为 0.45。

超声诊断:①胃体大弯侧后壁局限性增厚并溃疡征象。结合临床,考虑浸润溃疡型占位(Borrmann Ⅲ型)可能。②双侧卵巢囊实性占位。结合胃部所见,考虑 Krukenberg 瘤可能。术前超声所获 TNM 分期信息:T4bN0M1。建议:临床结合其他影像学检查进一步评价。

胃镜检查及手术、病理证实为浸润溃疡型低分化腺癌(印戒细胞癌)并双侧卵巢转移(Krukenberg 瘤)。

—— 病例 17—14 ——

胃体上段前壁浸润溃疡型胃癌(Borrmann Ⅲ型)并双侧卵巢 Krukenberg 瘤

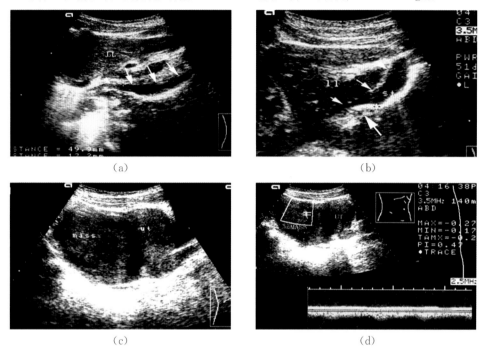

(a)   (b)

(c)   (d)

st—胃腔;MASS/mass—肿块;LL/ll—肝左叶;UT/ut—子宫。

患者女,28岁,因吞咽哽噎感2月余就诊于他院,多次上腹部超声检查均未提示胃部异常,2次胃镜检查均提示"贲门狭窄,镜身难以顺利进入胃腔"。临床诊断为"失弛缓症",然后给予扩张治疗。为明确病因,临床建议我院进一步检查。

空腹时,仰卧位,常规腹部超声探头上、下腹腔检查示:(a)贲门下方、胃体上段前壁节段性非均匀性增厚,长度约 8.1 cm,最厚处为 1.7 cm,回声层次消失,以低回声为主,浆膜层回声粗糙、断续不连(↘)。(b)增厚胃壁浆膜层断续不连,部分高回声界面消失(↘),黏膜面可见一半弧形凹陷,大小为 2.3 cm×0.7 cm,边缘不清,凹陷底部可见强回声斑(↖)。(c)卵巢增大呈团块状,轮廓清晰,边缘不规则,内部以实性中低回声为主,周边兼有少许小囊状无回声区,子宫受压。(d)CDFI 检测可见卵巢团块内分布有粗大条状血流信号,PW 检测多为动脉型流速曲线,参数测值:PSV 为 27 cm/s,RI 为 0.47。

超声诊断:贲门下方、胃体上段前壁非均匀性增厚并溃疡征象。结合临床,考虑浸润溃疡型胃癌(Borrmann Ⅲ型)并双侧卵巢转移(Krukenberg 瘤)可能。术前超声所获 TNM 分期信息:T4bN0M1。建议:临床结合其他影像学检查进一步评价。

卵巢肿块穿刺活检:病理报告提示为"胃肠道癌转移卵巢"。

—— 病例 17—15 ——

胃底及贲门局限浸润型胃癌（Borrmann Ⅳa 型）并双侧卵巢 Krukenberg 瘤，腹水

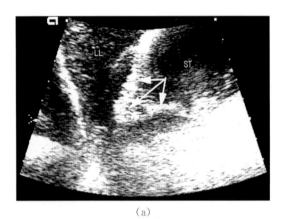

(a)

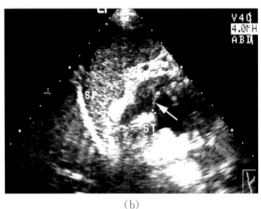

(b)

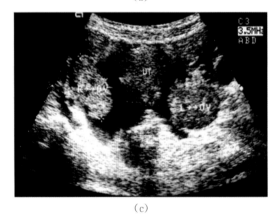

(c)

ST—胃腔；LL—肝左叶；SP—脾；UT—子宫；
R→OV—右卵巢；L→OV—左卵巢。

患者女，39 岁，上腹部疼痛不适、消瘦 1 年余，下腹痛 1 月。

饮水胃充盈后，仰卧位，常规腹部超声探头检查，取胃底斜切面图像（a）示：贲门下方胃底壁节段性非均匀性增厚，范围>10 cm，最厚处为 1.5 cm，形态呈"V"形（箭头所指），回声层次消失，以低回声为主，黏膜层粗糙不平，浆膜层高回声界面消失。

仰卧左前斜位，采用扇形超声探头检查，取脾上部长轴切面图像示：（b）胃底大弯侧胃壁节段性非均匀性增厚，回声层次消失，以低回声为主，黏膜层断续不连（↖），浆膜层连续。

仰卧位，常规腹部超声探头检查，取双侧卵巢横切面图像示：（c）子宫周围间隙腹水，双侧卵巢增大呈团块状，轮廓清晰，边缘粗糙不平，内部以实性中低回声为主，周边兼有多个小囊状无回声区。

超声诊断：胃底及贲门局限浸润型占位（Borrmann Ⅳa 型），双侧卵巢增大并囊实性改变，考虑双侧卵巢转移（Krukenberg 瘤）可能，腹水。术前超声所获 TNM 分期信息：T4bN0M1。建议：临床结合其他影像学检查进一步评价。

胃镜诊断：浸润型胃癌可能。活检病理诊断：印戒细胞癌。

—— 病例 17－16 ——

弥漫浸润型胃癌（Borrmann Ⅳ b 型），肝门、腹膜后淋巴结转移并右侧卵巢 Krukenberg 瘤，大量腹水

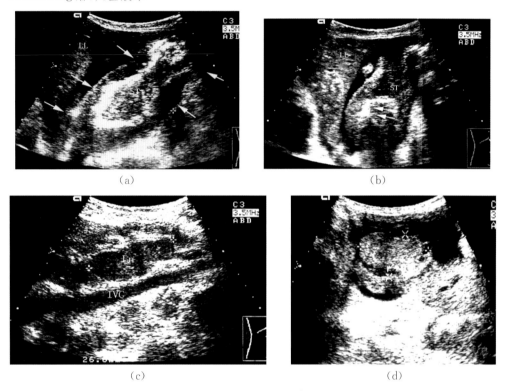

(a)   (b)

(c)   (d)

ST—胃腔；LL—肝左叶；IVC—下腔静脉；Ln—淋巴结。

患者女，36 岁，上腹隐痛、食欲减退、消瘦 1 年余，呕吐 10 天。

饮水胃充盈后，仰卧位，常规腹部超声探头检查，取胃底及胃体上段纵切面与斜切面图像（a,b)示：上腹腔间隙中量腹水。整个胃部显示呈皮革袋状（a 中箭头所指)，胃底、胃体、胃窦部胃壁弥漫性非均匀性环周性增厚，长度＞15.0 cm，最厚处约 1.5 cm，各区增厚程度不一，回声层次消失，以低回声为主，黏膜层粗糙不平，回声不均，浆膜层高回声线粗糙，胃腔狭窄（b 中↖)，扩张严重受限。连续动态观察可见增厚胃壁僵硬，无明显蠕动波出现。

中腹部（脐上方区域）扫查，取下腔静脉长轴切面图像（c)示：腹膜后区（肾静脉水平、下腔静脉前方)可见多个实性结节并相互融合成团块状，彼此境界不清，形态不规则，内部为低回声。

下腹腔扫查，取右侧卵巢横切面图像（d)示：盆腔间隙大量腹水，右侧卵巢稍增大，前方包膜下区实质内可见蚕豆形实性团块，边界清晰，内部回声不均匀，以中高回声为主，周边兼有小囊状无回声区。

超声诊断：①胃底、胃体、胃窦部胃壁弥漫性非均匀性增厚，胃腔严重狭窄。②肝门及

腹膜后区淋巴结融合性肿大。③右侧卵巢团块样改变。④大量腹水。结合临床，考虑弥漫浸润型占位（Borrmann Ⅳ b 型，皮革胃）、肝门及腹膜后区淋巴结转移、右侧卵巢转移（Krukenberg 瘤）并腹水。术前超声所获 TNM 分期信息：T4bN3bM1。建议：临床结合其他影像学检查进一步评价。

上消化道 X 线钡剂造影诊断、CT 诊断与超声诊断基本一致。

第 18 章
胃癌的大体分期判断

目前,临床对胃癌的治疗非常注重个体化方案。在术前对胃癌进行准确的分型及 TNM 分期,是临床制订治疗方案及判断预后的必然要求[132]。

直到现在,对进展期胃癌的分型,多学科医生(包括内科学、外科学、影像学及病理学等)仍习惯沿用 1926 年 Borrmann 提出的分型法;对术前分期,则主要使用 AJCC 和 UICC 自 1997 年以来反复修订的 TNM 临床分期标准。

国内有学者指出,尽管通过手术病理学确定分期是最准确的,但应用临床分期可以指导初始治疗。术前检测后仅有局部区域受累(Ⅰ~Ⅲ期)的胃癌患者可以治愈;对于所有原发性胃癌患者,如果评估后认为胃癌已侵入黏膜下层(T2 或更深)或者高度怀疑淋巴结受累,应进行多学科评估,以确定最佳治疗策略。Ⅳ期患者通常根据临床症状和身体状态进行姑息治疗[92]。

当前胃癌的诊断方法已体现了与时俱进的特点,一般分为 3 步:

(1)根据临床症状、血液学、内镜及细胞学、影像学检查(X 线钡剂造影、多排螺旋 CT[80]、经腹超声或/和超声双重造影[35])确定病变的类型及性质。

(2)利用影像学检查(如多排螺旋 CT、经腹超声、超声双重造影或内镜超声、MRI、PET-CT 等)综合判定肿瘤浸润深度、腹腔与全身脏器转移扩散情况。

(3)结合术中所见与术后病理学检查结果确诊。

尽管 CT、MRI、内镜超声、PET-CT 及经腹超声等影像学检查可以对进展期胃癌进行明确的 TNM 分期[52,133,134],但由于病变本身的特殊性及检查技术上的不完善性(技术应用不当或人为判定失误等),精准的术前临床分期较难实现。因此,从严格意义上讲,任何一种影像学检查对进展期胃癌进行的术前分期,都应称为"大体分期判断"或"术前 TNM 分期建议"。

已有文献表明,超声对癌症的分期有较高的诊断价值[25],但由于受分辨力的限制及一些组织间声阻抗差不明显等因素的影响,通常难以对肿瘤组织与癌旁炎性反应以及肿瘤微浸润等情况进行区分[135,136],因此往往存在分期过高或过低的现象。

根据胃癌的超声声像图表现及 UICC 和 AJCC 共同制定的胃癌 TNM 分期系统的有关内容,结合癌肿对胃壁浸润的深度、范围以及淋巴结与周围或(和)远处脏器转移的情况,利用经腹超声可于术前对进展期胃癌作出大体分期判断(术前超声 TNM

分期建议）。早期胃癌的浸润深度主要通过评估胃壁的回声层次来确定，进展期胃癌的扩散主要通过观察肿瘤的边缘来确定[25]。

一、经腹超声对胃癌浸润深度的判断（T分期）

1.T1a期（肿瘤浸润限于第1～2层）

肿瘤侵犯胃壁黏膜表层及黏膜肌层，但未侵入黏膜下层。

声像图显示胃壁第1～2层回声异常，以低回声改变为主；第1层、第2层稍增厚，结构紊乱且不连续，黏膜面粗糙不平，合并或不合并局部凹陷；第3层（黏膜下层）可能不规则，但仍保持连续性，无中断破坏现象，回声无明显异常；第4层（固有肌层）、第5层（浆膜层）回声正常。

T1a期属于胃癌的早期阶段，必须清楚显示胃壁层次才能明确诊断。若单纯采用饮水胃充盈法经腹超声检查可能效果不佳，应用饮水加654-2静注有利于胃壁层次及病灶的显示[28]。

2.T1b期（肿瘤浸润限于第1～3层）

肿瘤侵犯胃壁的黏膜表层、黏膜肌层或黏膜下层，但未侵入固有肌层。

声像图显示胃壁第1～3层回声异常，以低回声改变为主；第1层、第2层增厚且不连续，黏膜面粗糙不平；第3层变薄或稍增厚，呈不规则形，但多数保持其连续性，有时呈虫蚀样改变；第4层、第5层无明显增厚，回声正常。病区胃壁蠕动减弱或正常。

3.T2期（肿瘤侵及第4层）

肿瘤侵犯黏膜下层，并以此为中心侵入固有肌层（黏膜下层、固有肌层连续性中断），但未穿透浆膜层（覆盖于胃壁的腹膜脏层连续完整）。

声像图显示胃壁第1～4层回声失常，层次不清，以不均匀性低回声或等回声改变为主；第5层高回声结构厚度正常或稍增厚，连续性完整。病区胃壁蠕动明显减弱或消失。

4.T3期（肿瘤侵及第5层）

肿瘤穿透肌层，侵及浆膜下层，但未侵犯腹膜脏层或邻近结构，见病例18-1。

声像图显示胃壁全层（第1～5层）回声失常，呈等回声或低回声改变；第5层高回声线粗糙，但显示尚清晰，连续性好。病区胃蠕动消失，重者可呈皮革袋状，胃腔狭小。若肿瘤的外侧边缘平滑，且与其相邻的器官之间可看到一脂肪垫或边界回声，则认为肿瘤位于浆膜内；若肿瘤外缘不规则，则提示肿瘤有穿透浆膜层的高风险[25]。

5.T4期

肿瘤穿透胃壁浆膜层（T4a期，见病例18-2）且直接侵犯周围组织或邻近结构

（T4b 期，见病例 18－3），如肝、胰腺、脾、小肠、横结肠、横膈等。

声像图显示胃壁全层结构紊乱，除 T3 期表现外，肿瘤突破浆膜层使其高回声带显示不清、界面模糊或断续不连，或侵入周围组织或邻近器官并与之分界不清，相应部位出现相融的团块状低回声或等回声改变，常见胃壁结构与周围组织广泛粘连。边界回声消失且与其他器官之间的滑动消失，是肿瘤侵犯邻近器官的一个可疑的重要征象[25]。

T3 与 T4 期鉴别的关键点

肿瘤是否穿透浆膜层，是 T3 与 T4 期鉴别的关键点；肿瘤是否侵及周围组织或邻近结构，是 T4a 与 T4b 期鉴别的关键点。

注意：当发现胃壁浆膜层浸润（浆膜层高回声带显示模糊、断续不连或呈现低回声时），但难以界定浆膜层是否被穿透或肿瘤是否侵及周围组织或邻近结构时，可确定为 T4 期。

采用饮水胃充盈法经腹超声检查发现的胃癌，胃壁浸润的深度几乎均在 T2 期以上，其中 T3、T4 期约占 70%。笔者分析了一组资料完整的 51 例胃癌患者，病理学分期结果显示：T2 期 5 例（9.8%），T3 期 24 例（47.1%），T4 期 22 例（43.1%）。超声诊断 T 分期总的准确率为 76.5%（39/51），其中 T2、T3、T4 期准确率分别为 60%（3/5）、66.7%（16/24）、90.9%（20/22）。对 T2 期，主要存在分期过高现象；对 T3、T4 期，主要存在分期过低或过高现象。分期过低者，多为肿块型（Borrmann Ⅰ 型）、浸润型（Borrmann Ⅳ 型）或浸润溃疡型（Borrmann Ⅲ 型）胃癌，主要原因为肿块基底区胃壁显示不完全或不清晰，以及浸润性病灶未能显示出最大浸润深度。分期过高者，多为局限溃疡型胃癌（Borrmann Ⅱ 型），主要与癌旁组织纤维化和溃疡底部炎性细胞浸润有关[52]。对于胃底部癌，超声检出率及 T 分期符合率均较低，此与徐春媚等[39]观察一致。

胃癌作为一种实体肿瘤，其生长和转移需要血管提供充足的血液和营养[52]，而且有研究证实肿瘤组织的微血管密度（血管的数量）与胃癌的生物学行为（细胞分化程度、淋巴结转移等）密切相关[51]。因此，超声双重造影（在口服胃肠超声助显剂凸显胃癌病灶的基础上，进一步运用超声造影技术对病灶的血流灌注进行分析）对胃癌浸润胃壁的深度及范围的显示将更加清晰，T 分期将更为准确。

黄品同等[36]报道了 97 例胃癌患者术前超声双重造影检查和 T 分期的结果。该组患者中，口服胃肠超声助显剂后经腹超声对胃癌 T 分期的准确率为 78.4%，其中 T1、T2、T3、T4 期准确率分别为 50.0%、75.9%、82.7%、75.0%；超声双重造影 T 分期准确率达 89.7%，其中 T1、T2、T3、T4 期准确率分别为 75.0%、86.2%、94.2%、83.3%。

王亮等[52]对比分析了超声双重造影和超声内镜在胃癌术前 T 分期中的应用效果。136 例胃癌患者的诊断结果表明,超声双重造影对胃癌术前 T 分期的准确率为80.1%,超声内镜对胃癌术前 T 分期的准确率为81.6%。

二、经腹超声对胃癌淋巴结转移的判断（N 分期）

N0 期:无区域淋巴结转移,包括胃大弯、胃小弯周围区以及沿胃左动脉、肝总动脉、脾动脉及腹腔动脉分布的淋巴结,均未见肿大。

N1 期:区域淋巴结增大,数目为 1～2 个。

N2 期:区域淋巴结增大,数目为 3～6 个。

N3a 期:区域淋巴结增大,数目为 7～15 个。

N3b 期:区域淋巴结增大,数目为 16 个以上。

N2 期和 N3 期可能既有区域淋巴结转移,也有腹腔及腹主动脉旁淋巴结转移,部分淋巴结可能融合成不规则低回声团块。

超声对淋巴结的检出率与其大小有关:直径越大,检出率越高。通常情况下,胃癌转移淋巴结较小,胃底部、胃大弯侧淋巴结不易显示[39],常常造成超声诊断符合率偏低。

据詹维伟等[137]报道,多排螺旋 CT 判断胃癌 N 分期的正确率稍优于超声检查,但两者差异无显著性。据周进祝等[33]报道,经腹胃超声诊断胃窦癌淋巴结转移的站别与手术病理结果对照符合率为 70%,淋巴结检出率为 56.8%。

三、经腹超声对胃癌远处脏器转移的判断（M 分期）

M0 期:无远处脏器转移。

M1 期:包括肝(病例 18－4 和病例 18－5)、胰腺、脾、横结肠、横膈、卵巢等脏器的转移。如发现胰腺后、肠系膜、主动脉周围区淋巴结转移,亦诊断为 M1 期。

多数情况下,T1 期不伴有淋巴结及远处脏器转移;T2 期多伴有区域淋巴结转移,但不伴有远处脏器转移;T3、T4 期常伴有近、远处淋巴结转移和远处脏器转移。

✚ 典型病例

―― 病例 18－1 ――

胃体中下段浸润溃疡型胃癌(Borrmann Ⅲ型)

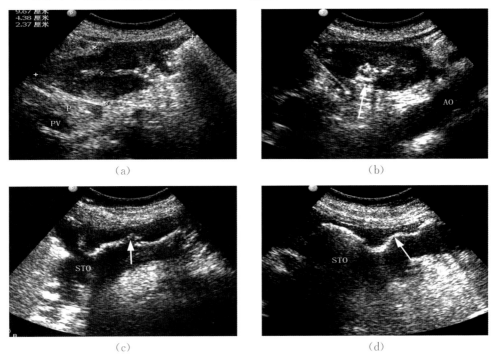

(a)　　　　　　　　　　　(b)

(c)　　　　　　　　　　　(d)

STO—胃腔；P—胰腺；PV—门静脉；AO—腹主动脉。

患者女,72 岁,胃部胀痛月余,大便带血 3 天。

空腹时,仰卧位,常规腹部超声探头检查,取胃体中下段长轴及短轴切面图像(a,b)示:胃体壁非均匀性增厚,回声层次消失,以低回声为主,黏膜层凹凸不平、断续不连(↑),浆膜层高回声界面清晰,连续性好,周围组织回声未见明显异常。

饮水胃充盈后,半坐位,常规腹部超声探头检查,取胃体中下段长轴切面图像(c,d)示:胃体前壁节段性非均匀性增厚,长度约 13.7 cm,最厚处约 2.3 cm,回声层次消失,以低回声为主,中心区黏膜面连续性中断,可见一整体位于胃轮廓之内的火山口样凹陷(↑),大小为 1.7 cm×0.6 cm,凹陷口大、底小且不平滑,底部粗糙不平(距离浆膜层约 0.7 cm),可见宽窄不一的半弧形强回声,凹陷四周隆起呈堤坡状(堤壁角＞90°),浆膜层回声粗糙,连续性存在,与周围分界清楚。该区胃腔轻度狭窄、变形,扩张受限。连续动态观察可见该区胃壁僵硬,无明显蠕动波通过。增厚胃壁边缘与正常胃壁无明显分界,胃周围未见明显增大淋巴结,邻近腹膜无明显增厚。

　　超声诊断：胃体中下段前壁节段性增厚并中心区溃疡。结合临床,考虑浸润溃疡型胃癌(Borrmann Ⅲ型)可能性大。术前超声所获 TNM 分期信息：T3N0M0。建议：临床结合其他影像学检查进一步评价。

　　术后病理诊断：低分化腺癌。

—— 病例 18-2 ——

食管胃结合部与胃体、胃窦浸润溃疡型胃癌（Borrmann Ⅲ型）并腹主动脉前方、胰腺周围淋巴结转移

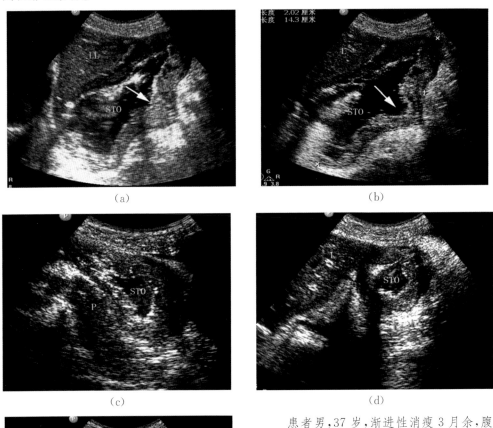

（a）　　　　　　　　　（b）

（c）　　　　　　　　　（d）

（e）

STO—胃腔;LL—肝左叶;L—肝;P—胰腺。

患者男,37 岁,渐进性消瘦 3 月余,腹胀、腹痛、恶心、呕吐 1 周余。

饮水胃充盈后,半坐位,常规超声探头检查,取胃体中上段长轴(a,b)及短轴(c)切面、胃体下段及胃窦短轴切面(d,e)图像示:(a,b)胃体中上段前、后壁大范围非均匀性增厚,远侧明显,长度>15.1 cm,最厚处为 2.0 cm,上、下缘边界不清,回声层次消失,内部以低回声为主,后壁近中心区黏膜层连续性中断,可见一火山口样凹陷(↘),大小为 1.9 cm×1.7 cm,凹陷底部不平滑(最深处距离浆膜层 0.9 cm),浆膜层高回声线粗糙不平,断续不连,与肝包膜之间的高回声界面消失,病区胃腔变形,扩张受限。连续动态观察可见胃壁蠕动消失。(c～e)胃体及胃窦壁环周性增厚,回声层次消失,内部以低回声为主,黏膜层断续不连,回声不均

匀；浆膜层回声粗糙，局部与周围分界欠清，胃周围间隙见少量无回声区。

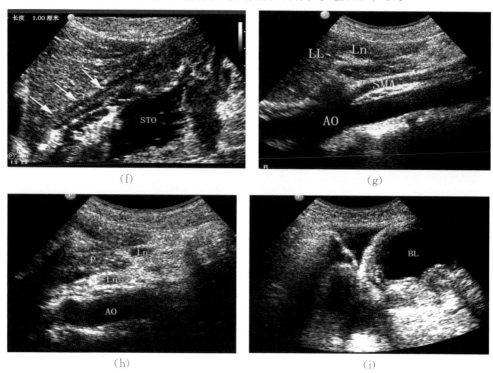

(f)　(g)

(h)　(i)

STO—胃腔；LL—肝左叶；P—胰腺；AO—腹主动脉；SMA—肠系膜上动脉；Ln—淋巴结；BL—膀胱。

饮水胃充盈后，仰卧位，常规腹部超声探头检查，取贲门—胃体上段长轴切面图像(f)示：胃体上段前壁非均匀性增厚，回声层次消失，以低回声为主，黏膜层断续不连、回声不均匀，浆膜层连续性未见中断；相邻食管胃结合部（前壁）均匀性增厚，回声层次可见，浆膜层粗糙，与肝包膜之间的高回声界面欠清(↘)。

取腹主动脉（肠系膜上动脉起始处）纵切面及胰腺水平横切面、下腹腔（膀胱顶前方）纵切面图像示：(g,h)腹主动脉前方、胰腺周围可见多个（7个以上）大小不等的实性结节，最大者为1.7 cm×1.4 cm，大部分边缘清晰，小部分边缘模糊，形态呈椭圆形或欠规则，内部为低回声。(i)下腹腔间隙可见游离性无回声区。

超声诊断：①食管胃结合部—胃体—胃窦区胃壁节段性非均匀性增厚并腔内型溃疡征象。②腹主动脉前方、胰腺周围多个淋巴结增大（7个以上）。③少量至中量腹水。结合临床，考虑浸润溃疡型占位（Borrmann Ⅲ型）穿透浆膜层并腹主动脉前方、胰腺周围淋巴结转移可能。术前超声所获 TNM 分期信息：T4aN3aM1。建议：临床结合其他影像学检查进一步评价。

胃镜诊断：食管胃结合部与胃体、胃窦浸润溃疡型胃癌可能。活检病理诊断：印戒细胞癌。

病例 18－3

贲门下方、胃体上段前壁肿块型胃癌（Borrmann Ⅰ型）侵犯肝

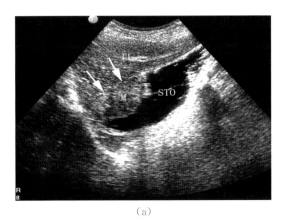

（a）

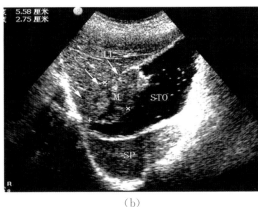

（b）

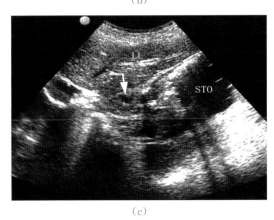

（c）

STO—胃腔；LL—肝左叶；M—肿块；SP—脾。

患者女，81岁，胃部饱胀不适、渐进性消瘦2月，不间断打嗝1周。

饮水胃充盈后，仰卧位，常规腹部超声探头检查，取胃底斜切面（a，b）及贲门长轴切面（c）图像示：（a，b）胃体上段前壁见一实性肿块，大小为5.7 cm×4.1 cm，大部分突向胃腔，边界清晰，形态不规则，似核桃状，广基无蒂，表面粗糙不平，基部浆膜层连续性中断（↘），与毗邻肝包膜分界不清，内部回声不均匀，以低回声为主，兼有少许点絮状高回声与极低回声区。肿块与周围正常胃壁分界清晰。（c）食管胃结合部管壁未见异常，胃周围可见2个实性结节（↓），稍大者为1.3 cm×0.6 cm，边界清楚，边缘粗糙，内部为低回声。

超声诊断：胃体上段前壁（贲门下方）实性肿块，穿透浆膜层且侵犯肝。结合临床，考虑肿块型胃癌（Borrmann Ⅰ型）侵犯邻近肝组织。术前超声所获TNM分期信息：T4bN1M1。建议：临床结合其他影像学检查进一步评价。

胃镜诊断：胃贲门下区肿瘤。活检病理诊断：胃腺癌。

—— 病例 18—4 ——

胃体局限浸润型胃癌（Borrmann Ⅳa 型）并肝转移

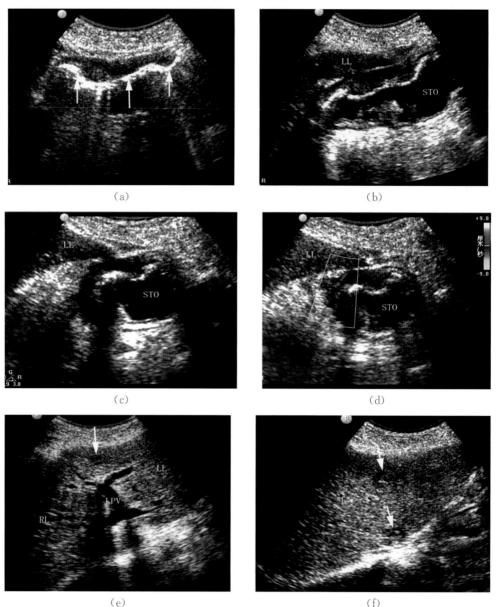

（a）   （b）

（c）   （d）

（e）   （f）

STO—胃腔；LL—肝左叶；RL—肝右叶；L—肝；LPV—门静脉左支矢状部。

患者男，69 岁，上腹疼痛不适、食欲减退、渐进性消瘦 2 月余。

空腹时，仰卧位，常规腹部超声探头检查，取胃体长轴切面图像（a）示：胃体壁节段性非均匀性增厚，回声层次消失，以低回声为主，黏膜层粗糙不平，显示为厚薄不一、断续不连的强回声（↑），浆膜层回声粗糙，与周围分界清晰。

饮水胃充盈后，仰卧位，常规腹部超声探头检查，取胃体长轴（b）与短轴切面（c，d）图像示:(b)胃体中上段小弯侧胃壁节段性非均匀性增厚,长度约 8.1 cm,最厚处为 1.7 cm,回声层次消失,以低回声为主,黏膜层与浆膜层高回声线粗糙不平,部分区域断续不连,其边缘与正常胃壁分界不清,该区胃腔轻微变形。连续动态观察可见增厚区胃壁蠕动消失。(c,d)胃体小弯侧胃壁非均匀性增厚,呈戒环样,胃体腔轻微变形,扩张受限。CDFI 检测增厚胃壁可见条状血流信号(Adler 半定量分级:Ⅰ级)。

空腹时,仰卧位,常规腹部超声探头检查,取肝斜切面图像(e,f)示:肝的大小、形态未见明显改变,肝左、右叶实质内可见数个散在分布、大小不一的实性结节(↓),最大者为 1.0 cm×0.9 cm,形态呈圆形或不规则形,大部分边界欠清,内部为中低回声。

超声诊断:①胃体中上段小弯侧胃壁节段性非均匀性增厚、穿透浆膜层。②肝左、右叶实质内多发性实性小结节。结合临床,考虑局限浸润型胃癌(Borrmann Ⅳa 型)并肝转移可能。术前超声所获 TNM 分期信息:T4aN0M1。建议:临床结合其他影像学检查进一步评价。

CT 诊断:与超声诊断基本一致。

胃镜诊断:考虑浸润型胃癌可能。活检病理诊断:发现腺癌细胞。

—— 病例 18－5 ——

胃底及胃体弥漫浸润型胃癌（Borrmann Ⅳb 型）并肝及淋巴结转移

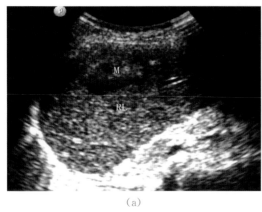

（a）

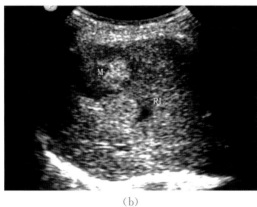

（b）

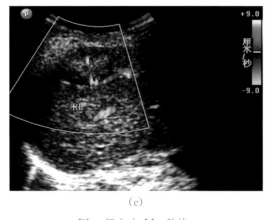

（c）

RL—肝右叶；M—肿块。

患者女，71 岁，胃痛、胃胀、食欲减退 5～6 月余、恶心、呕吐 2 周。

空腹时，仰卧位，常规腹部超声探头检查，取肝右叶肋间斜切面图像（a～c）示：肝的大小、形态无明显改变，肝右叶实质内可见数个散在分布、大小不一的实性结节，最大者为 4.0 cm×3.4 cm，形态呈椭圆形，边界清晰，边缘粗糙，可见晕环征，内部回声不均匀，低回声与片絮状高回声相间，后方回声无明显变化，CDFI 检测结节可见粗大条状血流信号（Adler 半定量分级：Ⅱ级）。

空腹时，仰卧位，常规腹部超声探头检查，取胃底（d）及胃体上段长轴切面（e,f）图像示：胃底、胃体部胃壁弥漫性非均匀性增厚，形态失常，回声层次消失，胃底壁浆膜层（d 中箭头所指）大部分区域与周围分界不清，胃体壁浆膜层（e 中箭头所指）与周围分界尚清，胃腔缩小，壁蠕动消失，CDFI 检测体壁增厚区可见丰富紊乱血流信号（Adler 半定量分级：Ⅲ级）。

少量饮水后，仰卧位，常规腹部超声探头检查，取胃底—胃体斜切面（g）及胰腺—左肾静脉水平横切面（h,i）图像示：（g）胃腔内少许液体充盈，胃底及胃体壁显著增厚，长度＞13.0 cm，最厚处为 2.8 cm，边界不清，回声层次消失，胃腔缩小，难以扩张，胃壁蠕动消失。（h,i）胰腺下后方、腹主动脉前方（肠系膜上动脉周围）可见多个大小不一的实性结节（7 个以上），最大者为 2.2 cm×1.6 cm，大部分边界清晰，边缘粗糙，形态呈类圆形或不规则形，内部呈低回声。

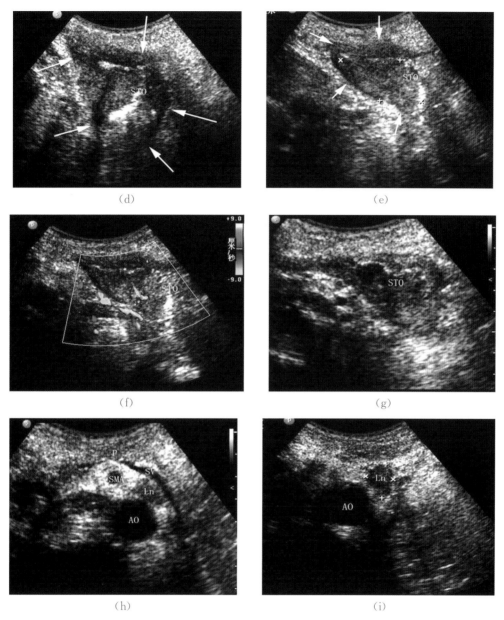

(d)

(e)

(f)

(g)

(h)

(i)

STO—胃腔;P—胰腺;SMA—肠系膜上动脉;AO—腹主动脉;
SV—胰体后脾静脉;Ln—淋巴结。

超声诊断:①胃底及胃体壁弥漫性非均匀性增厚,胃腔狭窄。②腹膜后区(胰腺下后方、腹主动脉前方)多个淋巴结增大(7个以上)。③肝右叶多发实性结节。结合临床,考虑弥漫浸润型胃癌(Borrmann Ⅳb 型,皮革胃)并肝转移及腹膜后区淋巴结转移可能。术前超声所获 TNM 分期信息:T4bN3aM1。建议:临床结合其他影像学检查进一步评价。

X线钡剂造影诊断:考虑弥漫浸润型胃癌(皮革胃)。

CT 诊断与超声诊断一致。

第19章
胃癌的各种影像学检查方法比较与评价

内镜及 X 线钡剂造影诊断胃癌的价值很早即被公认。目前,超声检查(包括经腹超声、超声内镜)、多排螺旋 CT 检查、MRI 检查等在胃癌的诊断方面均显示独特的临床价值,但各自存在一定的局限性。

现代医学的发展,特别是国际抗癌联盟(UICC)和美国癌症联合委员会(AJCC)共同制定的新版胃癌 TNM 分期系统(第 8 版,2018 年 1 月 1 日起正式启用)在临床上的实施,对胃癌的术前诊断提出了更高的要求:不仅包含传统意义上的定位、定性诊断,而且包含更加详细的分期诊断。

新版胃癌 TNM 分期系统是临床选择治疗方案和评估预后的重要依据,要求从事内镜及临床影像学诊断工作的医生不能仅满足于有无胃癌的诊断,对于所有发现的"可疑胃癌",必须进一步明确肿瘤的浸润深度、浸润范围、有无转移等情况,同时要考虑多种检查方法的联合应用。

一、内镜

内镜及内镜下活检是目前诊断胃癌的"金标准"[1,54,138],具有其他检查手段不可替代的重要价值,尤其是对平坦型和非溃疡型胃癌,其检出率高于 X 线钡剂造影、经腹超声、CT 等检查方法,但对局限于黏膜内的微小癌以及浸润型胃癌的早期诊断尚存在一定的困难,对胃癌的浸润深度也难以准确评价。内镜直视下活检是确诊的必要手段。据报道,早期胃癌内镜结合活检确诊率可达 95%,进展期胃癌可达 90%。李健丁等[139]报道的 80 例进展期胃癌中,内镜检出敏感度为 95%,活检病理结果阳性率为 90%。

浸润型胃癌是一种特殊类型的胃癌,肿瘤发生于黏膜下层,呈浸润性向四周生长。胃癌早期,黏膜表面常无明显隆起及溃疡形成,内镜检查难以发现。胃癌发展至进展期,胃壁弥漫性增厚、僵硬,重者呈皮革袋样。此时,内镜检查可能仍无特异性发现,仅表现为黏膜粗糙不平,色泽变淡,少部分呈橘皮样改变,类似增生、萎缩、糜烂、充血等炎性改变;即使活检也仅能钳取表面组织,难以获取黏膜下病变成分[140]。因此,对于浸润型胃癌,虽然内镜可以直接观察胃黏膜情况并取得活检组织以明确其病理诊断,但部分病例可能难以被诊断。对于皮革胃,内镜诊断准确率仅占 17.8%,误诊、漏诊率为 10％～30％[6]。

除此之外,内镜检查为有创性检查,患者依从性尚不够理想[54]。

二、X 线钡剂造影

采用 X 线钡剂造影(GI)检查胃癌已有 80 余年历史,但常规方法效果不佳:对早期癌诊断困难,对进展期癌误诊率为 20％～30％,更难以发现浅表型胃癌;其所发现的胃癌手术切除率不超过 50％,切除后的 5 年生存率小于 20％。

进入 20 世纪 80 年代后,日本学者开创了上消化道 X 线钡剂双对比造影法,使其对胃癌的误诊率降到 2％～6％,甚至可发现 1～2 cm 大小的黏膜内癌。

近年来,随着电子内镜的普及,临床对胃部疾病的诊断发生了认识上的转变:探究形态学变化者渐趋减少,普遍认为“诊断总是要依赖活检”,GI 检查只在对拟行内镜检查或者已行内镜检查而需要获取整体影像资料时才有意义。因此,应用 GI 检查者越来越少,内镜已基本取代 GI 检查成为最常用的诊断胃癌的手段[141]。

但是,与内镜相比,上消化道 GI 检查在宏观显示上仍具有一些优点,主要体现在以下几个方面[142]:①对观察上消化道的解剖学位置以及与骨骼、膈肌等周围脏器的位置关系十分有利。②可以客观地评价食管、胃、十二指肠的形态及各种各样的变形,例如胃下垂、狭窄以及扩张程度、小弯缩短甚至皮革胃的状态、胃角及十二指肠球部的变形等。③对于局限性或较大范围的病变,可以准确判断病变的大小以及所处的位置。当病变范围较大时,内镜检查很难全面显示病变以及有狭窄的病变的全貌,GI 检查可弥补其不足。④动态观察胃壁的蠕动。⑤确定恶性病变的浸润范围。⑥有效评估癌肿的浸润深度。

陈九如等[4]认为,虽然与病理活检结合的电子内镜对早期胃癌的诊断优于 X 线钡剂造影,但后者仍有其独特的无法取代的作用。良好的 X 线钡剂双对比造影对早期胃癌的诊断极为重要,可显示病变本身的细微特征及病变周围黏膜情况。尽管如此,由于现阶段 X 线钡剂造影及数字胃肠造影(digital spot imaging,DSI)对早期胃癌的发现率难以超过 80％,X 线钡剂的临床应用仍值得进一步研究。

利用常规 GI 检查(传统的单对比法及加压法)与 X 线钡剂双对比造影对进展期胃癌作出诊断一般不难,但对于发生在贲门(特别是贲门下方)及幽门前区的癌,其在诊断及鉴别诊断方面可能有一定困难,常常漏诊或误诊。

进展期胃癌的 X 线表现

进展期胃癌因类型、部位、阶段不同,在 X 线表现上可能存在一些细微差异,但基本征象主要集中体现在 5 个方面。

①龛影:癌中心组织破坏后溃疡形成的表现,钡剂充填其中呈现不透光阴影。与胃慢性消化性溃疡相比,癌性龛影多数大而浅,边缘及周围环堤不规则,切线位时常在胃轮廓之内。

②充盈缺损：胃癌肿块凸入腔内使钡剂在局部不能布满而形成的透亮区，大小不等，表面不规则，基底较宽，切线位检查常见胃轮廓不连续。

③黏膜改变：黏膜破坏，皱襞消失，常在充盈缺损或龛影周围见到突然中断的黏膜。

④蠕动异常：肿瘤局部胃壁僵硬、蠕动消失。

⑤梗阻性改变：若胃癌发生在贲门或幽门附近，可使胃入口（贲门）或出口（幽门）阻塞，以致上方管腔（或胃腔）扩张并内容物滞留，钡剂通过困难，常见梗阻区段以上食管壁（或胃壁）蠕动增强及逆蠕动。

以上基本征象不仅是X线钡剂造影诊断胃癌的重要依据，也是经腹超声诊断胃癌得以借鉴的主要征象。

三、多排螺旋 CT

通常情况下，早期胃癌的胃壁增厚不明显，普通 CT 检查不易作出诊断。现代多排螺旋 CT（MDCT）采用了容积扫描技术，提高了图像的时间分辨率和空间分辨率，最大限度消除了胃肠蠕动和呼吸心跳伪影的干扰，不仅能够清晰地分辨多层胃壁结构，而且能够进行三维重建，在早期胃癌和进展期胃癌的发现与诊断以及胃癌的 TNM 分期判断中有重要作用[4,80]，已成为目前应用最广泛的胃癌治疗前分期手段。

MDCT 可有效评估胃部肿瘤的存在及其沿胃壁内浸润和向外侵犯的情况，对判断胃周间隙、胰腺和膈肌等器官的直接浸润与粘连、淋巴结肿大（特别是腹主动脉周围淋巴结肿大）、肝内转移灶等有很大帮助，同时能很好地显示胃癌腹膜种植及卵巢或盆腔内其他脏器转移的情况，可以帮助临床确定治疗方案。目前，MDCT 诊断浸润型胃癌的临床价值已被公认[6,143,144]，其在进展期胃癌的 M 分期判断方面具有不可替代的优势[145]。资料表明，目前 MDCT 对胃癌的检出率为 80%～88%，术前 T 分期的准确率为 69%～85%，N 分期的准确率为 75.2%[146]。但是，MDCT 对早期胃癌的检出率仍较低，仅为 20% 左右[147]。据张小鹏等[148]报道，螺旋 CT 薄层窄间距扫描重建技术对淋巴结的整体检出率较高（39.7%），其中 0.1～0.4 cm 淋巴结的检出率为 29.3%。据马轶等[149]报道，64 排螺旋 CT 对进展期胃癌 TNM 分期的准确率分别为 81.37%、80.39%、82.35%。随着 CT 技术的不断完善，其对胃癌淋巴结的检出率和转移判断率明显提高。

MDCT 亦存在一些不足。因为 EGJ 正常时往往出现软组织块影，滑动型食管裂孔疝还纳至膈下或脱垂于胃底，亦可形成假肿块影，所以 MDCT 难以正确评价 AEG。受个体差异、胃腔充盈程度、设备性能及对比剂使用等因素的影响，MDCT 尚不能完全、清晰、精确地显示全部胃壁内的各层结构[35]，其对胃壁多层结构的显示率仅为 20%～40%，因此检测早期胃癌、区分 T1～T3 期胃癌病灶仍有一定难度。当存在胃壁炎性水肿、坏死和瘢痕组织时，MDCT 对胃壁各层结构的观察更加困难[147]。因此，利用 MDCT 对胃癌进行分期可能存在分期不足或过度，常使早期胃癌被过高地判定，易将 T1 期判定为 T2 期。另外，MDCT 有时很难区分周围粘连、周围组织的炎性水肿和脂肪组织沉积[150]。

原发性胃癌的 MDCT 表现

①局限性或弥漫性胃壁增厚（>0.5 cm，一般为 0.6～4.0 cm）并伴有多层结构的消失和/或显著异常强化，伴或不伴有溃疡征象。

②源于胃壁的腔内肿块：可为孤立的隆起，也可为局部胃壁显著增厚并向胃腔内明显突出所致。

③胃腔狭窄：多呈非对称性向心性狭窄，伴环周非对称性胃壁增厚。

④黏膜皱襞增粗、肥大（类似小脊梁状的黏膜面隆起）。

当肿瘤穿透胃壁时，浆膜轮廓变模糊，可见条状密度影伸入胃周围脂肪层，相应区域淋巴结增大[<1.0 cm 伴有显著强化，或>0.9 cm，其 CT 值>100 Hu，短径与长径之比(S/L)>0.7]。

四、磁共振成像

近年来，磁共振成像（MRI）新技术的发展为胃肠道检查带来了新的契机，主要表现在以下几个方面：①快速图像采集技术带动了屏气 T1 和 T2 加权脉冲序列的发展，明显加快了采集速度，降低了图像伪影。②相控阵线圈的应用和发展大大提高了空间分辨率。③口服对比剂的发展使管腔获得良好扩张，管腔与管壁间的对比进一步加大。④三维后处理技术（最大密度投影、磁共振仿真内镜）可获得类似 X 线钡剂造影或传统内镜的效果。⑥MRI 固有的多角度、多方位及多参数成像方式和高软组织分辨率及无辐射损伤等优势，使其成为诊断胃肠道疾病的强大工具。

MRI 对术前胃癌的分期已接近 CT，钆剂增强及对脂肪浸润的敏感性，使其在癌肿局部播散的判断方面表现出很大的优越性[151]。据国外报道[152]，MRI 对胃癌 T 分期的准确率为 73%～88%，T2 期为 63%～80%，T3 期为 78.6%～96%，T4 期为 40%～100%。据汤群锋等[153]报道，磁共振动态增强扫描对胃癌 T 分期的准确率为 82.9%，对浆膜层侵犯的敏感性和特异性分别为 96.3% 和 75.0%；对 N 分期准确率为 53.3%，对 M 分期的准确率为 100%。由此可见，磁共振动态增强扫描对评价进展期胃癌 TNM 分期有重要价值。

早期胃癌（T1 期）由于病变局限于黏膜内，尚未引起胃壁增厚，MRI 检查对胃壁诸层区分不清，因此诊断意义不大[154]。

进展期胃癌术前或术后出现腹膜种植转移是较为常见的现象之一。王志龙等[122]的研究表明，MRI能准确评估腹膜转移癌的范围，可作为术前评估的主要手段，为制订合理的治疗方案（如是否进行腹腔肿瘤细胞减灭术）提供客观依据。目前，对于较大的病灶（≥1.0 cm），常规CT与MRI均不难检出，但小的病灶仍是影像学诊断的难点：对于小于1.0 cm者，CT术前检出率为25％～50％；对于小于0.5 cm者，CT术前检出率仅11％。相比而言，MRI在诊断上更为优越，不仅能准确描述病灶的大小、范围，而且对小病灶的检出率明显优于CT，其对小于1.0 cm病灶的检出率约88％，小于0.5 cm者约75％，对作为手术禁忌证的多器官浸润（特别是小肠、肠系膜、膀胱等部位）的检出率明显优于CT。

胃癌的 MRI 表现[155]

①胃壁增厚：胃壁局部增厚达1.0 cm以上者视为异常。肿瘤在T1加权像上为轻度低信号或等信号，在T2加权像上为轻度高信号。从早期到延迟各相中增厚胃壁均明显强化且胃壁增厚。

②胃壁破坏：减影图像上可清晰地显示进展期胃癌所造成的外层结构破坏。

③软组织肿块：腔内或腔外形成软组织肿块。

④低信号增强带中断：根据胃壁和胃周脂肪之间的低信号带，将胃癌浸润的深度分为四级；有浆膜外侵犯的患者低信号带消失或不规则。90％的T3期患者可以见到此征象。

⑤其他表现：如胃变形，胃腔狭窄，梗阻时可有大量潴留物。

五、超声

胃癌在一般人群中发病率低（3.621‰），目前尚无简便、有效的人群普查方法。内镜检查及活检虽然是目前诊断胃癌的"金标准"，但由于是侵入性检查，常不被很多无症状、低胃癌风险人群所接受[19]，即使在日本、韩国等发达国家也无法采用内镜对大规模人群进行胃癌普查[156]。目前，胃镜检查在我国基层医院及社区诊所未能普及[19]。因此，采用非侵入性诊断方法筛选出胃癌高风险人群，继而进行有针对性的内镜下精查是较为可行的诊断策略[1]。我国采用胃充盈法经腹超声检查诊断胃部疾病已有30余年历史[157,158]。目前，对不愿接受内镜检查的患者，无创性超声检查是可靠的检查手段，具有一定临床价值。

我国超声检查在胃癌中的应用主要有5种方法：胃充盈法（包括饮水法或口服胃肠超声助显剂法）经腹超声、超声双重造影[12,21,36,79]、超声内镜检查、术中超声检查、胃肠肿瘤超声引导下穿刺活检[55]。

1.胃充盈法经腹超声

饮水胃充盈法或口服胃肠超声助显剂（如天下牌胃肠超声助显剂等）经腹壁超声

检查属于无创技术,无明显禁忌证,操作方法简便,基本不受年龄等因素限制。我院主要采用饮水胃充盈法检查,所用纯净水无毒无害,费用低廉,老少皆宜,易于被患者接受。在胃腔充盈良好的情况下,经腹超声不仅能显示胃壁的5层结构回声以及厚度、病变的范围、肿物的大小等[159],还能动态观察贲门、幽门的开放及胃壁的蠕动情况,明确胃部病变与周围组织或器官的关系。

对进展期胃癌,胃充盈法经腹超声检查可显示其大小、形态、生长方式及内部结构,借此明确病变纵向累及的范围、垂直浸润的深度以及是否向胃壁外浸润、有无淋巴结转移等,从而为胃癌的术前分期提供重要的客观依据[88],可在一定程度上弥补X线钡剂造影及内镜检查之不足。

(1)胃充盈法经腹超声应用于胃部疾病人群普查。朱邦杰等[160]比较分析了96例胃癌患者超声、X线钡剂造影和胃镜检查的结果,三者在癌肿病灶的检出率和诊断符合率方面均无明显差异。我国大量临床研究表明[19,43,161-164],经腹超声检查对进展期胃癌的定性、定位和胃镜检查无明显差异,对癌肿浸润的深度、淋巴结转移和邻近脏器浸润转移的判断与术后病理相近,而且患者接受程度明显高于胃镜检查。朱春山等[43]报道33例进展期胃癌,超声诊断符合率为97%。顾新刚等[161]报道40例胃癌患者,X线钡剂造影诊断符合率为95%,超声诊断符合率为98%。袁帆等[19]报道85例进展期胃癌患者,超声诊断符合率为92.94%(79/85),病变部位符合率为97.65%,浸润深度符合率为88.24%,淋巴结转移符合率为70.51%,肝转移符合率为90.91%,卵巢转移符合率为100%。董贺英等[162]报道胃癌的超声诊断符合率达94.7%。因此,常规胃充盈法(饮水或饮用胃肠超声助显剂等)超声检查可广泛应用于胃部病变的大规模人群普查[10,165,166]。

笔者自常规开展胃肠超声检查以来,应用一次或二次饮水胃充盈法超声检查首诊发现进展期胃癌371例。参照张丽等[165]的超声声像图分级标准,该组病例中甲级图像(胃和/或十二指肠球部显示清晰,完全满足诊断要求)占86.3%(320/371),乙级图像(胃和/或十二指肠球部显示较清晰,满足诊断要求)占12.7%(47/371),丙级图像(胃和/或十二指肠球部显示不够清晰,基本满足诊断要求)占1.1%(4/371)%,无丁级图像(胃和/或十二指肠球部显示不清晰,不能满足诊断要求)。因此,采用常规饮水胃充盈法超声检查初筛胃部疾病是切实可行的。

储蓉蓉等[10]报道了无症状人群胃及十二指肠病变的口服超声造影筛查结果:共完成筛查3240例,贲门部、胃底部、胃体部、胃窦部、幽门管、十二指肠球部有效显示率分别为93.1%、89.1%、99.8%、99.7%、98.0%、85.67%,筛查总有效显示率为94.22%,共计检出胃及十二指肠病变51例,病变总检出率为1.57%,胃癌检出率为0.15%。作者指出,口服超声造影是一项安全有效、简便易行的筛查技术,有望成为我国农村地区胃及十二指肠疾病的主要初筛方法,对消化性溃疡、胃癌等疾病的防治具有重要意义。

另外，尚有一些其他辅助方法在临床上应用。曹洁等[167]报道口服甘露醇胃肠腔充盈法超声诊断胃癌 87 例，分期诊断正确率为 89.7%，对局部腹腔淋巴结转移的诊断正确率为 93.2%。

笔者认为，一些早中期病变能否被经腹超声检查发现，取决于患者的体型、胃腔充盈的程度、病灶的部位、大小、形态（增厚胃壁隆起的高度、凹陷的深度）等。对于源自胃窦部、胃体下段及胃体上段小弯侧的病灶，特别是结节状或息肉状的隆起性肿瘤以及边缘明显隆起的溃疡型病灶，经腹超声检查是可靠的诊断方法。胃底壁穹窿区及胃体大弯侧的病灶由于受胃壁蠕动、心脏搏动或病灶位置较深的影响，容易被经腹超声检查漏诊[168]。体型肥胖、胃腔充盈不良是造成超声显像效果不良的主要因素。

（2）胃充盈法经腹超声应用于胃癌术前诊断。如前所述，进展期胃癌的浸润范围是决定手术切除范围的关键因素之一，因此术前诊断非常重要[142]。一些浸润型胃癌（如 Borrmann Ⅲ型和Ⅳ型）多在黏膜下层深部向侧方浸润，内镜检查难以发现；凭借 X 线检查所见的壁僵硬像，可以大致推测病变浸润的范围，但需要通过变换摄影体位和角度来完成，对检查者的技术要求较高；一般性检查通常难以提供客观翔实的壁内浸润信息。比较而言，超声检查更加简便、直观，多数可确定肿瘤沿黏膜下层浸润及蔓延的情况。实时切面超声检查的特性决定了 Borrmann Ⅲ型和Ⅳ型胃癌的经腹超声诊断优于胃镜诊断[39,169]。近年来，对于明显的贲门或幽门梗阻患者或临床疑诊胃部疾病但因各种原因不能施行内镜检查者，经腹超声检查已成为常规的排查手段之一。另外，在不可切除胃癌患者保守治疗期间的疗效随访以及评价胃癌切除后有无复发转移等方面，经腹超声检查也发挥了重要作用。

虽然饮水胃充盈法经腹超声检查与 GI 的成像原理不同，但检查方法基本相似。在操作上，经腹超声检查更加简便易行，而且可反复多次检查，对人体无损害；而 GI 对人体有辐射损害，且钡剂口感较差[54,161]。在胃底、胃体及胃窦部进展期胃癌的诊断准确性方面，经腹超声检查与 GI 相当；但在局部病灶的显示上，超声更加清晰直观[161]。由于 GI 能对胃黏膜进行整体观察[54]，其对食管下段累及贲门的肿瘤以及溃疡型胃癌的观察优于超声。但是，在对胃壁内浸润以及周围器官浸润（如胰腺、肝包膜等）乃至远处转移（如肝、卵巢等）或淋巴结转移的判断上，则以超声为优。

长期以来，传统 GI 诊断胃部疾病存在三大难题[170]：①对胃幽门梗阻原因的判断。众所周知，胃幽门前区癌以浸润型癌和溃疡型癌多见，因水肿、瘢痕常造成近幽门部胃腔或（和）幽门管狭窄或梗阻，而幽门管区长期慢性炎症或（和）溃疡造成幽门管痉挛或瘢痕，亦常导致器质性或功能性的狭窄或梗阻，GI 检查对此鉴别存在一定困难。②对无明显梗阻的贲门病变的检出。③对胃良、恶性溃疡的鉴别诊断。对于这些难题，采用经腹超声检查可有效弥补 GI 的不足。

胃镜结合组织学活检和脱落细胞学检查，对进展期胃癌中的肿块型（Borrmann Ⅰ型）、局限溃疡型（Borrmann Ⅱ型）及浸润溃疡型（Borrmann Ⅲ型）诊断的敏感性可高达98％,但由于是从黏膜表面观察病变,不能显示胃癌浸润深度、胃周淋巴结转移及邻近脏器浸润情况[19],对皮革胃(Borrmann Ⅳ型胃癌)的诊断符合率较低(仅为10％左右)[171]。因为皮革胃早期胃黏膜形态学改变缺乏特异性或变化不明显,不仅易与胃炎混淆,而且内镜下活检很难取到黏膜下病变组织,所以增加了检查者识别此病的难度。活检结果假阴性的产生,不仅与肿瘤主要位于黏膜下层有关,而且与肿瘤细胞之间间隔有大量的纤维成分有关。

佘扬慧等[75]报道的6例皮革胃中有1例在4个月内共进行3次胃镜检查,取病理10次,结果均为慢性炎性细胞浸润。为了提高胃镜诊断的正确率,有作者提出多点做活检,常规至少检测10处以上,也有人建议采用大活检钳,钳取大块组织活检,但这样又增大了穿孔的风险。对于常规胃镜活检阴性而又高度怀疑皮革胃的患者,有作者建议在内镜超声引导下活检以提高诊断符合率,但此项检查对设备及技术要求较高,很难普及应用。当临床考虑皮革胃(Borrmann Ⅳ型胃癌)时,可选择气钡双重对比造影、经腹超声或多排螺旋CT检查以明确诊断。气钡双重对比造影能清楚显示胃腔的形态、大小,以及胃壁柔韧性、胃蠕动及胃黏膜形态变化情况,对皮革胃的诊断有较高的准确率。

经腹超声、多排螺旋CT对皮革胃的诊断有较高价值,比胃镜及X线钡剂造影检查更直观,不仅有助于诊断,而且能显示是否有邻近器官及腹腔淋巴结受侵转移等,有助于术前对可切除性作出准确判断。据报道,经腹超声诊断皮革胃符合率为100％,X线钡剂造影检查为62.5％,胃镜为50％。笔者认为,经腹超声可作为诊断皮革胃的首选方法。

近年,有研究者[172]采用声辐射力脉冲(acoustic radiation force impulse,ARFI)成像技术联合口服胃肠超声助显剂的方法对术前胃癌的分化程度进行初步评价。结果显示,未分化型胃癌(低分化腺癌、印戒细胞癌和黏液腺癌)的ARFI测值明显高于分化型胃癌(高分化腺癌、中分化腺癌),表明未分化型胃癌的硬度大于分化型胃癌。研究者认为,此与其相应的病理基础有关:分化型胃癌在病理构成上以癌细胞为主,分化程度较好;未分化型胃癌分化程度低,细胞成分少,纤维间质明显。因为肿瘤的硬度主要取决于间质,所以未分化型肿瘤较硬,ARFI测值较高。因此,ARFI成像技术能客观定量地评价胃癌组织的绝对弹性硬度,有助于对胃癌分化程度进行评价。

尽管经腹超声检查的患者接受程度明显高于胃镜检查[19],且对进展期胃癌的定位、定性诊断与胃镜相比无明显差异,但对早期胃癌(特别是直径在1.0 cm以下的小病灶和直径在0.5 cm以下的微小病灶)总体检出率较低,可能仅显示局部胃壁轻度增厚,难以与胃部良性病变鉴别[54]。对早期胃癌的筛查,必须依赖内镜检查。另外,由于受胃蠕动和呼吸运动影响,常规经腹超声检查在体积小、位置深的肿瘤以及膈肌下肿瘤的显像上有一定限制[35],在判断胃癌的浸润深度时也有一定局限性[173]。

总之,超声检查具有无放射性损伤、操作灵活、患者易于接受等优点,已经成为胃部疾病筛查中与内镜、GI等互补的检查方法[55]。目前,胃部疾病的超声诊断价值重新被广大临床医生认识和重视,已再次成为腹部超声检查热点之一[54]。

2.超声双重造影

超声双重造影(DCEUS)检查是在口服胃肠超声助显剂的基础上联合应用静脉超声造影对胃壁肿瘤进行检查。余秀华等[34]研究认为,通过DCEUS可以获得病变组织解剖形态及血流灌注的双重信息,了解其生物学特性,判断恶性溃疡的浸润深度、范围和转移灶,在治疗前后为胃镜检查提供补充信息。据黄品同等[36]报道,DCEUS检查能够较准确地对胃癌进行术前T分期。在超声造影声像图上,瘤体在动脉期往往先于周围组织呈现快速增强,即"正性显影";静脉期瘤体内造影剂快于周围组织廓清,即"负性显影"。因为声诺维是真正的血池超声造影剂,不会渗透到组织间质,所以这2个显影区域基本可以反映肿瘤微血管分布范围,并把肿瘤与非肿瘤组织区分开来。超声双重造影根据这2个显影区的范围进行T分期,总准确率为89.7%,其中T1、T2、T3、T4期的准确率分别为75.0%、86.2%、94.2%、83.3%,明显优于口服胃肠超声助显剂后经腹超声。

近期研究表明,通过时间-强度曲线(TIC)获得的基础强度(BI)、增强强度(EI)等参数指标,对于判断胃癌的分化程度及其与淋巴结转移的相关性具有一定临床价值。其中,BI与肿瘤分化程度相关:肿瘤分化程度越低,病灶越大,BI越低[54]。据此,可初步判断进展期胃癌的病理组织类型(胃黏液癌或非黏液癌可能)[15]。EI与胃癌淋巴结转移具有相关性:以EI>17.05 dB作为诊断标准,诊断敏感度和特异度分别为83.3%和76.0%[54]。峰值强度(PI)和EI不仅可作为鉴别胃良、恶性病变和评价微血管密度的参考指标[34],也可作为评价进展期胃癌化疗疗效的敏感、有效的指标。对化疗敏感者,化疗后PI及EI值明显降低[11]。

DCEUS检查的不足之处:胃蠕动和呼吸运动等影响DCEUS图像的采集,TIC描记有时不稳定。该检查需要的人力和设备成本较大,对仪器的要求较高,必须由2名以上医生配合操作(且需要经过一定的培训),同时要有专门的护士进行静脉造影剂注射。

3.超声内镜

超声内镜(EUS)是指将微型高频超声探头安置在内镜顶端,当内镜插入体腔后,一方面通过内镜直接观察腔内的形态改变,一方面进行实时超声扫描,以获得管道层次的组织学特征及周围临近脏器的超声图像,可进一步提高内镜和超声的双重诊断水平。

EUS能清楚显示胃壁的5层回声结构,有助于判断胃癌的浸润深度,可准确区分早期胃癌和进展期胃癌,其对早期胃癌的诊断准确率可达90%,判断癌肿与胃壁具体层次关系的正确率可达80%[174]。EUS对临床术前分期有较大帮助,但不能区别肿瘤周围的炎性浸润和肿瘤浸润,对于肿瘤周围组织和器官转移的判断不理想[173],更不能判定是否有远处转移。

胃癌的 EUS 表现

EUS 所见正常胃壁分为 5 层回声结构,与饮水胃充盈法经腹超声得到的声像图一致,由内至外依次为高回声、低回声、高回声、低回声、高回声,分别代表界面回声、黏膜层及黏膜肌层回声、黏膜下层回声、固有肌层回声和浆膜层(包括浆膜下层)回声[175]。胃癌一般表现为胃壁增厚,各回声层次结构消失或几层(或全层)被不规则低回声结构取代,伴局部或全部管壁回声层次的中断。

根据 EUS 显示的浸润深度,胃癌可分为 4 种。

①黏膜层癌:第 1、2 层增厚、不规则,第 3 层连续性好。

②黏膜下层癌:第 3 层局部变形或不规则。

③固有肌层癌:第 3 层中断(病例 19—1～病例 19—3),第 5 层光滑。

④浆膜层癌:第 5 层不规则断裂(病例 19—4),与周围分界不清。

EUS 所见胃壁 5 层回声结构中,第 4 层低回声带(固有肌层)是划分早期癌与进展期癌的分界线:早期癌不突破第 3 层;若第 4、5 层发生改变,甚至突破第 5 层,则提示进展期癌[176]。

Borrmann Ⅳb 型胃癌的 EUS 表现

Borrmann Ⅳb 型胃癌(皮革胃)具有独特的 EUS 影像特征,超声内镜对其有很强的诊断能力,确诊率达 99.2%[177]。Borrmann Ⅳb 型癌自黏膜下层至浆膜层的浸润范围超过黏膜层,尽管胃壁广泛硬化,但很少在黏膜表面形成巨大溃疡或肿块,其黏膜内癌细胞分布较少,故即使在内镜直视下反复活检也不易查到癌细胞。由于 EUS 可清晰观察胃壁各层的变化,所以能较客观地对 Borrmann Ⅳb 型胃癌做出诊断,其常见声像图表现为大部分或全胃壁弥漫性全层增厚,多在 1.0 cm 以上,尤以黏膜下层明显,回声减低,增厚的胃壁并无明显的结构紊乱,层次尚可辨认。

已有文献表明,常规 EUS 对于早期胃癌浸润深度的判断准确率不高,而对于进展期胃癌是较好的评估方法,诊断准确率在 80.0% 以上,明显优于 CT、MRI 及其他方法,对周围淋巴结转移的判断率亦较高。据国外报道[175,178],EUS 对胃癌 T 分期的诊断准确率为 71%～87.5%,敏感性为 67.9%～100%,特异性为 87.5%～100%;对 N 分期的诊断准确率为 68.6%～90.0%,敏感性为 59.5%～97.2%,特异性为 40.0%～100%。

新一代 EUS(高频微探头内镜超声,15 MHz)由于能更清晰地显示胃壁的层次结构,在评估胃癌尤其是早期胃癌的肿瘤浸润深度上有其独特的优势。据王芬等[173]报道,高频微探头内镜超声对胃癌 T 分期的诊断准确率为 88.78%,敏感性为 87.10%～100.00%,特异性为 81.25%～100.00%。尽管如此,超声内镜作为一种精细检查,现阶段仍然难以作为首选。

4.术中超声

术中超声是在手术时使用术中超声探头(5～10 MHz)直接在病变处进行超声检查的方法[55]。

胃癌的主要生物学行为之一是在胃壁内沿水平方向浸润生长,可表现为胃壁黏膜面正常或基本正常,而癌组织在黏膜下层扩散。正是这种生物学特性导致了胃癌大体边缘与实际边缘(癌细胞在胃壁内浸润的范围)的差距。人们早已认识到这种差距,并从临床病理学角度进行了研究,提出对胃癌行胃切除术时切口距肿瘤边缘至少6.0 cm 的方法,但一些胃癌手术中仍然存在胃切端癌细胞残留的情况。究其原因,主要是因为肿瘤在胃壁内水平浸润的部位定位不准,实际浸润范围超出胃癌切除范围。

术中胃肠超声检查主要应用于较大的肿瘤和发生于后壁的肿瘤,可以帮助医生了解肿瘤与相邻脏器的临界关系,了解肿瘤和周围组织的粘连程度,估计手术可切除性[55]。术中超声的开展提高了早期胃癌浸润深度的诊断正确率(可达 70%),超声确定肿瘤浸润的边缘与显微镜下肿瘤浸润的边界可达到基本一致,对手术切除断端有无癌浸润的诊断符合率达 90%[56],大大降低了胃切端癌残留的发生率,对胃癌手术治疗疗效的提高起到了积极作用。臧运金等[179]报道了 36 例胃癌(早期胃癌 5 例,进展期胃癌 31 例),术中超声检查对胃癌胃壁浸润深度的判定准确率为 97.22%,对肿瘤侧方浸润范围的判定准确率为 88.24%。

5.胃肠肿瘤超声引导下穿刺活检

手术活检、内镜活检和影像学(如 CT、超声)引导穿刺活检是临床获取病变组织的有效方法。但是,手术活检创伤和风险较大,费用较高。内镜活检是获取消化道黏膜肿物组织最常用、最有效的方法,但对于内镜无法到达的部位以及黏膜下肿物或外生型肿物,内镜活检的应用价值有限。CT 引导胃肠道病变穿刺活检不是常规诊断手段,可能存在出血、胃肠道穿孔、脓肿形成等风险,仅可应用于内镜不能活检或无法有效取得病变组织的少数病例。

超声检查可直观显示胃肠壁全层病变,尤其是黏膜下肿物和外生型肿物,且可有效评估病变浸润的深度及其周围情况,还可实时动态评估胃肠道的蠕动性及弹性。对于内镜不能到达或取材失败的患者,超声引导活检可作为内镜活检的有效补充手段。超声引导活检可对胃肠壁全层穿刺,保证取材充分,便于病理诊断,尤其适用于黏膜下肿物、外生型肿物及胃肠壁全层病变,而且较为安全、可靠。

覃斯等[180]报道一组 30 例胃肠道病变患者的超声引导下穿刺活检结果,标本取材满意 29 例,目标病灶穿刺成功率为 96.67%。穿刺后随访 18 个月,所有患者均未出现穿刺相关并发症。

✚ 典型病例

—— 病例 19-1 ——

胃窦部后壁肿块型胃癌（Borrmann Ⅰ型）

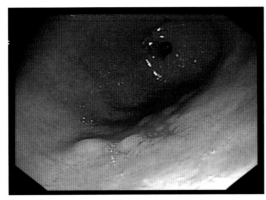

（a）

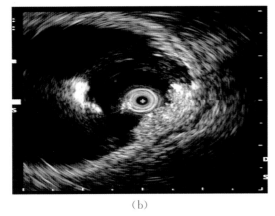

（b）

患者女,51岁,胃部胀痛不适2月余。

内镜下（a）所见:胃窦部大弯侧后壁可见一结节状不规则性隆起,表面不平,境界可见。

超声声像图（b）所见:局部胃壁增厚并向胃腔内隆起,呈一不均质性中低回声团块,其第1~4层结构回声消失,管壁最外层（浆膜层）高回声线连续性好,病区与邻近正常胃壁及周围组织分界清晰。

超声内镜诊断:胃窦部大弯侧后壁结节状隆起。结合临床,考虑肿块型胃癌（Borrmann Ⅰ型）可能,病变侵及固有肌层。

活检病理诊断:腺癌。

—— 病例 19－2 ——

胃窦前壁局限溃疡型胃癌（Borrmann Ⅱ型）

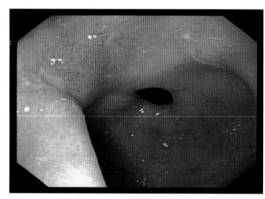

(a)

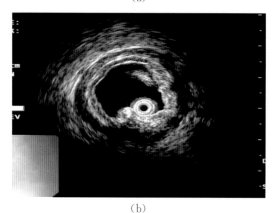

(b)

患者男，62岁，上腹疼痛不适伴有纳差月余。

内镜下（a）所见：胃窦前壁表面可见较大凹陷，边缘隆起，形成矮堤状，境界可见。

超声声像图（b）所见：局部胃壁增厚并向胃腔内隆起，呈不均质性中低回声伴中央凹陷，其第1～4层结构回声基本消失，管壁最外层（浆膜层）高回声线连续性好，病区与邻近正常胃壁及周围组织分界清晰。

超声内镜诊断：胃窦前壁局限性增厚并溃疡。结合临床，考虑局限溃疡型胃癌（Borrmann Ⅱ型）可能，病变侵及固有肌层。

活检病理诊断：腺癌。

—— 病例 19—3 ——

胃窦浸润型胃癌(Borrmann Ⅳ型)

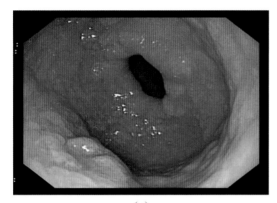

(a)

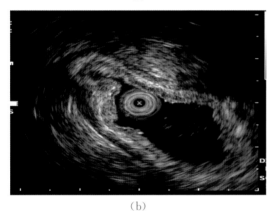

(b)

患者女,63 岁,食欲减退、纳差、腹胀 3 月余,慢性胃病史 10 余年。

内镜下(a)所见:胃窦部黏膜肥厚,表面苍白、高低不平并呈大小不等的斑块或结节状改变。

超声声像图(b)所见:胃壁节段性非均匀性增厚,呈不均质性中低回声,其第 1～4 层结构回声消失,管壁最外层(浆膜层)高回声线连续性好,与周围组织分界清晰。

超声内镜诊断:胃窦壁节段性增厚。结合临床,考虑浸润型胃癌(Borrmann Ⅳ型)可能,病变侵及固有肌层。

活检病理诊断:腺癌。

—— 病例 19—4 ——

胃角浸润溃疡型胃癌（Borrmann Ⅲ型）

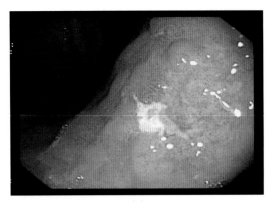

(a)

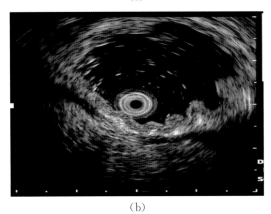

(b)

患者男，66岁，胃部疼痛不适、食欲减退伴渐进性消瘦2月余。

内镜下(a)所见：胃角部见不规则形凹陷，底部凹凸不平，有不均匀性白苔附着，环堤不十分明显，与周围正常黏膜分界不清。

超声声像图(b)所见：胃角部胃壁节段性增厚并向胃腔内轻微隆起，呈不均质性中低回声伴火山口样小型凹陷，其第1～5层结构回声消失，管壁最外层（浆膜层）高回声线连续性差，病区与邻近正常胃壁分界欠清，但与周围组织分界尚清晰。

超声内镜诊断：胃角部胃壁节段性增厚并溃疡。结合临床，考虑浸润溃疡型胃癌（Borrmann Ⅲ型）可能，病变侵及浆膜层。

活检病理诊断：腺癌。

第 20 章
胃癌的超声鉴别诊断

应用经腹超声诊断胃癌应与胃良性溃疡、增生性胃息肉、胃间叶源性肿瘤、胃淋巴瘤、胃异位胰腺、胃炎致胃黏膜局限性水肿以及其他原因导致的胃黏膜皱襞增厚、胃结核和胃周围类似淋巴结增大的异常血管结构等诸多疾病鉴别。

一、胃良性溃疡

胃良性溃疡即慢性消化性溃疡合并周围组织增生。慢性消化性溃疡大多数表现为局部胃壁轻度增厚伴中心胃壁凹陷,胃壁平均厚度为(8.66±2.87)mm[34]。由于溃疡周围的胃壁增厚是由黏膜水肿引起的,因此多可见清晰的胃壁分层结构回声[25]。少数慢性消化性溃疡可表现为胃壁局限性增厚,中心区分布有火山口样溃疡,增厚区胃壁回声层次消失且显示为低回声,可能为溃疡周围胃壁炎症瘢痕化所致,此与局限溃疡型胃癌(Borrmann Ⅱ型)表现相似,有时很难鉴别。

恶性溃疡(癌性溃疡)表现为局部胃壁明显增厚或伴有广泛的胃壁增厚[(13.98±3.63)~(20.83±3.69)mm][34]。有报道指出,恶性溃疡浸润黏膜下层时,断端常表现为穿凿样或显示基底不平整,边界模糊,基底平面明显超出胃壁隆起高度;而良性溃疡所致的断面多数呈鼠尾样逐渐变细或显示基底平整,边界清楚,基底平面与胃壁隆起高度一致(病例20-1~病例20-3)。胃良性溃疡与恶性溃疡的超声鉴别点见表20-1。

表 20-1 良性溃疡与恶性溃疡的超声鉴别点[28]

鉴别内容	良性溃疡	恶性溃疡
1.溃疡大小	<2.0 cm者占50%,平均深度≥0.7 cm	≥2.0 cm者多见,平均深度<0.7 cm
2.溃疡形状	半圆形或"V"形(介于火山口样与弹坑样之间),凹陷壁光滑,口、底基本一致	火山口样或弹坑样多见,凹陷壁不规则,口小、底大
3.溃疡基底	平整,回声增高,边界清楚,基底平面与胃壁隆起高度一致	不平整,回声低,边界模糊,基底平面明显超出胃壁隆起高度
4.溃疡边界	清楚、规则	不规则,潜在性低回声
5.溃疡内部回声	无回声或少许斑点状高回声	多为斑点状高回声或混杂性回声

续表

鉴别内容	良性溃疡	恶性溃疡
6.周围隆起坡度	坡度大,如城墙样	坡度小,如堤坡状
7.溃疡周围黏膜	聚集征多见,多峰突起少见,单峰突起多见	聚集征少见,多峰突起多见,单峰突起少见
8.溃疡区胃壁厚度	多数<1.0 cm	多数>1.3 cm
9.胃壁增厚范围	多数<5.0 cm	多数>5.0 cm
10.胃壁增厚层次	多见黏膜层、黏膜下层增厚或中断	多见肌层或浆膜层增厚或中断
11.增厚胃壁回声特点	多为均匀性低回声	多为不均匀性低回声
12.增厚胃壁蠕动情况	多数正常,少数减弱或消失	多数减弱或消失
13.胃周淋巴结增大	少见,直径<0.8 cm者居多,无融合	多见,直径>0.8 cm者居多,有融合
14.腹水或远处转移	无	可见
15.保守治疗后随访	可见愈合	多数不愈合

二、增生性胃息肉

肿块型胃癌(Borrmann Ⅰ型)应考虑与增生性胃息肉相鉴别(鉴别点见表20—2)。通常情况下,经腹超声检查所见增生性胃息肉小于2.0 cm,而肿块型胃癌多数大于2.0 cm。当增生性胃息肉大于2.0 cm时,单凭超声声像图可能难以鉴别。

表20—2　增生性胃息肉与肿块型胃癌的超声鉴别点

鉴别内容	增生性胃息肉	肿块型胃癌
1.大小	多数<2.0 cm	多数≥2.0 cm,<2.0 cm者与增生性或腺瘤样息肉鉴别困难
2.数目	单个多见,可为多个	单个
3.基底	窄	宽,不光滑
4.顶部	光滑或稍粗糙	菜花样
5.胃壁回声层次	正常或稍增厚,回声层次清楚	增厚,回声层次不清或黏膜下层、肌层中断
6.胃壁蠕动	正常	减弱或消失
7.临床症状	多数无特殊症状	可有腹胀、腹痛等症状

三、胃间叶源性肿瘤

胃间叶源性肿瘤(如间质瘤、平滑肌类肿瘤、脂肪性肿瘤等)来源于黏膜下层、肌层或浆膜层,具有膨胀性生长但极少向周围浸润且罕见有淋巴结转移的特性。目前,超声检查可以较为准确地鉴别弥漫浸润型胃癌与胃间叶源性肿瘤[181]。但是,对于较为局限的胃癌(特别是肿块型胃癌),有时需要考虑其与腔内型或壁间型胃间质瘤的鉴别[182]。

胃间叶源性肿瘤均以肿块为主要表现形式。肿块较小时,形态规则,呈圆形或类圆形;肿块表面可见 1~3 层胃壁回声结构,典型者显示桥层征(病例 20-4),内部回声均匀。肿块较大时,形态不规则,表面分叶状,内部回声不均匀,多数合并囊性无回声(病例 20-5)。除非肿块巨大,通常不合并周缘胃壁增厚。当并发溃疡时,超声表现具有特征性,基本征象为胃黏膜下单发膨胀性团块并缺口,所见溃疡位置特殊,仅见于腔内型(病例 20-6)或骑跨型团块向胃腔隆起区域的头端近中部或顶部(中心)区,而尾端很少发生[29]。

笔者认为,胃癌与胃间叶源性肿瘤最具鉴别意义的征象是肿块周围区胃壁浸润的情况:肿块型胃癌在肿块较小时即出现邻近胃壁的增厚,具有明显的癌性浸润征象;而胃间叶源性肿瘤即使肿块很大,邻近的胃壁多数也无明显增厚(病例 20-7)。

四、胃淋巴瘤或黏膜相关淋巴组织淋巴瘤

原发性胃淋巴瘤(primary gastric lymphoma,PGL)是原发于胃黏膜固有层和黏膜下层淋巴组织(弥漫性大 B 细胞)的恶性肿瘤,常呈多发或弥漫性改变,居胃部恶性肿瘤第二位,发病率仅次于胃癌[183]。临床上以中老年人多见,男性略多于女性,主要特征有:①病变范围大,常累及 1 个以上的区域,且范围超过胃周径的 50%。②胃壁显著增厚且平行于器官长轴发展,但仍保持一定扩张能力及柔软性。

PGL 超声声像图一般分为 4 型,即浸润型、溃疡型、多发结节型和肿块型[184],往往多种类型混合存在,但以多发结节型多见。临床极易将 PGL 误诊为胃癌。据报道,术前影像学及胃镜检查将 PGL 误诊为胃癌的概率为 75.0%[185]。误诊原因包括:①临床表现相似,均有上腹部疼痛、食欲减退、消瘦等症状。②胃镜下两者形态学表现相似。③PGL 的 CT 表现为胃壁弥漫性增厚,增强扫描呈持续性强化,与胃癌有较多重叠征象[186]。

超声诊断弥漫浸润型胃癌(Borrmann Ⅳb 型)必须考虑与 PGL 引起的胃壁增厚鉴别。与胃癌相比,PGL 造成的胃壁增厚与邻近器官及组织之间有较清楚的分界。采用饮水胃充盈法经腹超声检查,若发现以下情况,应首先考虑 PGL 可能:①胃壁增厚程度大于 1.5 cm,病变范围大于 5.0 cm,胃壁增厚限于黏膜层和黏膜下层(以第 2、3 层回声异常为主),而肌层和浆膜层连续完整(尤其是溃疡型 PGL)[184]。②早期发现腹膜后淋巴结肿大,特别是肾静脉水平以下淋巴结肿大(与胃癌相比,多而大),而不伴胃周淋巴结增大(胃癌罕见此情况)。③患者全身情况较好,没有恶病质现象。当胃癌患者出现胃蒂水平以下淋巴结转移时,多有明显的胃周淋巴结肿大。

胃黏膜相关淋巴组织(mucosa-associated lymphoid tissue,MALT)淋巴瘤起始于幽门螺杆菌感染引起的胃炎以及由此引发的 T 淋巴细胞和 B 淋巴细胞的免疫反应。幽门螺杆菌感染激活的 T 淋巴细胞促使 B 淋巴细胞增生,最终导致其基因异常并发展至具有浸润性肿瘤的特性[187]。MALT 淋巴瘤一般位于胃窦,单发病灶居多

（占 66% 以上），少数为多发，其超声声像图表现（病例 20－8）与原发性局限型胃淋巴瘤类似。

新近研究表明[188,189]，能谱 CT 定量参数在区分不同组织类型肿瘤方面具有广阔的应用前景，能够客观地反映 PGL 和胃癌的组织细胞学特征和血流动力学变化，可用于鉴别诊断胃癌和 PGL，具有一定临床实用价值。

五、胃异位胰腺（胃副胰）

异位胰腺（heterotopic pancreas，HP）是指正常胰腺位置以外的孤立性迷走胰腺组织，与正常胰腺之间无任何解剖、导管或血管联系，常见发病部位为胃、十二指肠和空肠上段[190,191]。上消化道 HP 好发于 40 岁以上人群，通常位于黏膜下层，多见于胃窦。

胃异位胰腺（胃副胰）位于胃壁黏膜下或固有肌层内，多数表现为孤立存在、位于黏膜下层、呈扁平丘状或橄榄样、直径小于 3.0 cm 的实性结节（病例 20－9），大于 4.0 cm 者极少见；临床以中年男性多见，好发于胃窦、幽门前区或胃体下段大弯侧后壁 6.0 cm 的范围内，很少发生于胃体小弯侧，发生于胃底者更为少见[192]。由于其不呈膨胀性生长，多无明显包膜回声，常导致分布区胃壁局部增厚呈丘陵状，即病灶基底宽广而顶部高耸（宽高比≥1.5），丘底边缘区与正常胃壁分界欠清并形成钝角（平均≥140°），丘顶正中区（黏膜面）有时见浅凹陷，近底部（浆膜层）相对较平坦，内多呈均匀的粗颗粒状中等回声，部分可见短管状结构（导管）或灶性低回声（常为炎症因素所致），偶可见囊性区。CDFI 检测副胰结节多可见一支规律性分布（由主干到分支）的搏动性血流信号（类似副脾的血流状态）[192]。

肿块型胃癌（Borrmann Ⅰ型）应考虑与向胃腔内凸出的胃副胰相鉴别。肿块型胃癌起自胃黏膜上皮细胞，好发于胃底及贲门部，其次为胃体小弯侧，基本病理特点是肿瘤细胞自黏膜面向深层浸润并向腔内突出生长形成类似息肉样的实性肿块，大小多在 3.0 cm 以上，无明显蒂部，基底较宽，表面粗糙不平。当侵及浆膜层时，可向壁外生长，常与周围脏器粘连或发生淋巴结转移。超声检查可见向胃腔内突出的非均匀性低回声肿块，部分肿块黏膜面有时显示浅而大的溃疡，即使肿块较小，亦常伴随附着处胃壁的局限性增厚、回声层次消失，稍大肿块可能伴有胃网膜增厚、淋巴结肿大及远处转移、腹水等征象。当癌肿发生于胃窦部时，可能引起幽门梗阻。

六、胃炎致胃黏膜局限性水肿

胃炎致胃黏膜局限性水肿的超声表现为黏膜层（黏膜面与黏膜肌层）增厚，呈现低回声隆起，但表面平整，胃壁各层结构清晰，蠕动正常或稍减弱，借此可与局限浸润型胃癌（Borrmann Ⅳa 型）鉴别。

七、其他原因导致的胃黏膜皱襞增厚

浸润型胃癌（Borrmann Ⅳ 型）有时需与其他原因导致的胃黏膜皱襞增厚鉴别。

多条相邻的黏膜皱襞明显隆起时，短轴切面可形成类似消化性或肿瘤性溃疡征象（病例 20－10），需要通过变换探头扫查角度，采用不同切面、连续动态观察胃壁蠕动等方法加以鉴别。

浸润型胃癌不仅显示胃壁增厚、回声层次不清，而且多可见黏膜层或（和）浆膜层连续性中断以及累及胃壁全层的结节状回声。其他原因导致的胃黏膜皱襞增厚通常不合并胃壁结构的破坏。

八、胃结核

胃结核是人体各器官结核感染中最罕见的一种，多继发于肺结核、结核性腹膜炎、骨结核、肠结核，原发性胃结核少见。在欠发达地区，经济条件差的人群中胃结核发病率稍高。近年来，人类免疫缺陷病毒（human immunodeficiency virus，HIV）感染的结核患者中结核病的发病率增高，HIV 感染的结核患者中约 50％伴有肺外结核（包括胃结核），而非 HIV 感染的结核患者中仅 10％～15％患有肺外结核。在晚期结核患者中，肠结核患者颇多，而胃结核患者较少，可能与胃黏膜较完整、胃壁的淋巴滤泡较少、胃的排空快、咽下的结核分枝杆菌在胃内存留的时间短等因素有关。胃结核多见于 20～40 岁青壮年，女性多于男性，多数发生于幽门和幽门前区小弯侧部位，少数发生于胃体或大弯侧。

根据大体病理形态，可以将胃结核分为 4 型：溃疡型、肿块型、粟粒结节型、炎症增殖型（弥漫浸润型）。其中，以溃疡型最为常见，约占 80％。

（1）溃疡型：可单发或多发，多数浅而小，少数较大，边缘不规则，深达肌层和浆膜层，可形成穿透性溃疡或瘘管，但急性穿孔少见。少数患者溃疡可侵犯较大血管引起大出血。溃疡瘢痕形成可导致幽门梗阻。

（2）肿块型：由病区炎症性肥厚或增生造成，亦可因病区与周围脏器粘连导致，表现为形态不规则的结节或团块。幽门部病变易致梗阻。

（3）粟粒结节型：全身粟粒型结核的一部分，胃壁各层可见散在粟粒结节。

（4）炎症增殖型（弥漫浸润型）：病变常累及胃壁各层，故胃壁增厚，黏膜呈息肉样增生。此型胃结核的另外一个特征是病变胃壁附近的淋巴结常有肿大及干酪样坏死。病理组织学检查可见典型的干酪样肉芽肿，常位于黏膜和黏膜下层，很少累及肌层。组织切片抗酸染色可发现抗酸杆菌。

胃结核无特异性临床表现，影像学检查和胃镜检查均无特异性征象，因此临床诊断相当困难，常被误诊为胃溃疡、胃癌、克罗恩病等。

沈理等[54]总结了胃结核的超声声像图表现：①胃壁局限性增厚、隆起，形成梭形

肿块，酷似胃部肿瘤。②肿块表面易形成凹陷性溃疡，并覆以炎性坏死渗出物所形成的高回声斑。③胃周围多个淋巴结因反应性增生而肿大。由此可见，仅凭超声声像图表现难以鉴别胃结核与胃溃疡及胃癌。

有学者认为，临床上若发现胃部病变发生于年轻人，且对正规抗溃疡药物治疗无效，则伴有下列情况时应考虑胃结核：①同时存在其他部位的结核病变。②无其他脏器结核，但结核菌素试验结果为强阳性。③可触及腹部肿块。④影像学检查显示瘘管或窦道。⑤胃和十二指肠同时受累且病变连续，十二指肠球部常呈畸形狭窄[193]。

如何减少对胃结核患者的误诊并避免不必要的手术，是临床、影像学检查和胃镜检查等面临的难题。目前认为组织学和细菌学检查是胃结核唯一的确诊方法。高度怀疑胃结核时，可慎重考虑试验性抗结核治疗。若治疗有效，可证实诊断。

九、胃周围类似淋巴结增大的异常血管结构

一些进展期弥漫浸润型胃癌可造成胃周围动、静脉血管增多、迂曲、扩张，超声切面图显示为散在或呈串珠样排列的类圆形无回声或低回声结构，分布于胃壁周围，形态酷似增大的淋巴结（病例 20－11）。利用 CDFI 检测，若内部显示为典型动脉或静脉性血流信号，即可顺利与增大淋巴结鉴别。

✚ 典型病例

—— 病例 20-1 ——

胃体与胃窦交界处(胃角部)消化性溃疡

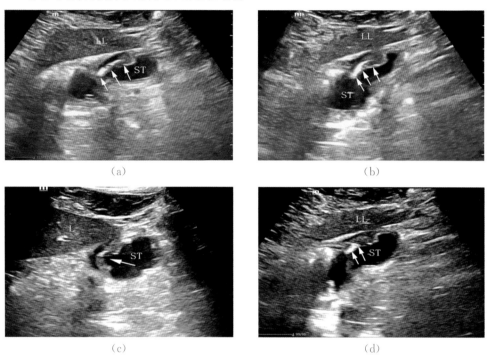

(a)　　　　　　　　　　　　(b)

(c)　　　　　　　　　　　　(d)

ST—胃腔;LL—肝左叶;L—肝。

患者男,73 岁,胃部疼痛不适并反酸 10 余天,饮酒后加重。

饮水胃充盈后,半坐位及仰卧位,常规腹部超声探头检查,取胃体下段—胃窦部长轴切面(a,b,d)、短轴切面(c)图像示:胃体下段与胃窦交界处前壁局限性增厚并向胃腔内轻微隆起(长度约 4.0 cm,最厚处为 1.4 cm),回声层次不清,以低回声为主,中心区黏膜层连续性中断,可见一半月形浅凹陷(↖),大小为 2.5 cm×0.8 cm,边界清晰,底部呈鼠尾样逐渐变细并伸入肌层(b,d),浆膜层连续性尚好,增厚胃壁基底缘与健胃界限清楚并形成接近 90°的角。连续动态观察可见增厚区胃壁蠕动稍减弱。

超声诊断:胃体下段与胃窦交界处前壁局限性增厚并溃疡征象。结合临床,考虑消化性溃疡可能性大,局限溃疡型胃癌(Borrmann Ⅱ型)待除外。

胃镜检查示:胃体下段与胃窦交界处前壁溃疡。活检病理检查未发现癌细胞。

临床对症治疗 1 月后行超声复查,原所见胃壁增厚范围明显缩小,溃疡缩小。

—— 病例 20—2 ——

胃窦小弯侧前壁消化性溃疡

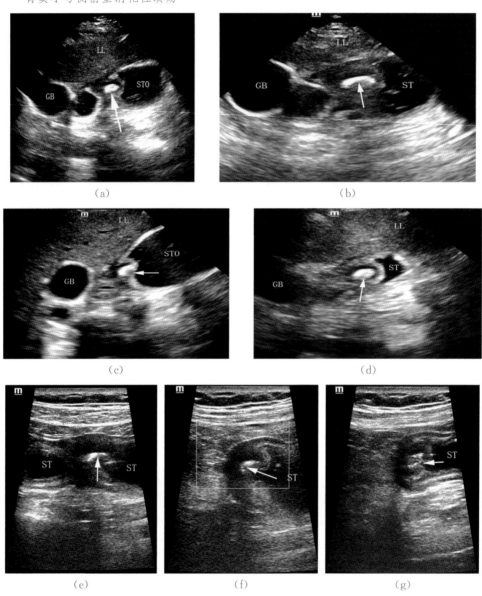

（a）　　　　　　　　　　　　　　　（b）

（c）　　　　　　　　　　　　　　　（d）

（e）　　　　　　　（f）　　　　　　　（g）

STO/ST—胃腔；LL—肝左叶；GB—胆囊。

患者男，76 岁，胃胀、胃痛半月余，多于餐后半小时出现，持续 1 小时左右缓解。

饮水胃充盈后，半坐位，扇扫探头检查，取胃体下段及胃窦部长轴切面（a，b，其中 b 为长轴切面放大像）、短轴切面（c）、斜切面（d）图像示：胃窦小弯侧前壁局限性增厚并向胃腔内隆起（长度约 2.7 cm，最厚处为 1.3 cm），回声层次不清，以低回声为主，中心区黏膜层连续性中断，可见一半月形凹陷（↑），大小为 1.2 cm×0.5 cm，底部深达肌层，内呈平滑均匀的强回声，浆膜层连续性尚好，增厚胃壁基底缘与健胃界限清楚并形成锐角。连续动态观察可见增厚区胃壁有轻微蠕动波通过。高频超声探头(5～11 MHz)检查,取胃体下段及胃窦部长轴切面(e)、短轴切面(f,g)示:胃壁增厚区回声层次不清,以低回声为主,黏膜层连续性中断,可见一浅弧状凹陷(↑),深达肌层,底部呈鼠尾样逐渐变细并伸入肌层(←),浆膜层连续性好,周围健胃结构回声层次清楚。

超声诊断:胃窦前壁小弯侧局限性增厚并溃疡征象。结合临床,考虑消化性溃疡可能性大,局限溃疡型胃癌(Borrmann Ⅱ型)待除外。

胃镜检查示:胃窦前壁溃疡。活检病理检查未发现癌细胞。

—— 病例 20-3 ——

胃窦大弯侧后壁消化性溃疡

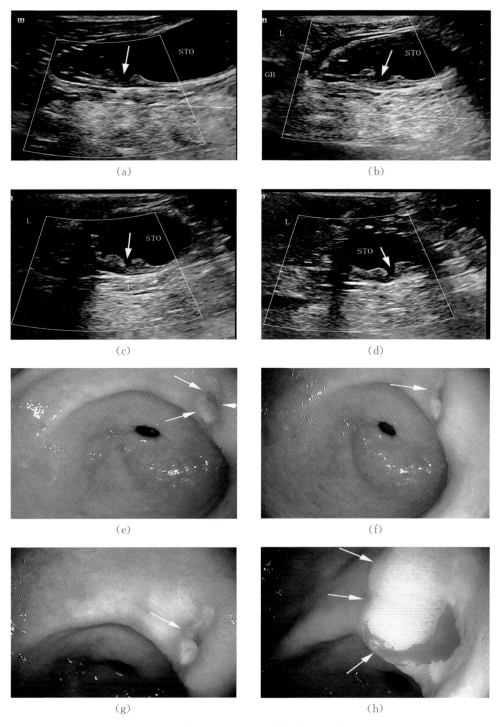

STO—胃腔；L—肝；P—胰腺；GB—胆囊。

　　患者女,62 岁,上腹部(剑突至脐之间)节律性疼痛 3 周余,疼痛发生于餐后 2 h 内,持续 1～2 h,在下次进餐前消失,尤以早餐后疼痛为剧。

　　饮水胃充盈后,半坐位及仰卧位,常规腹部超声探头检查,取胃体下段—胃窦部长轴切面(a,b)、短轴切面(c,d)图像示:胃窦部大弯侧后壁局限性增厚并向胃腔内轻微隆起(长度约 2.5 cm,最厚处为 0.8 cm),回声层次清晰,中心区黏膜层连续性中断,可见一弹坑样凹陷(↓),大小为 1.0 cm×0.7 cm,表面尚平滑,底部呈无回声,如鼠尾样逐渐变细并伸入黏膜下层(c,d),浆膜层连续性尚好,增厚胃壁边缘与健胃界限清楚,一侧形成接近 90°的角。连续动态观察可见增厚区胃壁蠕动无明显减弱。

　　超声诊断:胃窦后壁局限性增厚并溃疡征象。结合临床,考虑消化性溃疡可能性大。

　　胃镜检查(e～g)示:胃窦后壁溃疡(↓),上覆白苔,边缘隆起增生(h)。活检病理检查未发现癌细胞。

　　临床对症治疗 3 周后行超声复查,原所见病灶范围明显缩小。

—— 病例 20—4 ——

胃体后壁间质瘤（骑跨型）

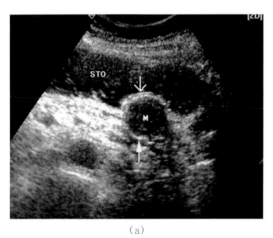

（a）

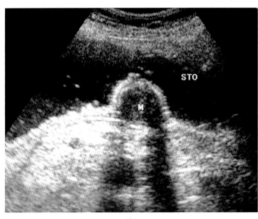

（b）

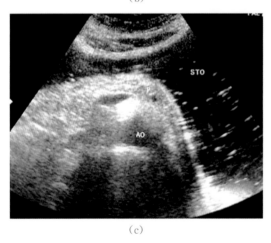

（c）

STO—胃腔；P—胰腺；M—肿块；AO—腹主动脉。

患者女，60岁，体检时发现。

饮水胃充盈后，半坐位，常规腹部超声探头检查，取胃体短轴切面（a）、长轴切面（b）及胰腺长轴切面（c）图像示：（a）胃体后壁可见一源于肌层的实性结节，大小为2.7 cm×2.5 cm，边界清楚，形态规则、呈类圆形，内部为均匀性低回声，其明显向壁内、外突出，前后缘胃壁结构被托起呈拱桥状，内腔面显示有3层回声被覆（黏膜表层、黏膜肌层与黏膜下层），层次清晰，连续完好，呈典型桥层征（↓）；外缘见浆膜层被覆（↑），连续性好，与周围分界清晰。（b）结节形态规则，内部回声均匀，以向胃腔方向突出为主，覆盖面胃黏膜连续性好。（c）胰腺大小、形态及回声正常。

超声诊断：胃体后壁肌层内实性结节（骑跨型）。结合临床，考虑胃间叶源性肿瘤（间质瘤或平滑肌类肿瘤?）可能。

胃镜诊断：胃体后壁黏膜下隆起。

术后病理免疫组化诊断：胃低度危险性间质瘤。

---- 病例 20—5 ----

胃底巨大间质瘤(腔内型)并黏膜面小型溃疡

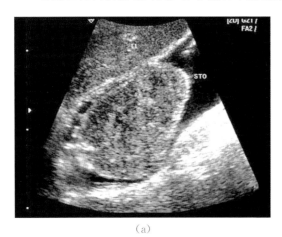

(a)

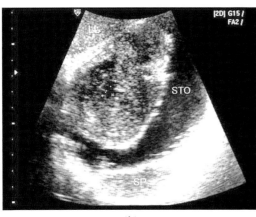

(b)

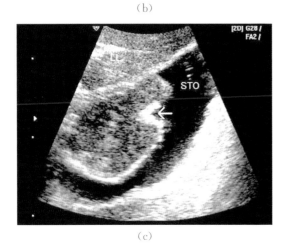

(c)

STO—胃腔;LL—肝左叶;SP—脾。

患者女,56 岁,平素无症状,体检时发现。

饮水胃充盈后,仰卧位,常规腹部超声探头检查,取贲门—胃底纵切面(a)及斜切面(b,c)图像示:(a)胃腔充盈良好,胃底部腔内可见一巨大实性团块,大小为 10.0 cm×5.0 cm,境界清楚,边缘粗糙,基底宽(外径约 3.0 cm,源于胃壁肌层),形态不规则,似芒果样,内部回声不均匀,以中等回声为主,兼有多处斑片状低回声及小囊状无回声区。肿块与正常胃壁界限分明,周围胃壁未见增厚。不同切面观察示:(b)肿块形态不规则,基底宽,黏膜面粗糙不平、局部不连续,内部回声不均匀,以实性中等回声为主,兼有斑片状低回声及少许囊性无回声区。(c)肿块黏膜覆盖区局部连续性中断,显示一火山口样凹陷(←),大小为 1.6 cm×1.2 cm,凹陷底部深及肿块之内,表面粗糙不平,呈"V"形强回声。

超声诊断:胃底部巨大实性占位(腔内型,基底宽,源于胃壁肌层)并轻微囊性变及黏膜面溃疡,考虑胃间叶源性肿瘤(高度危险性间质瘤?)可能。

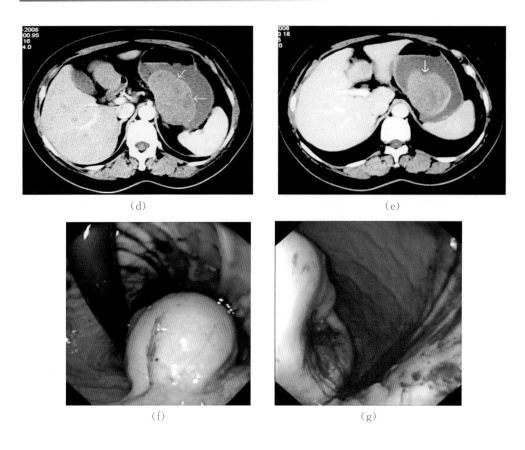

（d）　　　　　　　　　　　　　　（e）

（f）　　　　　　　　　　　　　　（g）

多排螺旋 CT 检查，平扫（d）示：胃腔近小弯侧有一大小为 8.0 cm×5.0 cm×7.0 cm 的软组织肿块（箭头所指），形态不规则，表面凹凸不平，内部密度不均。增强扫描（e）示：肿块轻度强化，密度不均，内见偏心性低密度区，表面见溃疡（↓）。

CT 诊断：胃底部腔内型实性肿块并黏膜覆盖区溃疡，考虑黏膜下肿瘤（间质瘤或平滑肌类肿瘤）可能。

胃镜检查示：（f）胃体黏膜皱襞正常，胃底体及部分胃体后壁见一肿块样黏膜下隆起，大小约 5.0 cm×6.0 cm，质地硬。（g）肿块表面深凹溃疡形成。

胃镜诊断：胃底体交界处间质瘤并发溃疡？

手术所见：肿瘤位于胃底部，隆起型，突向胃腔。

病理免疫组化诊断：高度危险性间质瘤伴有坏死及溃疡。

——**病例 20—6**——

胃底间质瘤（腔内型）并黏膜面大溃疡

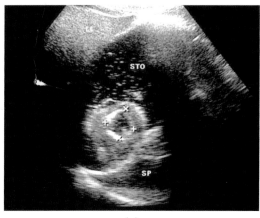

（a）

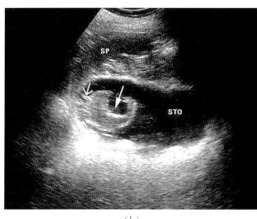

（b）

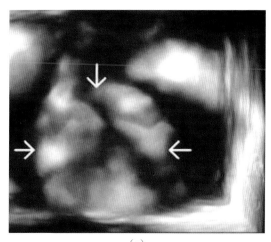

（c）

LL—肝左叶；STO—胃腔；SP—脾。

患者女，60 岁，左上腹疼痛 1 月，黑便 1 周。

饮水胃充盈后，仰卧右前斜位，常规腹部超声探头检查，取胃底斜切面（a）、纵切面 b）图像示：（a）胃底穹隆部大弯侧胃腔内见一位置固定、基底稍宽的囊实性团块，大小为 5.1 cm×6.2 cm，边界清楚，边缘粗糙，形态欠规则，内部回声不均匀，以实性中等回声为主，近中心部可见一大小为 2.5 cm×2.6 cm 的囊性区，囊内回声杂乱，无回声与点絮状强回声夹杂。（b）团块主体突入胃腔，基底较宽（短↙），源于胃壁肌层，境界清楚，边缘与胃壁呈锐角，形态不规则，表面见桥层征，黏膜被覆区见弹坑样深大凹陷（长↙）。

饮水胃充盈后，仰卧右前斜位，腹部三维容积超声探头检查（实时表面成像，c）示：团块表面不规则（箭头所指），呈现"入"字形裂痕。

超声诊断：胃底大弯侧实性占位（腔内型，宽基底，源于胃壁肌层）并黏膜覆盖区深大溃疡，考虑黏膜下肿瘤（间质瘤或平滑肌类肿瘤）可能。

胃镜诊断：胃体间质瘤？

术后病理免疫组化诊断：中度至高度危险性间质瘤并局部坏死及黏膜面溃疡。

—— **病例 20—7** ——

胃底部低度危险性间质瘤（腔内型）

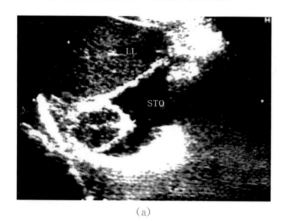

(a)

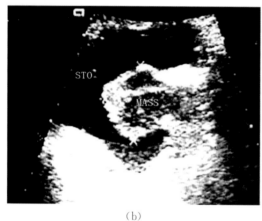

(b)

LL—肝左叶；MASS—肿块；STO—胃腔。

患者女，51 岁，上腹闷胀月余。

饮水胃充盈后，平卧位，常规腹部超声探头检查，取胃底斜切面图像示：(a)胃底部腔内见一实性团块，大小为 4.7 cm×3.8 cm，边界清晰，形态不规则，似核桃状，基底部稍宽，表面（胃腔面）不光滑，隐约可见桥层征（被黏膜表层、黏膜肌层及黏膜下层覆盖），黏膜面高回声层粗糙不平，但连续性未见中断，内部回声不均匀，以低回声为主，兼有一水平分布的条带状高回声，基底所在区胃壁回声层次不清。该团块边缘与正常胃壁形成锐角且分界清楚。

饮水胃充盈后，仰卧右前斜位，常规腹部超声探头检查，沿团块基底部扫查并将图像放大观察(b)示：团块源自胃壁肌层，基底处浆膜层连续性未见中断。

超声诊断：胃底部腔内型实性占位。结合临床，考虑胃壁肌层来源间叶源性肿瘤（间质瘤或平滑肌类肿瘤 ?）可能。

胃镜诊断：胃底部黏膜下肿瘤（腔内型）。

术后病理诊断：胃底壁低度危险性间质瘤。

—— 病例 20—8 ——

胃体下段小弯侧胃黏膜相关淋巴组织淋巴瘤(MALT 淋巴瘤)

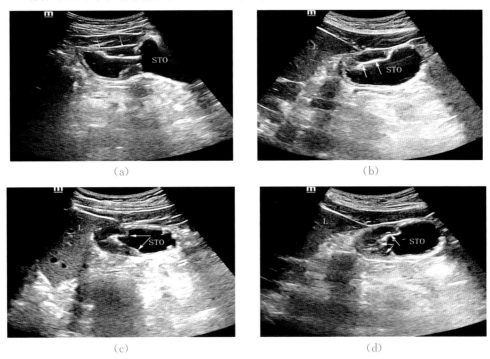

(a)

(b)

(c)

(d)

STO—胃腔;L—肝。

患者男,47 岁,平时无明显症状,体检时发现。

饮水胃充盈后,仰卧位及半坐位,使用常规腹部超声探头检查,取胃体长轴切面(a)、短轴切面(b~d)图像示:胃体下段小弯侧胃壁节段性非均匀性增厚(↑),长度约 4.1 cm,最厚处为 1.1 cm,回声层次不清,黏膜面呈粗糙的高回声,未见明显中断或凹陷,黏膜肌层、黏膜下层、肌层呈不均匀性低回声,局部见少许极低回声区,浆膜层连续性尚好,其与正常胃壁分界尚清。连续动态观察可见该区胃壁有轻微蠕动波通过。

超声诊断:胃体下段小弯侧节段性非均匀性增厚。结合临床,考虑局限浸润型占位(Borrmann Ⅳa 型)可能,胃黏膜相关淋巴组织淋巴瘤(MALT 淋巴瘤)或其他少见类型病变(如胃副胰、肉芽肿等)待除外。

胃镜检查:胃体下段胃角部黏膜粗糙,可见 2 处小型溃疡,大小分别为 0.8 cm×0.5 cm、0.6 cm×0.5 cm,周边黏膜充血水肿。

胃镜诊断:考虑 MALT 淋巴瘤可能。

活检病理检查未发现癌细胞。

经多方检查确诊为 MALT 淋巴瘤。

根除幽门螺杆菌治疗 6 个月、1 年后复查,可见肿瘤明显缩小。

—— 病例 20—9 ——

胃窦异位胰腺

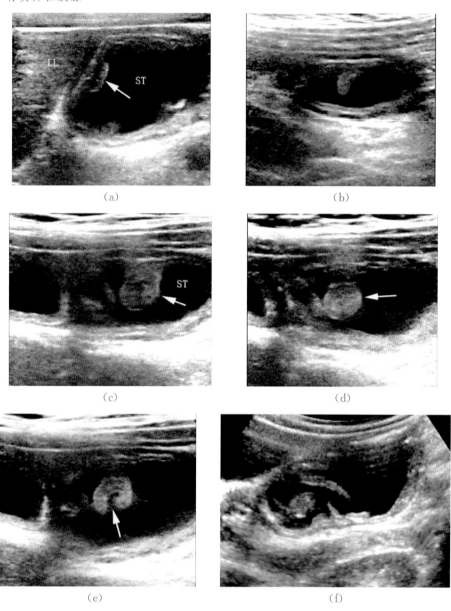

(a)

(b)

(c)

(d)

(e)

(f)

LL—肝左叶；ST—胃腔。

　　患者女，44 岁，餐后不定时出现胃痛、呕吐 1 周，呕吐物为胃内容物。

　　饮水胃充盈后，半坐位及仰卧位，高频线阵探头（10 MHz）扫查，取胃窦长轴与短轴切面（a～e）示：胃窦小弯侧局部胃壁增厚（以黏膜肌层及黏膜下层为主）并向胃腔内隆起，呈丘陵状，底宽为 1.4 cm，顶高为 0.8 cm，底部边缘与正常胃壁分界欠清并形成钝角（≥140°），底部相对平坦，顶部黏膜被覆区未见异常，丘底后方胃壁层次清楚，丘内见一实性等回声结节,呈乳头状(不同切面见结节突向胃腔内,呈纽扣样或弯蚕样),大小为 1.4 cm×1.4 cm×1.3 cm,边界清晰,无包膜,表面被覆黏膜层次清楚(结节位于黏膜肌层与黏膜下层之间),内回声不均匀,呈粗颗粒状,可见少许低回声区,胃窦黏膜粗大。

使用常规腹部超声探头(3.5 MHz)扫查并将图像放大(f)示:胃壁回声层次清晰,胃窦黏膜粗大,实性等回声结节突向胃腔内,在胃蠕动间期内时隐时现。

进一步使用腹部容积探头检查(三维表面成像,g~l)示:结节形态不规则,顶部见脐凹,基底与周围胃壁分界清晰。

超声诊断:胃窦部胃壁实性结节(源于黏膜肌层—黏膜下层)并顶部脐凹。结合临床,考虑胃异位胰腺可能。

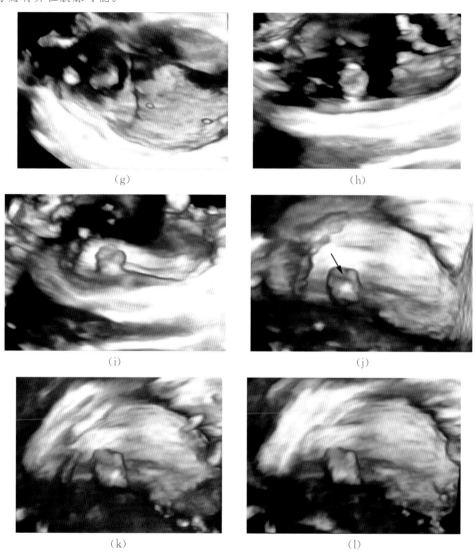

(g)

(h)

(i)

(j)

(k)

(l)

　　超声内镜检查：内镜下(m,n)见胃窦黏膜红白相间，以红为主，小弯侧见一隆起病灶，表面光滑，边缘清楚，中心见一开口。超声切面(o～q)见胃窦小弯侧胃壁实性等回声结节，位于黏膜肌层与黏膜下层之间，呈乳头状，无包膜，表面被覆黏膜层次清楚，内回声不均匀，呈粗颗粒状，可见少许低回声区。

　　超声内镜诊断：胃窦部黏膜下异位胰腺。

　　凹陷处取活检，病理检查发现胰腺组织。

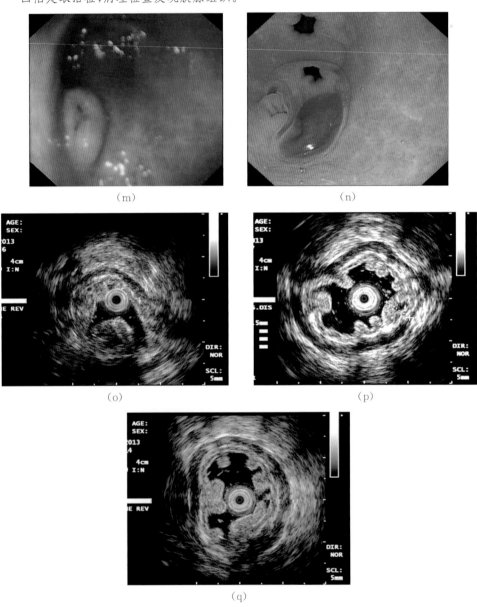

（m）　　　　　　　　　　　　　　　　　　（n）

（o）　　　　　　　　　　　　　　　　　　（p）

（q）

—— 病例 20—10 ——

胃体与胃窦黏膜粗大,在超声切面上显示假性溃疡征象

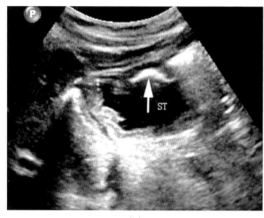

（a）

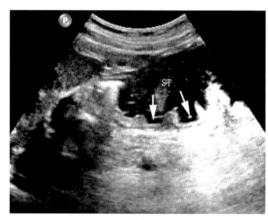

（b）

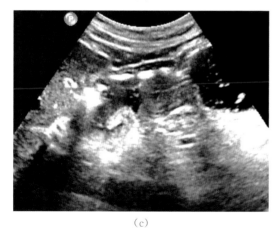

（c）

ST—胃腔。

患者男,56岁,胃部不适月余。

饮水胃充盈后,半坐位,使用常规腹部超声探头检查,取胃体与胃窦交界处短轴切面(a,b)及长轴切面(c)图像示:(a)胃体前壁可见局限性增厚区,黏膜面显示一半月形浅凹陷(↑),对侧胃壁黏膜粗大。(b)胃窦后壁黏膜粗大,可见宽窄不等、高度不一的指状突起及彼此间形成的"U"形凹陷(↓,假性溃疡征象)。(c)动态观察可见胃壁增厚及其凹陷为一过性表现,在胃蠕动波通过时消失。

超声诊断:胃体与胃窦部黏膜粗大,原因待查。

胃镜诊断:胃窦黏膜增粗,表面可见糜烂,未见溃疡。

—— 病例 20—11 ——

胃体及胃窦弥漫浸润型胃癌（Borrmann Ⅳb型）

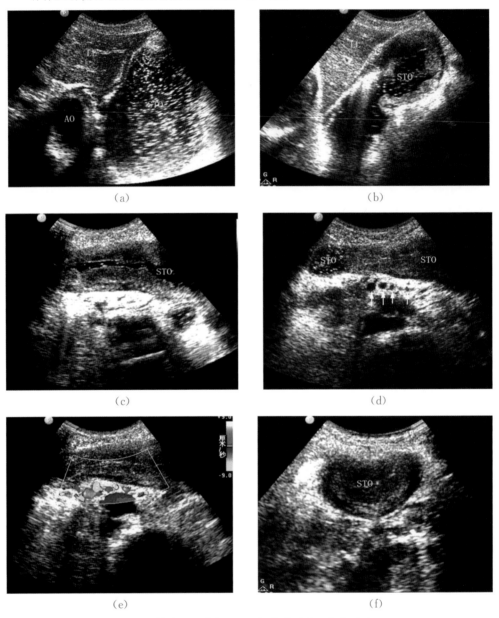

（a）   （b）

（c）   （d）

（e）   （f）

STO—胃腔；C—贲门；LL—肝左叶；AO—腹主动脉。

患者男，70岁，上腹部饱胀不适并消瘦1～2月，进食后呕吐3天。

饮水胃充盈后，仰卧右前斜位或半坐位，常规腹部超声探头检查，取胃底—贲门长轴切面（a）、胃底—胃体斜切面（b）、胃体—胃窦长轴切面（c～e）、胃窦短轴切面（f）图像示：（a）胃底、贲门结构显示清晰，壁未见增厚，胃底部腔内液体充盈及扩张良好。（b）胃体中段前、后壁增厚，回声层次消失，以低回声为主，黏膜层回声线粗糙模糊，浆膜层高回声线清楚,胃腔轻度狭窄,扩张受限。连续动态观察可见该区胃壁僵硬,蠕动消失,与近侧正常胃壁分界不清。(c～e)胃体、胃窦壁广泛性增厚,整体长度＞15.0 cm,最厚处约 2.4 cm,回声状态与 b 图类似,胃腔狭窄,扩张明显受限。其后壁后方可见数个类圆形呈串珠样排列的无回声结构,CDFI 检测内部显示为典型动脉或静脉性血流信号。(f)胃窦壁增厚呈环周性,回声层次不清,浆膜层与周围分界清晰,内腔狭窄。

超声诊断:胃体、胃窦壁广泛性增厚、胃腔狭窄。结合临床,考虑弥漫浸润型占位(Borrmann Ⅳb 型)可能。术前超声所获 TNM 分期信息:T3N0M0。建议:临床结合其他影像学检查进一步评价。

CT 诊断与超声诊断一致。

胃镜诊断:浸润型胃癌可能。

术后病理诊断:胃体胃窦浸润型腺癌,胃腔狭窄。

第 21 章
胃癌的超声诊断报告模板

一、肿块型占位(Borrmann Ⅰ型)合并或不合并胃周淋巴结转移

空腹时,仰卧位,常规腹部超声探头检查示:左上腹腔内(相当于胃底部/胃体部区/胃窦部区)见一实性团块,CDFI 检测团块内部及周边可见粗大点条状血流信号(Adler 半定量分级:Ⅰ/Ⅱ/Ⅲ级)。

饮水胃充盈后,仰卧位、仰卧右前斜位、半坐位,常规腹部超声探头检查,取_____长轴切面、_____斜切面及短轴面图像示:_____腔内见一源于胃壁的实性团块,大小为_____cm×_____cm,基底宽_____cm,边界清晰,形态不规则,似菜花状/蕈伞状/核桃状,表面(黏膜层高回声)粗糙不平,断续不连,未见明显桥层征,内部回声不均匀,以低回声/中低回声为主,兼有少许点絮状高回声,基底区胃壁(黏膜层、黏膜下层与肌层)回声层次消失,浆膜层连续性存在/中断,与肝包膜/毗邻器官界限尚清/不清。团块周围胃壁未见明显增厚/可见小范围增厚且回声层次不清,二者界限尚清/不清,余区胃壁未见明显异常。CDFI 检测团块可见血流信号增多(Adler 半定量分级:Ⅰ/Ⅱ/Ⅲ级)。胃周未见明显增大淋巴结/于增厚胃壁周围(腹膜上)见单个或多个(2 个/3~6 个/7~15 个/16 个以上)实性结节,大小为_____cm×_____cm,形态呈类圆形,边界清楚,内部呈均匀性低回声。

超声诊断:_____实性团块(腔内生长为主),基底部胃壁回声层次(黏膜层、黏膜下层与肌层)消失/累及胃壁浆膜层。结合临床,考虑肿块型占位(Borrmann Ⅰ型)可能。术前超声所获 TNM 分期信息:T×N×M×。建议:临床结合其他影像学检查进一步评价。

二、局限溃疡型占位(Borrmann Ⅱ型)合并或不合并胃周淋巴结转移

饮水胃充盈后,仰卧位、仰卧右前斜位、半坐位,常规腹部超声探头检查,取_____长轴切面、_____斜切面及短轴面图像示:_____胃壁局限性增厚并隆起于胃腔内,长度_____cm,最厚处_____cm,形态不规则,回声层次消失,以低回声为主,中心区黏膜面连续性中断,可见一整体/大部分位于胃轮廓之内的弹坑样/火山口样/半月形凹陷,大小_____cm×_____cm,凹陷口小、底大且不平滑/凹陷口大、底小且

不平滑,底部粗糙不平(最深处距离浆膜层＿＿＿＿cm),内见斑点状/条片状/片絮状不均匀性高回声/强回声,其四周隆起呈环堤状(堤壁角≤90°,堤壁角内被片絮状高回声结构充填),边缘区与正常胃壁界限分明,浆膜层高回声线粗糙/断续不连/连续性好,与周围器官分界清楚。连续动态观察可见增厚区胃壁蠕动消失。CDFI 检测增厚胃壁可见血流信号增多(Adler 半定量分级:Ⅰ/Ⅱ/Ⅲ级)。胃周未见明显增大淋巴结/于增厚胃壁周围(腹膜上)见单个或多个(2 个/3～6 个/7～15 个/16 个以上)实性结节,大小为＿＿＿＿cm×＿＿＿＿cm,形态呈类圆形,边界清楚,内部呈均匀性低回声。

超声诊断:＿＿＿＿局限性增厚并腔内型溃疡征象。结合临床,考虑局限溃疡型占位(Borrmann Ⅱ型)可能,消化性溃疡待除外。术前超声所获 TNM 分期信息:T×N×M×。建议:临床结合其他影像学检查进一步评价。

三、浸润溃疡型占位(Borrmann Ⅲ型)合并或不合并胃周淋巴结转移

饮水胃充盈后,仰卧位、仰卧右前斜位、半坐位,常规腹部超声探头检查,取＿＿＿＿长轴切面、＿＿＿＿斜切面及短轴面图像示:＿＿＿＿壁节段性非均匀性增厚,长度＿＿＿＿cm,最厚处为＿＿＿＿cm,回声层次消失,以低回声为主,中心区/近中心区黏膜面连续性中断,可见一整体/大部分位于胃轮廓之内的弹坑样/火山口样/半月形凹陷,大小为＿＿＿＿cm×＿＿＿＿cm,凹陷口小、底大且不平滑/凹陷口大、底小且不平滑,底部粗糙不平(最深处距离浆膜层＿＿＿＿cm),可见团絮状、条片状/宽窄不一的半弧形高回声或强回声分布,凹陷四周隆起呈堤坡状(堤壁角＞90°)/凹陷周缘无明显隆起,浆膜层回声粗糙,连续性存在/局部断续不连,与周围分界尚清/与毗邻肝包膜分界不清,增厚胃壁边缘与正常胃壁无明显分界。该区胃腔轻度狭窄、变形/无明显狭窄,扩张受限/无明显受限。连续动态观察可见该区胃壁僵硬,无明显蠕动波通过。邻近腹膜无明显增厚/增厚。CDFI 检测增厚胃壁可见血流信号增多(Adler 半定量分级:Ⅰ/Ⅱ/Ⅲ级)。胃周未见明显增大淋巴结/于增厚胃壁周围(腹膜上)见单个或多个(2 个/3～6 个/7～15 个/16 个以上)实性结节,大小为＿＿＿＿cm×＿＿＿＿cm,形态呈类圆形,边界清楚,内部呈均匀性低回声。

超声诊断:①＿＿＿＿节段性非均匀性增厚并中心区腔内型弹坑样/火山口样/半月形溃疡征象。结合临床,考虑浸润溃疡型占位(Borrmann Ⅲ型)可能。②胃周淋巴结增大,转移性不除外。术前超声所获 TNM 分期信息:T×N×M×。建议:临床结合其他影像学检查进一步评价。

四、EGJ 与胃体、胃窦浸润溃疡型占位(Borrmann Ⅲ型)并腹主动脉前方、胰腺周围淋巴结转移

饮水胃充盈后,半坐位,常规超声探头检查,取 EGJ、胃体中上段长轴及短轴切面、胃体下段及胃窦短轴切面图像示:EGJ、胃体中上段前、后壁及胃窦壁大范围非均

匀性增厚,远侧明显,整体长度＿＿＿cm,最厚处＿＿＿cm,上、下缘边界不清,回声层次消失,内部以低回声为主,后壁近中心区黏膜层连续性中断,可见一火山口样凹陷,大小为＿＿＿cm×＿＿＿cm,凹陷底部不平滑(最深处距离浆膜层＿＿＿cm),浆膜层高回声线粗糙不平,断续不连,与肝包膜之间的高回声界面消失,病区胃腔变形,扩张受限。连续动态观察可见胃壁蠕动消失,胃周围间隙见少量无回声区。取腹主动脉(肠系膜上动脉起始处)纵切面及胰腺水平横切面、下腹腔(膀胱顶前方)纵切面图像示:腹主动脉前方、胰腺周围可见多个(＿＿＿个)大小不等的实性结节,最大者为＿＿＿cm×＿＿＿cm,大部分边缘清晰,小部分边缘模糊,形态呈椭圆形或欠规则,内部为低回声。

超声诊断:①EGJ 与胃体、胃窦区胃壁非均匀性增厚并腔内型溃疡征象,少量至中量腹水。结合临床,考虑浸润溃疡型占位(Borrmann Ⅲ型)穿透浆膜层可能。②腹主动脉前方、胰腺周围多个淋巴结增大(＿＿＿个),考虑转移性可能。术前超声所获TNM 分期信息:T×N×M×。建议:临床结合其他影像学检查进一步评价。

五、局限浸润型占位(Borrmann Ⅳa 型)合并或不合并胃周淋巴结转移

饮水胃充盈后,仰卧位、仰卧右前斜位、半坐位,常规腹部超声探头检查及高频超声探头检查,取＿＿＿长轴切面、＿＿＿斜切面及短轴面图像示:＿＿＿壁节段性非均匀性轻度/明显增厚,长度＿＿＿cm,最厚处＿＿＿cm,回声层次消失,以低回声为主,黏膜层粗糙不平,未见明显凹陷,浆膜层连续性尚好,所见增厚区胃壁与正常胃壁分界不清。连续动态观察可见该区胃壁僵硬,无明显蠕动波通过。CDFI 检测增厚胃壁可见血流信号增多(Adler 半定量分级:Ⅰ/Ⅱ/Ⅲ级)。胃周未见明显增大淋巴结/于增厚胃壁周围(腹膜上)见单个或多个(2 个/3～6 个/7～15 个/16 个以上)实性结节,大小为＿＿＿cm×＿＿＿cm,形态呈类圆形,边界清楚,内部呈均匀性低回声。

超声诊断:＿＿＿节段性非均匀性增厚。结合临床,考虑局限浸润型占位(Borrmann Ⅳa 型)可能性大,节段性炎症待除外。术前超声所获 TNM 分期信息:T×N×M×。建议:临床结合其他影像学检查进一步评价。

六、胃体下段及胃窦弥漫浸润型占位(Borrmann Ⅳb 型)合并或不合并胃周淋巴结转移

饮水胃充盈后,仰卧位、仰卧右前斜位、半坐位,常规腹部超声探头检查及高频超声探头检查,取胃体－胃窦部长轴切面及短轴面图像示:胃腔内液体充盈、潴留物与水、气相混合,回声杂乱,强回声、高回声、低回声与无回声相间,胃体远侧与胃窦壁增厚,长度＿＿＿cm,最厚处＿＿＿cm,增厚程度不一,自上(体壁)而下(窦壁)、由轻至重呈渐进移行状态,胃体壁增厚程度相对较轻,大部分区域回声层次消失,小部分区域回声层次可见;胃窦壁增厚程度较重,长轴切面呈宫颈征,短轴切面呈面包圈征,回

声层次消失,以低回声为主,黏膜层粗糙不平、回声不均,浆膜层高回声线清晰,增厚区胃壁(近侧)与正常胃壁分界不清,远侧与十二指肠球部基底界限分明(增厚幽门与基底之间显示肩征),胃窦腔狭窄,与胃体下段胃腔构成漏斗状形态。连续动态观察可见增厚区胃壁僵硬,无明显蠕动波通过,胃窦及幽门部胃腔狭窄、扩张消失。CDFI检测增厚胃壁可见血流信号增多(Adler半定量分级:Ⅰ/Ⅱ/Ⅲ级)。胃周未见明显增大淋巴结/于增厚胃壁周围(腹膜上)见单个或多个(2个/3～6个/7～15个/16个以上)实性结节,大小为_____cm×_____cm,形态呈类圆形,边界清楚,内部呈均匀性低回声。

超声诊断:胃体下段及胃窦壁增厚,远端胃腔变窄。结合临床,考虑弥漫浸润型占位(Borrmann Ⅳb型)可能。术前超声所获TNM分期信息:T×N×M×。建议:临床结合其他影像学检查进一步评价。

七、弥漫浸润型占位(Borrmann Ⅳb型,皮革胃)合并或不合并胃周淋巴结转移

饮水胃充盈后,仰卧位、仰卧右前斜位、半坐位,常规腹部超声探头及高频超声探头检查,取胃底－胃体－胃窦部长轴、短轴切面及斜切面图像示:胃腔内少量液体充盈,EGJ－胃底－胃体/胃体－胃窦/胃底－胃体－胃窦部胃壁弥漫性非均匀性环周性增厚,长度_____cm,最厚处_____cm,各区增厚程度不一,回声层次消失,以低回声为主,黏膜层粗糙不平、回声不均,浆膜层高回声线粗糙不平,胃腔狭窄,扩张严重受限,蠕动度消失。连续动态观察可见增厚胃壁僵硬,无明显蠕动波出现。CDFI检测增厚胃壁可见血流信号增多(Adler半定量分级:Ⅰ/Ⅱ/Ⅲ级)。胃周未见明显增大淋巴结/于增厚胃壁周围(腹膜上)见单个或多个(2个/3～6个/7～15个/16个以上)实性结节,大小为_____cm×_____cm,形态呈类圆形,边界清楚,内部呈均匀性低回声。

超声诊断:胃底、胃体、胃窦部胃壁弥漫性非均匀性增厚,胃腔严重狭窄。结合临床,考虑弥漫浸润型占位(Borrmann Ⅳb型,皮革胃)可能。术前超声所获TNM分期信息:T×N×M×。建议:临床结合其他影像学检查进一步评价。

八、混合型或难以分型占位(Borrmann Ⅴ型)合并或不合并胃周淋巴结转移

饮水胃充盈后,仰卧位、仰卧右前斜位、半坐位,常规腹部超声探头及高频超声探头检查,取胃底－胃体－胃窦部长轴、短轴切面及斜切面图像示:_____胃壁结节样增厚,形态不规则/如橄榄样,大小为_____cm×_____cm×_____cm,边缘与正常胃壁分界不清,内部回声层次消失,以中低回声为主,黏膜层高回声线粗糙不平,浆膜层高回声线尚连续。使用高频线阵探头进一步观察,可见结节以向胃壁外突出为主,形态呈橄榄样,大部分边界清晰,小部分边界不清,内部呈低回声,黏膜面粗糙不平,连续性差。连续动态观察可见结节所在区胃壁僵硬,无明显蠕动波通过。CDFI检测

结节可见丰富点条状血流信号（Adler 半定量分级：Ⅰ/Ⅱ/Ⅲ级）。胃周未见明显增大淋巴结/于增厚胃壁周围（腹膜上）见单个或多个（2 个/3～6 个/7～15 个/16 个以上）实性结节，大小为_____cm×_____cm，形态呈类圆形，边界清楚，内部呈均匀性低回声。胃壁周围腹膜未见明显增厚/明显增厚。

　　超声诊断：①胃体下段前壁实性结节，外生性为主。结合临床，考虑难以分型或混合型占位（Borrmann Ⅴ型）可能。②胃壁周围（小网膜囊区）淋巴结增大，不除外转移性可能。术前超声所获 TNM 分期信息：T×N×M×。建议：临床结合其他影像学检查进一步评价。

九、胃体上段前壁浸润溃疡型占位（Borrmann Ⅲ型）并卵巢 Krukenberg 瘤

　　空腹时，仰卧位，常规腹部超声探头上、下腹腔检查示：贲门下方、胃体上段前壁节段性非均匀性增厚，长度_____cm，最厚处为 1.3 cm，回声层次消失，以低回声为主，中心区/近中心区黏膜面连续性中断，可见一整体/大部分位于胃轮廓之内的弹坑样/火山口样/半月形凹陷，大小为_____cm×_____cm，凹陷口小、底大且不平滑/凹陷口大、底小且不平滑，底部粗糙不平（最深处距离浆膜层_____cm），可见团絮状、条片状/宽窄不一的半弧形高回声或强回声分布，凹陷四周隆起呈堤坡状（堤壁角＞90°）/凹陷周缘无明显隆起，浆膜层回声粗糙，连续性存在/局部断续不连，与周围分界尚清/与毗邻肝包膜分界不清，增厚胃壁边缘与正常胃壁无明显分界。该区胃腔轻度狭窄、变形/无明显狭窄，扩张受限/无明显受限。连续动态观察可见该区胃壁僵硬，无明显蠕动波通过。邻近腹膜无明显增厚/增厚。CDFI 检测增厚胃壁可见血流信号增多（Adler 半定量分级：Ⅰ/Ⅱ/Ⅲ级）。_____侧卵巢增大呈团块状，轮廓清晰，边缘不规则/呈分叶状，内部回声不均匀，以实性中低回声为主，周边兼有少许小囊状无回声区，子宫受压。CDFI 检测卵巢团块内可见粗大条状血流信号，PW 检测多为动脉型流速曲线，参数测值：PSV 为_____cm/s，RI 为_____。

　　超声诊断：贲门下方、胃体上段前壁非均匀性增厚并溃疡征象。结合临床，考虑浸润溃疡型占位（Borrmann Ⅲ型）并_____侧卵巢转移（Krukenberg 瘤）可能。术前超声所获 TNM 分期信息：T×N×M×。建议：临床结合其他影像学检查进一步评价。

参考文献（下篇）

［1］中华医学会消化内镜学分会,中国抗癌协会肿瘤内镜专业委员会. 中国早期胃癌筛查及内镜诊治共识意见(2014 年,长沙)［J］. 中华消化内镜杂志,2014,31(7):361－377.

［2］The Paris endoscopic classification of superficial neoplastic lesions:esophagus, stomach,and colon : November 30 to December 1, 2002 ［J］. Gastrointestinal Endoscopy, 2003,58(6 Suppl):S3－S43.

［3］ENDOSCOPIC CLASSIFICATION REVIEW GROUP. Update on the Paris classification of superficial neoplastic lesions in the digestive tract ［J］. Endoscopy,2005,37 (6):570－578.

［4］陈星荣,陈九如. 消化系统影像学 ［M］. 上海:上海科学技术出版社,2010:215－226.

［5］李治安. 临床超声影像学 ［M］. 北京:人民卫生出版社,2003:1219.

［6］王弢,程涛. CT 对浸润型胃癌的诊断 ［J］. 中国医学影像学杂志,2014,22(6): 446－450.

［7］KAMANGAR F,DORES G M,ANDERSON W F. Patterns of cancer incidence, mortality, and prevalence across five continents:defining priorities to reduce cancer disparities in different geographic regions of the word ［J］. Journal of Clinical Oncology, 2006,24(14):2137－2150.

［8］张万岱,胡伏莲,萧树东,等. 中国自然人群幽门螺杆菌感染的流行病学调查 ［J］. 现代消化及介入诊疗,2010,15(5):265－270.

［9］SIDHU A S, TRIADAFILOPOULOS G. Neuro-regulation of lower esophageal sphincter function as treatment for gastroesophageal reflux disease ［J］. World Journal of Gastroenterology,2008,14(7):985－990.

［10］储蓉蓉,张丽,陆殿元,等. 农村无症状人群口服超声造影筛查胃十二指肠疾病的临床应用价值 ［J］. 中华超声医学杂志(电子版),2017,14(9):676－679.

［11］申屠伟慧,黄品同,鄢曹鑫,等. 超声双重造影在进展期胃癌新辅助化疗疗效评价中的价值 ［J］. 中华超声影像学杂志,2016,25(3):212－217.

［12］薛念余,黄品同,李世岩,等. 超声双重造影对进展期胃癌病理组织类型的初步评价 ［J］. 中华超声影像学杂志,2009,18(8):691－694.

［13］陈孝,张子其,吴本俨,等. 胃癌组织学特征的演变规律的初步探讨 ［J］. 四川医

学,2006,27(12):1213—1214.

［14］IKEDA Y, MORI M, KAMAKURA T, et al. Increased incidence of undifferentiated type of gastric cancer with tumor progression in 912 patients with early gastric cancer and 1245 with advanced gastric cancer ［J］. Cancer, 1994, 73（10）: 2459—2463.

［15］EDGE S B,COMPTON C C. The American Joint Committee on Cancer:the 7th edition of the AJCC Cancer Staging Manual and the future of TNM ［J］. Annals of Surgical Oncology,2010,17(6):1471—1474

［16］AJANI J A,BENTREM D J,BESH S, et al. Gastric cancer, version 2. 2013: featured updates to the NCCN Guidelines ［J］. Journal of the National Comprehensive Cancer Network,2013,11(5):531—546.

［17］ISOBE Y,NASHIMOTO A,AKAZAWA K, et al. Gastric cancer treatment in Japan:2008 annual report of the JGCA nationwide registry ［J］. Gastric Cancer,2011,14 (14):301—316.

［18］赵静,毛树彪,林蔚,等. 超声在老年人空腹时诊断胃癌的应用价值［J］. 中国超声医学杂志,2012,28(4):370—373.

［19］袁帆,陆文明,傅绢,等. 胃超声助显剂胃充盈检查在进展期胃癌诊断的临床应用探讨［J］. 中国超声医学杂志,2013,29(8):693—697.

［20］周辅西,尹敬璧,梁海兰,等. 贲门癌 X 线与超声显象对照分析［J］. 中国超声医学杂志,1986,2(3):165—168.

［21］王亮,黄品同,赵雅萍,等. 超声双重造影对进展期胃癌 Borrmann 分型的价值［J］. 中华超声影像学杂志,2008,17(11):965—968.

［22］韩广秀,郭道芳,王志军,等. 胃底后壁癌的影像学诊断［J］. 医学影像学杂志,2005,15(11):1011—1012.

［23］王学梅,欧国成,刘延君,等. 大网膜转移癌的超声诊断探讨［J］. 中国超声医学杂志,2002,18(2):138—141.

［24］郭心璋,张武. 口服胃肠超声造影的临床应用［J］. 中华医学超声杂志(电子版),2010,7(3):334—365.

［25］GIOVANNI M,GABRIELE B P. 胃肠道超声诊断学［M］. 周智洋,刘广健,译. 北京:人民卫生出版社,2018:152—159.

［26］DING H,KUDO M,ONDA H, et al. Contrast-enhanced subtraction harmonic sonography for evaluating treatment response in patients with hepatocellular carcinoma ［J］. American Journal of Roentgenology,2001,176(3):661—666.

［27］王光霞,徐松,王伟,等. 超声造影在胃肠肿瘤良恶性鉴别诊断中的初步临床应用［J］. 中华医学超声杂志(电子版),2007,4(1):35—37.

［28］于波,邹贤华. 盐酸山莨菪碱静注在胃超声诊断中的应用［J］. 中华超声影像学

杂志,1992,1(1):5—7.

[29] 许春梅,王子干,周峰,等. 超声检查对胃间叶源性肿瘤并发溃疡的诊断价值 [J]. 中华医学超声杂志(电子版),2012,9(8):720—728.

[30] 王洋,苗立英,葛辉玉,等. 超声"角征"与胃癌 T3 及以上分期相关性研究 [J]. 中国超声医学杂志,2018,34(3):239—242.

[31] 叶秀芳,崔亚,马乾凤,等. 谐波成像技术与胃充盈造影在胃癌分期诊断中的应用研究 [J]. 中国超声医学杂志,2010,26(4):328—331.

[32] 杨丽,时高峰,李勇,等. 胃腔充盈程度对进展期胃癌肿瘤厚度测量的影响 [J]. 中国医学影像技术,2017,33(7):1002—1006.

[33] 周进祝,胡兵,冯亮,等. 胃窦癌浸润深度与淋巴转移的经腹超声研究 [J]. 中国医学影像技术,2005,21(7):1048—1051.

[34] 余秀华,施红,张宏,等. 超声双重造影及三维成像在良恶性胃溃疡鉴别诊断中的应用价值 [J]. 中华医学超声杂志(电子版),2015,12(7):519—525.

[35] 申屠伟惠,黄品同,鄢曹鑫,等. 超声双重造影与多层螺旋 CT 对进展期胃癌 Borrmann 分型诊断价值的比较 [J]. 中华超声影像学杂志,2015,24(1):44—49.

[36] 黄品同,李艳萍,赵雅萍,等. 超声双重造影对胃癌术前 T 分期的价值 [J]. 中华超声影像学杂志,2008,17(1):33—36.

[37] 马乾凤,叶秀芳,张银菊. 组织谐波成像与胃窗声学造影剂联合应用在胃病诊断中的价值 [J]. 宁夏医学院学报,2006,28(5):394—395,403—37.

[38] 李婷婷,卢漫,陆文明,等. 胃隆起样病变的胃充盈下 CEUS 特征分析研究 [J]. 中国超声医学杂志,2015,31(12):1096—1098.

[39] 徐春媚,董晓秋,陈曦海,等. 超声造影在胃癌临床分期上的诊断价值及局限性 [J]. 中国超声医学杂志,2007,23(7):516—519.

[40] 陆文明. 临床胃肠疾病超声诊断学 [M]. 西安:第四军医大学出版社,2004:34—37.

[41] 李建国. 胃肠超声检查和疾病诊断 [J]. 临床超声医学杂志,2001(S1):5—11.

[42] XI W D,ZHAO C,REN G S. Endoscopic ultrasonography in preoperative staging of gastric cancer:determination of tumor invasion depth, nodal involvement and surgical respectability [J]. World Journal of Gastroenterology,2003,9(2):254—257.

[43] 朱春山,陈晔,秦书铭. 进展期胃癌的实时超声诊断价值 [J]. 中国超声医学杂志,1997,13(9):39—41.

[44] 徐延峰,鞠志叶,董发进,等. 空腹常规超声与超声造影在胃壁肿瘤诊断中的应用价值 [J]. 中华医学超声杂志(电子版),2010,7(6):1054—1060.

[45] 苗立英,王金锐,张亿倬,等. 灰阶超声造影评价胃浸润性病变 [J]. 中国医学影像技术,2007,23(8):1183—1186.

[46] 章建全,施珍妹,刘会敏. 胃癌声像的病理机制初探 [J]. 中国超声医学杂志,

1996,12(1):19—22.

[47] 贺雪梅,孙婧,尹江燕,等. 经腹超声诊断胃常见疾病及评估胃排空功能的应用体会[J]. 临床超声医学杂志,2019,21(10):795—798.

[48] 郭万学. 超声医学：下册[M]. 6版. 北京：人民军医出版社,2011:978.

[49] 孙建杭,王岚. 正常胃壁超声切面形态的组织学基础研究[J]. 中华物理医学杂志,1991,13(4):223—225.

[50] MACHI J,TAKEDA J,SIGEL B,KAKEGAWA T. Normal stomach wall and gastric cancer：evaluation with high-resolution operative US[J]. Radiology,1986,159(1)：85—87.

[51] 周素芬,尹家保,杨浩,等. 胃充盈超声联合静脉注射造影剂对进展期胃癌的诊断价值[J]. 中华超声影像学杂志,2016,25(3):266—267.

[52] 王亮,黄品同,黄福光,等. 超声双重造影与超声内镜对胃癌术前T分期的比较研究[J]. 中华超声影像学杂志,2011,20(11):957—961.

[53] HE X,SUN J,HUANG X,et al. Comparison of oral contrast-enhanced transabdominal ultrasound imaging with transverse contrast-enhanced computed tomography in preoperative tumor staging of advanced gastric carcinoma[J]. Journal of Ultrasound in Medicine,2017,36(12):2485—2493.

[54] 沈理,汪晓虹,王怡. 我国胃疾病超声诊断的现状与展望[J]. 中华医学超声杂志(电子版),2016,13(6):401—405.

[55] 李建国. 胃肠肿瘤超声检查[J]. 中国超声医学杂志,2000,16(3):213—217.

[56] 郑芝田. 胃肠病学[M]. 3版. 北京：人民卫生出版社,2002:446.

[57] 邓靖宇,梁寒. 再谈淋巴结转移对胃癌预后评估的意义[J]. 中华胃肠外科杂志,2016,19(2):157—164.

[58] FOLKMAN J. Clinical application of research on angiogenesis[J]. The New England Journal of Medicine,1995,333(26):1757—1763.

[59] HU Q,WANG X Y,KANG L K,et al. RGD-targeted ultrasound contrast agent for longitudinal assessment of Hep-2 tumor angiogenesis in vivo[J]. PLoS ONE,2016,11(2):e0149075.

[60] ZHAO Z S,WANG Y Y,YE Z Y,et al. Prognostic value of tumor-related molecular expression in gastric carcinoma[J]. Pathol Oncol Res,2009,15(4):589—596.

[61] 宋微,叶秀芳,马乾凤,等. 彩色多普勒超声检测进展期胃癌血流与免疫组化的对比分析[J]. 临床超声医学杂志,2010,12(7):441—443.

[62] 高剑波,杨学华,郭华,等. 胃癌的X线、螺旋CT三期增强扫描与病理学对照研究[J]. 中国医学影像技术,2001,17(4):295—297.

[63] IANNACCONE R,LAGHI A,PASSARIELLO R. Multislice CT angiography of mesenteric vessels[J]. Abdominal Imaging,2004,29(2):146—152.

［64］农志伟,康利克,石宛灵,等.超微血管成像在胃癌中的应用［J］.中国医学影像技术,2017,33(11):1666-1669.

［65］ADLER D D,CARSON P L,RUBIN J M,et al. Doppler ultrasound color flow imaging in the study of breast cancer:preliminary findings［J］. Ultrasound in Medicine Biology,1990,16(6):553-559.

［66］钱孝刚.胃癌的 CDFI 特征及临床诊断价值［J］.临床超声医学杂志,2001,6(3):139-141.

［67］李响,王学梅,欧国成,等.进展期胃癌三维超声血管指数与微血管密度及淋巴结转移的相关性研究［J］.中国超声医学杂志,2010,26(11):1005-1008.

［68］孙英,黄勇,范宜东,等.彩色多普勒血流显像在胃癌诊断中的应用价值［J］.中国医学影像技术,1999,15(8):625-626.

［69］张红春,尹德奎.胃癌的 CDFI 探讨［J］.中国医药指南,2011,9(36):351-352.

［70］王国仁,程一真.二维及彩色多普勒血流显像对胃癌的诊断价值［J］.中国超声诊断杂志,2002,3(10):759-761.

［71］孙建杭,彭兆玉,胡文江,等.胃癌 B 超定位与手术病理对照［J］.中国超声医学杂志,1991,7(1):16-18.

［72］廖盛日,陈敏华,霍苓,等.体表超声对胃癌浸润深度的诊断［J］.中国超声医学杂志,2003,19(8):601-605.

［73］罗福成.胃癌声象图分型探讨［J］.中国超声医学杂志,1987,3(1):27-30.

［74］丁柏成,徐阿曼,叶早群,等.食管胃结合部腺癌65例形态超声及其分型和病理诊断［J］.安徽医药,2017,21(4):657-660.

［75］佘杨慧,李丰.皮革胃的超声诊断价值［J］.中国超声医学杂志,1998,14(12):65-66.

［76］武心萍,吴锦增,姜晓英,等.皮革胃 B 型超声的诊断价值［J］.中华超声影像学杂志,1994,3(4):161-163.

［77］李世岩,黄品同,李艳萍,等.超声双重造影对进展期胃癌 Lauren 分型的初步研究［J］.中华超声影像学杂志,2008,17(12):1041-1044.

［78］徐春媚,董晓秋,王思明,等.胃癌声像图特点与组织学分化程度的相关性［J］.中国超声医学杂志,2011,27(6):536-539.

［79］王建江,杨勇明,丁丽君,等.对比增强超声造影对胃癌术前 Borrmann 分型的诊断价值［J］.中华胃肠外科杂志,2014,17(3):254-257

［80］LEE M H,CHOI D,PARK M J,et al. Gastric cancer:imaging and staging with MDCT based on the 7th AJCC guidelines［J］. Abdominal Imaging,2012,37(4):531-540.

［81］张铁英,李萍,徐连义,等.超声扫描对胃癌浸润深度诊断的应用［J］.中国超声医学杂志,1992,8(6):415-417.

［82］ZHOU S F,YIN J B,YANG H,et al. Application value of stomach filling ultrasonography and intravenous contrast agents in diagnosis of advanced gastric cancer [J]. European Review for Medical Pharmacological Sciences,2016,20(15):3206－3210.

[83] SEEVARATNAM R,CARDOSO R,MCGREGOR C,et al. How useful is preoperative imaging for tumor,node,metastasis(TNM)staging of gastric cancer？A meta-analysis [J]. Gastric Cancer,2012,15(Suppl 1):S3－S18.

[84] 张惠萍,刘燕,李影,等.体表超声在胃癌定量诊断中的应用 [J]. 中国超声医学杂志,2002,18(1):25－28.

[85] 胡兵,周进祝.胃肠道肿瘤超声诊断 [J]. 世界华人消化杂志,2003,11(9):1408－1410.

[86] PARAMO J C,GOMEZ G. Dynamic CT in the preoperative evaluation of patients with gastric cancer:correlation with surgical findings and pathology [J]. Annals of Surgical Oncology,1999,6(4):379－384.

[87] 郭华,高剑波,张智栩,等.胃癌螺旋 CT 征象与手术病理的相关性研究 [J]. 中国医学影像技术,2006,22(1):104－107.

[88] 袁卫平,毛荣霞,尚海凤.体表超声对胃癌临床分期的价值探讨 [J]. 医学影像学杂志,2005,15(1):77－78.

[89] 宋海彬,薛英威.早期胃癌的诊断与治疗 [J]. 中华胃肠外科杂志,2015,18(2):191－193.

[90] HUNDT W,BRAUNSCHWEIG R,REISER M. Assessment of gastric cancer:value of breathhold technique and tow-phase spiral CT [J]. European Radiology,1999,9(1):68－72.

[91] 王秀云,付伟萍,李凤华,等.进展期胃癌侵及胰腺的超声评估—滑动征的价值 [J]. 中国超声医学杂志,2001,17(10):780－782.

[92] 陈旻湖,杨云生,唐承薇.消化病学 [M]. 北京:人民卫生出版社,2019:185－186.

[93] CHO B C,JEUNG H C,CHOI H J,et al. Prognostic impact of resection margin involvement after extended(D2/D3) gastrectomy for advanced gastric cancer:a 15-year experience at a single institute [J]. Journal of Surgical Oncology,2007,95:461－468.

[94] TATSUMI Y,TANIGAWA N,NISHIMURA H,et al. Preoperative diagnosis of lymph node metastases in gastric cancer by magnetic resonance imaging with ferumoxtran-10 [J]. Gastric Cancer,2006,9:120－128.

[95] KUNISAKI C,SHIMADA H,NOMURA M,et al. Distribution of lymph node metastasis in gastric carcinoma [J]. Hepato-gastroenterology,2006,53(69):468－472.

[96] 梁建刚,梁寒,邓靖宇,等.1456 例胃癌淋巴结转移规律的临床研究 [J]. 中华胃肠外科杂志,2018,21(10):1154－1160.

[97] 何文琪,伍兵.胃癌术前 cTN 分期的影像研究进展 [J]. 国际医学放射学杂志,2019,42(1):76－80.

[98] 孟繁坤,刘桂梅.应用 B 型超声诊断胃癌淋巴结转移的研究[J].中国超声医学杂志,2001,17(2):130－132.

[99] 李世岩,黄品同,徐海珊,等.超声双重造影评价胃癌淋巴结转移的应用价值[J].中华超声影像学杂志,2010,19(6):498－502.

[100] MANI N B S,SURI S,GUPTA S,et al. Two-phase dynamic contrast-enhanced computed tomography with water-filling method for staging of gastric carcinoma[J]. Clinical Imaging,25(2001):38－43.

[101] D'ELIA F,ZINGARELLI A,PALLI D,et al. Hydro-dynamic CT preoperative staging of gastric carcer:correlation with pathological findings. A prospective study of 107 cases[J]. European Radiology,2000,10,1877－1885.

[102] 朱晖,彭卫军.基于美国癌症联合会第 7 版 TNM 分期系统的 MDCT 胃癌 TNM 分期现状及评价[J].肿瘤影像学,2014,23(4):271－274.

[103] 郭华,杨志浩,高剑波,等.进展期胃癌淋巴结转移的螺旋 CT 征象与病理学检查相对照[J].中国医学影像技术,2009,25(7):1211－1214.

[104] 唐磊,张晓鹏.胃癌淋巴结 CT 检出方法研究:工作站电影回放与胶片阅片法的比较[J].中国医学影像技术,2004,20(1):11－14.

[105] 胡荣剑,薛敏娜,张旻,等.胃癌淋巴结大小与转移的探讨[J].中国医学影像技术,2002,18(5):426－427.

[106] 王之龙,魏伟,曹喜生,等.容积 CT 对胃癌 TN 分期的诊断价值[J].肿瘤影像学,2014,23(4):266－270.

[107] 王文慧,于韬.超声诊断胃癌淋巴结转移的价值[J].现代肿瘤医学,2018,26(20):3330－3333.

[108] 李树峰,赵瑞峰,李华兵,等.MR 平扫及动态增强扫描对进展期胃癌术前 TNM 分期的临床应用研究[J].中国医学影像技术,2007,23(8):1187－1190.

[109] 李德举,黄烈维.消化道癌瘤肝转移超声特征分析[J].中国超声医学杂志,2001,17(7):556.

[110] 陈俊强,詹文华.胃癌肝转移的特点和肝切除术的作用[J].中华胃肠外科杂志,2005,8(1):93－94.

[111] 毛伟征,王舒宝,陈峻青.晚期胃癌非治愈性手术方式的探讨[J].中国实用外科杂志,2000,20(10):605－607.

[112] 黄品同,李艳萍,薛念余,等.超声造影对进展期胃癌肝转移的评价[J].中华超声影像学杂志,2009,18(10):840－842.

[113] 薛念余,黄品同,张海平,等.胃癌组织超声造影定量分析在胃癌肝转移中的价值[J].中国超声医学杂志,2010,26(3):251－253.

[114] 尹贻碧,聂孟良,贺伟.大肠癌肝转移的早期诊断和治疗(附 89 例报告)[J].中国实用外科杂志,1999,19(10):604－605.

［115］RICKES S, SCHULZE S, NEYE H, et al. Improved diagnosing of small hepatocellular carcinomas by echo-enhanced power Doppler sonography in patients with cirrhosis［J］. European Journal of Gastroenterology & Hepatology, 2003, 15(8): 893－900.

［116］CORREAS J M, BRIDAL L, LESAVRE A, et al. Ultrasound contrast agents: properties, principles of action, tolerance, and artifacts［J］. European Radiology, 2001, 11(8): 1316－1328.

［117］尹珊珊,陈敏华,严昆,等. 超声造影对肝转移癌的诊断价值［J］. 中华超声影像学杂志, 2005, 14(5): 354－358.

［118］张小龙,王文平,董怡,等. 转移性小肝癌超声造影表现特征［J］. 中华医学超声杂志(电子版), 2016, 13(2): 134－138.

［119］王正滨,禹静,李翔,等. 超声显像在肾上腺转移癌诊断中的应用价值［J］. 中华医学超声杂志(电子版), 2006, 3(2): 71－73.

［120］廖子君,雷光焰. 肿瘤转移学［M］. 西安: 陕西科学技术出版社, 2007: 824－835.

［121］罗登,黄华,路明亮,等. 胃癌腹膜种植转移的危险因素及预后分析［J］. 中国普通外科杂志, 2012, 21(10): 1191－1195.

［122］王志龙,肖学红,洪桂洵,等. 腹膜转移瘤的MRI诊断［J］. 影像诊断与介入放射学, 2014, 23(2): 129－134.

［123］RUBESIN S E, LEVINE M S. Omental cakes: colonic involvement by omental metastases［J］. Radiology, 1985, 154(3): 593－596.

［124］HOLTZ F, HART W R. Krukenberg tumors of the ovary: a clinicopathologic analysis of 27 cases［J］. Cancer, 1982, 50(11): 2438－2447.

［125］初银珠,刘海霞,吴长君,等. 库肯勃瘤超声表现5例［J］. 中华超声影像学杂志, 2006, 15(3): 封三.

［126］薛改琴,陈敏华,苗润琴,等. 超声对胃肠道恶性肿瘤继发卵巢转移癌的诊断价值［J］. 中国超声医学杂志, 2002, 18(12): 946－948.

［127］KIYOKAWA T, YOUNG R H, SCULLY R E. Krukenberg tumors of the ovary: a clinicopathologic analysis of 120 cases with emphasis on their variable pathologic manifestations［J］. The American Journal of Surgical Pathology, 2006, 30(3): 277－299.

［128］郝玉芝,黄苏里,牛丽娟,等. 卵巢转移瘤超声诊断［J］. 中国医学影像技术, 2002, 18(4): 358－359.

［129］黄建国,王章容. 来自胃肠道的卵巢转移瘤的超声诊断及其价值［J］. 中国超声医学杂志, 1992, 8(5): 366－367.

［130］KIR G, GURBUZ A, KARATEKE A, et al. Clinicopathologic and immunohistochemical profile of ovarian metastases from colorectal carcinoma［J］. World Journal of Gastrointestinal Surgery, 2010, 2(4): 109－116.

［131］KOYAMA T, MIKAMI Y, SAGA T, et al. Secondary ovarian tumors: spectrum of CT and MR features with pathologic correlation [J]. Abdominal Imaging,2007,32(6):784-795.

[132] PROSERPIO I,RAUSEI S,BARZAGHI S,et al. Multimodal treatment of gastric cancer [J]. World Journal of Gastrointestinal Surgery,2014,6(4):55-58.

[133] 杨丽,时高峰,吴润泽,等. 双能量成像测量胃癌胃周脂肪组织碘含量判断浆膜受侵 [J]. 中国医学影像技术,2014,30(2):250-254.

[134] YUN M,LIM J S,NOH S H,et al. Lymph node staging of gastric cancer using ^{18}F-FDG PET:a comparison study with CT [J]. The Journal of Nuclear Medicine,2005,46(10):1582-1588.

[135] GANPATHI I S,SO J B,HO K. Endoscopic ultrasonography for gastric cancer:Does it influence treatment? [J]. Surgical Endoscopy and Other Interventional Techniques,2006,20(4):559-562.

[136] JAVAID G,SHAH O J,DAR M A,et al. Role of endoscopic ultrasonography in preoperative staging of gastric carcinoma [J]. ANZ Journal of Surgery,2004,74(3):108-111.

[137] 詹维伟,严超,朱正纲,等. 经腹超声检查和多层螺旋CT对胃癌术前分期的初步研究 [J]. 诊断学理论与实践,2002,1(3):165-168.

[138] 国家消化系疾病临床医学研究中心,中华医学会消化内镜学分会,中华医学会健康管理学分会,等. 中国早期胃癌筛查流程专家共识意见(草案,2017年,上海)[J]. 中华消化杂志,2018,38(2):87-92.

[139] 李健丁,孙华平,张跃珍,等. 胃癌的CT与内镜对照研究(附89例分析)[J]. 中国医学影像技术,2002,18(6):530-532.

[140] 王艳平. 弥漫浸润型胃癌61例内镜诊断分析 [J]. 中国煤炭工业医学杂志,2012,15(3):401-402.

[141] KOZU T,SHODA H,MURAMATSU Y,et al. Screening for gastric cancer in Japan // NIWA H,TAJIRI H,MASATSUGU N,et al. New Challenges in Gastrointestinal Endoscopy [M]. Tokyo:Springer,2008:163-168.

[142] 芳野纯治,浜田勉,川口实. 内镜诊断与鉴别诊断图谱:上消化道 [M]. 2版. 王轶淳,孙明军,译. 沈阳:辽宁科学技术出版社,2014:43.

[143] 李中华,孙剑利,郭旭,等. X线、内镜、超声、CT对皮革胃的联合诊断价值分析 [J]. 实用医药杂志,2011,28(5):424-425

[144] 黎昕,黄柏锋,蓝博文,等. 浸润型胃淋巴瘤和浸润型胃癌的多层螺旋CT表现 [J]. 中国医学影像学杂志,2012,20(3):195-198.

[145] 王芬,沈守荣,唐五良,等. 高频微探头内镜超声在胃癌TN分期中的应用评价 [J]. 中国超声医学杂志,2007,23(9):689-692.

[146] YAN C,ZHU Z G,YAN M,et al. Value of multidetector-row computed

tomography in the preoperative T and N staging of gastric carcinoma：a large-scale Chinese study [J]. Journal of Surgical Oncology，2009，100(3)：205－214.

[147] Kim A Y，Kim H J，Ha H K. Gastric cancer by multidetector row CT：preoperative staging [J]. Abdominal Imaging，2005，30(4)：465－472.

[148] 张晓鹏，徐刚，徐舟. 螺旋 CT 对胃癌淋巴结检出能力的评价 [J]. 北京大学学报(医学版)，2001，33(5)：478－479.

[149] 马轶，梁青，武婧，等. 64 排螺旋 CT 胃癌征象与病理分期及组织分化程度的相关性 [J]. 医学影像学杂志，2016，26(5)：824－828.

[150] KIM H J，KIM A Y，OH S T，et al. Gastric cancer staging at multi-detector row CT gastrography：comparison of transverse and volumetric CT scanning [J]. Radiology，2005，236(3)：879－885.

[151] 张晓鹏. 发展中的胃肠道影像学：机遇与挑战(述评)[J]. 中国医学影像技术，2004，20(1)：2.

[152] KANG B C，KIM J H，KIM K W，et al. Value of the dynamic and delayed MR sequence with Gb-DTPA in the T-staging of stomach cancer：correlation with the histopathology [J]. Abdominal Imaging，2000，25(1)：14－24.

[153] 汤群锋，沈钧康，冯一中，等. 0.5T 磁共振动态增强对进展期胃癌术前 TNM 分期的评价 [J]. 中国医学影像技术，2006，22(1)：88－91.

[154] 王宏，吕剑，方敏，等. MRI 在胃癌诊断与分期中的应用研究 [J]. 中国医学影像技术，1999，15(10)：781－783.

[155] 任刚，陈克敏. 进展期胃癌影像学研究进展 [J]. 医学影像学杂志，2005，15(3)：248－251.

[156] Leung W K，Wu M S，Kakugawa Y，et al. Screening for gastric cancer in Asia：current evidence and practice [J]. The Lancet Oncology，2008，9(3)：279－287.

[157] 宋振才，郭忠惠，陈刚，等. 灰阶超声双重对比胃声学造影的临床应用 [J]. 中国超声医学杂志，1986，2(3)：169－171.

[158] 李英华. 口服碳酸氢钠溶液后作胃的 B 超检查 [J]. 中国超声医学杂志，1987，3(1)：22－23，21.

[159] 黄世林，杨静，许川一，等. 胃壁增厚性病变的超声诊断探讨 [J]. 中华超声影像学杂志，2009，18(6)：548－549.

[160] 朱邦杰，郎东方，金雅兰，等. 胃癌影像检查方法的选择(附 96 例分析)[J]. 中国医学影像技术，1996，12(4)：294－295.

[161] 顾新刚，王宇，吴旸，等. 胃癌超声诊断与钡餐的对比研究 [J]. 中华医学超声杂志(电子版)，2010，7(9)：1503－1507.

[162] 董贺英，程涛. 胃肠超声造影 3196 例临床应用体会 [J]. 基层医学论坛，2012，16(5)：592－593.

[163] 王旭芳. 彩色多普勒超声应用在胃癌患者诊断中的临床分析 [J]. 影像视觉，2016,17(8):24—25.

[164] 曹辉,彭月享,高卫元,等. 胃充盈超声与超声内镜用于老年胃癌术前分期的对照研究 [J]. 现代消化及介入治疗,2019,24(3):312—315.

[165] 张丽,沈理,陆殿元,等. 胃肠充盈超声造影在普查胃十二指肠病变临床应用初步报告 [J]. 中国超声医学杂志,2014,30(2):130—133.

[166] 端云虎. 胃超声造影检查在普查中的应用 [J]. 上海医学影像杂志,1999,8(2):76—77.

[167] 曹洁,王方剑,宁国礼,等. 口服甘露醇充盈肠腔后超声诊断对胃癌的术前分期意义 [J]. 中国医学影像技术,2001,17(10):987—988.

[168] 王子干,许春梅,周峰,等. 组合超声影像技术诊断胃间叶源性肿瘤 [J]. 中国医学影像技术,2014,30(3):424—428.

[169] 殷军,何志容,徐亚丽,等. 经腹超声对进展期胃癌的术前评价 [J]. 中国超声诊断杂志,2004,5(3):98—101.

[170] BALTHAZAR E J, ROSENBERG H, DAVIDIAN M M. Scirrhous carcinoma of the pyloric channel and distal antrum [J]. American Journal of Roentgenology,1980,134(4):669—673.

[171] TOKUHARA T, OKUDA T, SAKATA C, et al. Resection of cancer of the cardia enabled by combined treatment with S-1 and paclitaxel after esophageal stenting for impaired patency complicating stage Ⅳ gastric cancer-a case report [J]. Gan To Kagaku Ryoho,2007,34(10):1651—1654.

[172] 薛念余,黄品同,许幼峰,等. 声辐射力脉冲成像联合口服胃窗超声造影对胃癌分化程度的初步评价 [J]. 中华超声影像学杂志,2015,24(12):1082—1083.

[173] 王芬,沈守荣,唐五良,等. 高频微探头内镜超声在胃癌 TN 分期中的应用评价 [J]. 中国超声医学杂志,2007,23(9):689—692.

[174] 金震东,刘枫. 内镜超声检查术在胃肠道疾病诊治方面的进展 [J]. 中华医学超声杂志(电子版),2004,1(6):284—286.

[175] MATSUMOTO Y, YANAI H, TOKIYAMA H, et al. Endoscopic ultrasonography for diagnosis of submucosal invasion in early gastric cancer [J]. Journal of Gastroenterology,2000,35(5):326—331.

[176] 王晓艳,沈守荣,唐五良,等. 高频微探头内镜超声在胃皱襞粗大病变中的诊断价值 [J]. 中华超声影像学杂志,2006,15(9):674—676.

[177] 金震东,李兆申. 消化超声内镜学 [M]. 3 版. 北京:科学出版社,2017:319.

[178] SHIMOYAMA S, YASUDA H, HASHIMOTO M, et al. Accuracy of linear-array EUS for preoperative staging of gastric cardia cancer [J]. Gastrointestinal Endoscopy,2004,60(1):50—55.

[179] 臧运金,李玉山,刘竞芳,等. 术中 B 型超声检查对胃癌浸润范围判定的临床价值 [J]. 中华超声影像学杂志,1993,2(2):52—54.

[180] 覃斯,文艳玲,曹飞,等. 超声引导下胃肠道病变穿刺活检 [J]. 中国介入影像与治疗学,2016,13(1):33—36.

[181] 李建卫,吴松松,朱琳,等. 彩色多普勒超声鉴别诊断胃间质瘤与胃癌 [J]. 中国医学影像技术,2011,27(6):1227—1230.

[182] 郭志军,韩书明,刘海涛,等. 多层螺旋 CT 仿真内镜技术在胃间质瘤与胃癌鉴别诊断中的临床应用 [J]. 中国医学影像学杂志,2011,19(6):420—423.

[183] MCFARLANE M,WONG J L H,PANEESHA S,et al. Synchronous upper and lower gastrointestinal mucosa-associated lymphoid tissue lymphomas [J]. Case Reports in Gastroenterology,2016,10(2):241—247.

[184] 王海燕,刘玉环,王娟,等. 原发性胃恶性淋巴瘤的超声诊断及临床价值 [J]. 中华超声影像学杂志,1998,7(4):218—219.

[185] 王旦,黄磊,吴建胜,等. CT 联合内镜检查对胃肠道恶性淋巴瘤的诊断价值 [J]. 中国内镜杂志,2007,13(2):182—185.

[186] 林秉淞. 胃肿瘤 MSCT 表现及其临床病理特征分析 56 例 [J]. 世界华人消化杂志,2013,21(10):915—919.

[187] FLOCH M H,KOWDLEY K V,PITCHUMONI C S,et al. 奈特消化系统疾病彩色图谱 [M]. 刘正新,译. 北京:人民卫生出版社,2008:196.

[188] YU Y,GUO L,HU C,et al. Spectral CT imaging in the differential diagnosis of necrotic hepatocellular and hepatic abscess [J]. Clinical Radiology,2014,69(12):e517—e524.

[189] 唐琪,谢东,苏丹柯,等. 能谱 CT 定量参数鉴别诊断原发性胃淋巴瘤和胃癌 [J]. 中国医学影像技术,2017,33(2):221—226.

[190] KUNG J W,BROWN A,KRUSKAL J B,et al. Heterotopic pancreas:typical and atypical imaging findings [J]. Clinical Radiology,2010,65(5):403—407.

[191] WANG D,WEI X E,YAN L,et al. Enhanced CT and CT virtual endoscopy in diagnosis of heterotopic pancreas [J]. World Journal of Gastroenterology,2011,17(33):3850—3855.

[192] 王子干,许春梅,朱建常,等. 彩色多普勒超声诊断胃内副胰 3 例 [J]. 中华超声影像学杂志,2010,19(4):368—369.

[193] 杨维良. 胃结核的诊断与治疗 [J]. 医师进修杂志,2002,25(3):5—6.